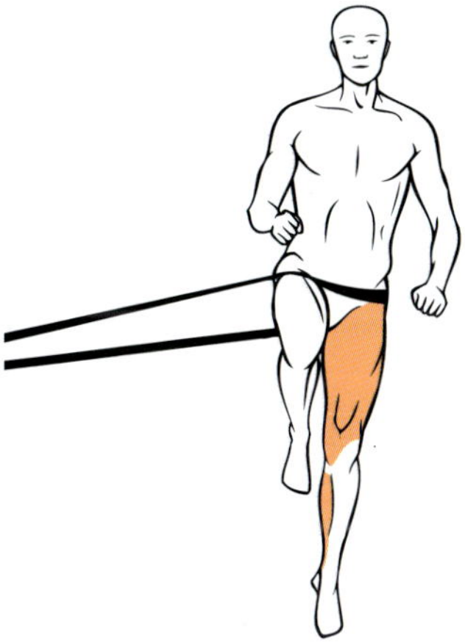

Muskeltraining mit dem Thera-Band®

Das Übungsprogramm für Fitness und Therapie

URS GEIGER
CAIUS SCHMID

blv

Was Sie in diesem Buch finden

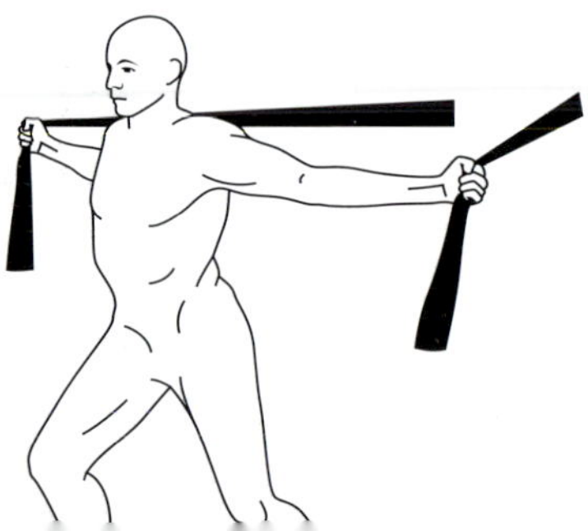

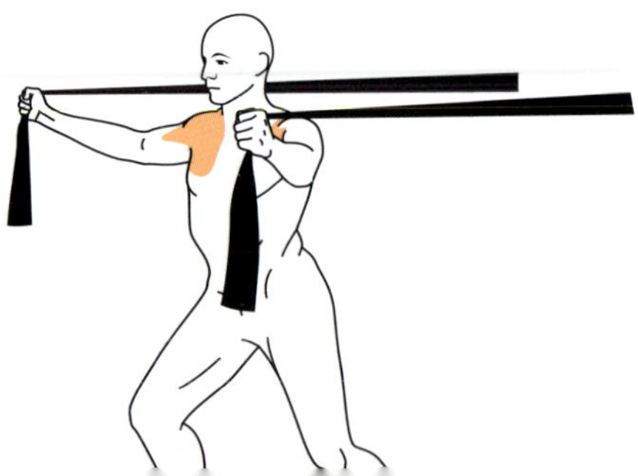

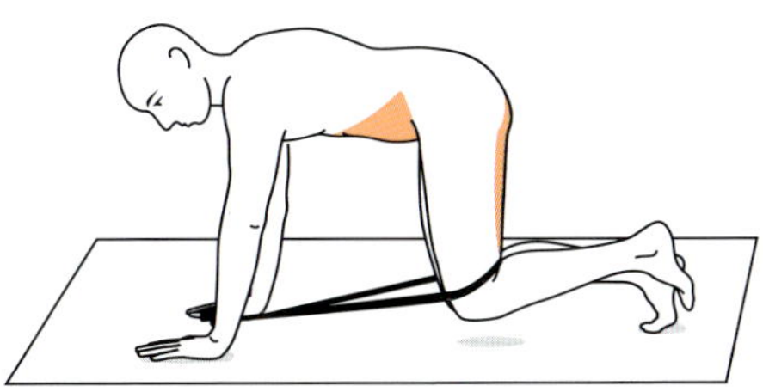

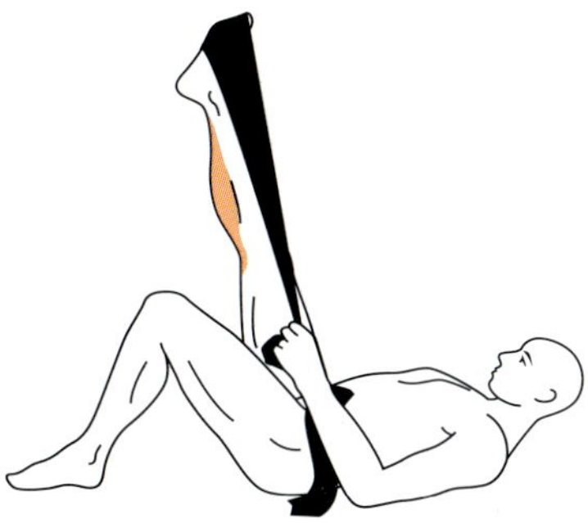

Das vorbeugende Gesundheitstraining

Das vorliegende Werk von Urs Geiger und Caius Schmid ist ein lange erwarteter und notwendiger Baustein des Grundlagengebäudes für Physiotherapie, Rehabilitation und Prävention. Dem Bereich des vorbeugenden Gesundheitstrainings kommt heute immer mehr eine große Bedeutung zu. Das Buch spricht nicht nur Therapeuten und Patienten an, sondern auch diejenigen, die rechtzeitig etwas für ihre Gesundheit tun wollen.

Mit der Erkenntnis der feinen Funktionszusammenhänge hat man bisher großen Wert auf das Wiedereinspielen von Bewegungsmustern gelegt. Aber die Wiedererlangung des differenzierten Bewegungsspiels ist nur ein Teil der Rehabilitation. So gibt es zum Beispiel die multiplen Myotendinosen, die Sehnenansatzbeschwerden bei sogenanntem Trainingsmangelsyndrom, die sowohl den Patienten selbst als auch die konsultierenden Ärzte und die behandelnden Therapeuten vor langwierige Probleme stellen. Die folgenden Übungskonzepte können mithelfen, diese Probleme gar nicht erst entstehen zu lassen.

Atrophie und Trainingsmangel verlangen nach Wiedererlangung von Kraft und Ausdauer, erst recht bei zugleich vorliegenden erheblichen Störungen in den Gelenken des passiven Bewegungsapparates. Die persönliche Leistungsfähigkeit kann mit diesen einfachen Übungsanleitungen sehr gut an die alltäglichen Anforderungen angepasst werden.

Kraft ist ein wichtiger Faktor für einen gesunden Bewegungsapparat.

Die Rehabilitationsprogramme in Nordamerika haben diesem Bedarf an Kraft und Ausdauer schon länger genügend Beachtung geschenkt und die Patienten in den maschinell wie Fabrikhallen ausgestatteten Rehabilitationszentren gelehrt, mit der wiedererworbenen Kraft Empfindlichkeiten und Unebenheiten in Gelenken zu überspielen.

Empfehlenswerte Trainingsanleitungen

In den folgenden Anleitungen und Übungsprogrammen sind diese geschilderten Prinzipien mit den Kenntnissen der Trainingsphysiologie für den Wiederaufbau von Kraft und Ausdauer für alle Regionen unseres Bewegungsapparates zusammen mit instruktiven Abbildungen genauestens beschrieben. Das dazu benötigte Trainingsgerät, das Thera-Band® Fitness-Set, ist aber im Gegensatz zum amerikanischen Beispiel mit dem kostspieligen Maschinenpark einfach zu handhaben und nicht teuer.

Ich kann als Orthopäde diese Form des vorbeugenden Gesundheitstrainings nur empfehlen und wünsche jedem, der sich damit auseinandersetzt, viel Erfolg und Gesundheit.

Prof. Dr. W. Müller
Chefarzt für Orthopädie
Kantonsspital Bruderholz
CH-4101 Bruderholz

Gesundheit braucht motorische Kompetenzen

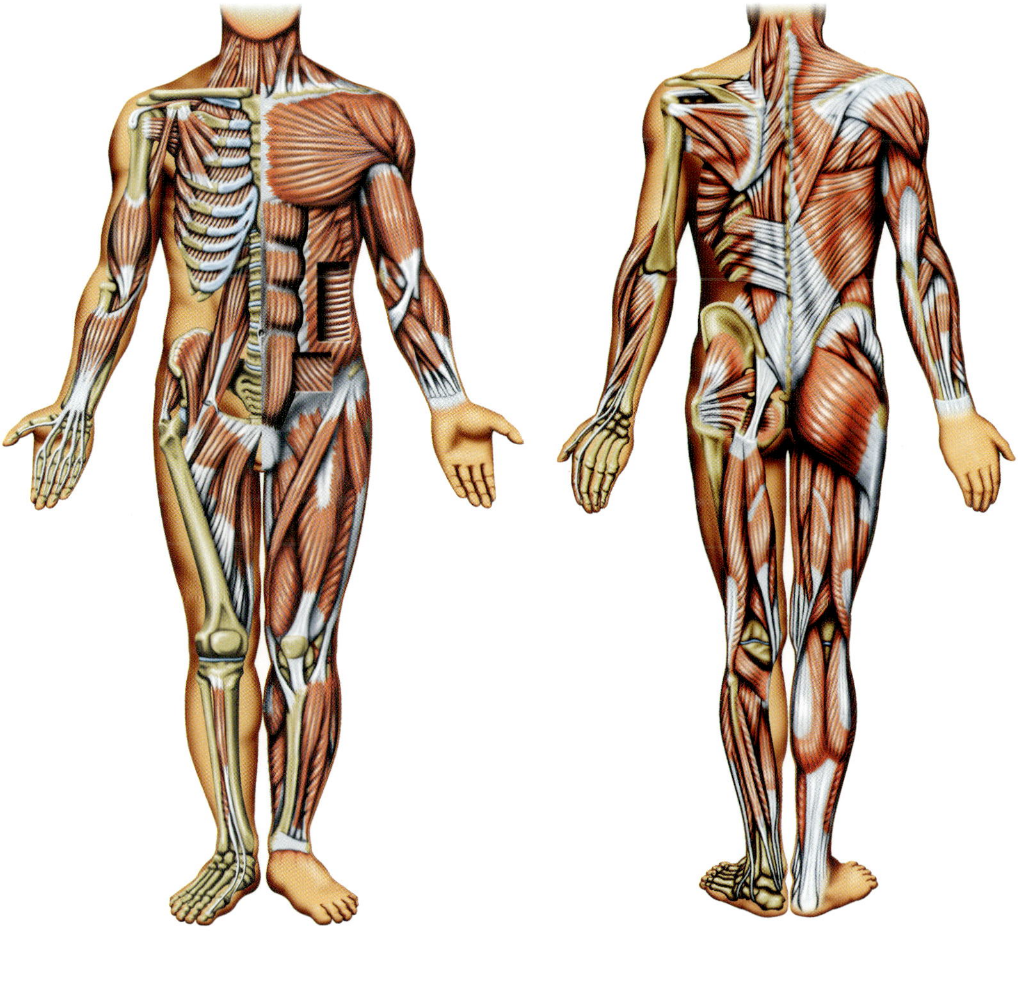

Wie es zu diesem Buch kam

Als wir begannen, uns mit dem damals neu auf dem europäischen Markt aufgetauchten Material »Thera-Band®« auseinanderzusetzen, war der große Erfolg dieses Produkts noch nicht abzusehen. Weil es anfänglich keinerlei Übungsanleitungen gab, haben wir uns bereits 1997 entschlossen, das erste Buch unter dem Titel »REHATRAIN – Übungen mit dem Thera-Band®« zu schreiben.

Uns faszinierten als Physiotherapeuten die vielseitigen Einsatzmöglichkeiten dieses elastischen Bandes im Zusammenhang mit einer selektiven Kräftigung der Muskulatur. Jetzt wurde es möglich, sowohl isolierte Einzelmuskelübungen als auch komplexe Gesamtkörperübungen zu konzipieren, die bedarfsweise auch ohne Einwirkung des eigenen Körpergewichts durchgeführt werden konnten. Auch der Einsatz von Kraftmaschinen war für diese Art von Krafttraining nicht mehr zwingend.

Effektiver Trainingsaufbau – für alle Muskeln und Muskelgruppen

In Anbetracht dieser nahezu unbegrenzten Anwendungsmöglichkeiten war unser Ziel, für alle Muskeln und Muskelgruppen, die im Rahmen von Therapie, Rehabilitation und Prävention eine klinische und funktionelle Bedeutung haben, mindestens einen Übungsvorschlag zu beschreiben.

- Wir teilten die Übungen in die Abschnitte Arme, Rumpf und Beine ein.
- Jedem Teil geht ein Testübungsblock voraus, der es Ihnen ermöglicht, das gegenwärtige Kraftniveau für die gewünschte Muskelgruppe quantitativ zu bestimmen.
- Die vorgegebene Anzahl der möglichen Wiederholungen ist nur als Durchschnittswert zu verstehen.
- Diese Durchschnittswerte haben wir in den Rehatrain-Kursen in der Schweiz, in Deutschland und in den Niederlanden während vieler Jahre gesammelt und entsprechend berechnet.
- Eine eindeutige klinische Aussage über die Funktion der jeweiligen Muskulatur kann damit aber nicht gemacht werden.
- Hingegen können Sie bei einer unterdurchschnittlichen Wiederholungszahl zuverlässig auf ein muskuläres Defizit schließen.

Beim Üben zählen die Details

In den vielfältigen Anwendungsmöglichkeiten des Thera-Bands® liegt allerdings auch eine funktionelle Problematik. Weil die Übungen nicht bewegungsgeführt sind, erhöhen sich die Anforderungen an die muskuläre Koordination deutlich.

Wir verstehen darunter die Fähigkeit des sensomotorischen Systems, Bewegungen zielgerichtet, ökonomisch und räumlich-zeitlich präzise und kontrolliert ausführen zu können. Nur wenn

die hohen Anforderungen an diese koordinative Fähigkeit erfüllt sind, lassen sich Nutzen und Wirksamkeit maximieren.
Schon leicht veränderte Bewegungswinkel, -geschwindigkeiten und Bandlängen erschweren die Reproduzierbarkeit der Übungen.

Korrekte Ausgangshaltung und Präzision der Bewegungen

- Aus diesem Grunde ist es von großer Bedeutung, dass Sie immer auf eine korrekte Körperhaltung mit aufrechter Grundspannung der stabilisierenden Haltemuskulatur achten.
- Ohne diese kommt es leicht zu unerwünschten Ausweichbewegungen, die zu ungünstigen Belastungen führen.
- Ohne die geforderte Präzision der vorgegebenen Bewegungen verliert die Übung zudem deutlich an Wirksamkeit.
- Durch die Konzentration auf die zu belastende Muskulatur wird es Ihnen sicherlich schon sehr bald möglich sein, die gewünschte Ermüdung in der jeweiligen, in den Abbildungen farbig hinterlegten Muskelregion zu spüren.

Langsam und konzentriert üben

- Mit einer deutlichen Verlangsamung der Bewegungsgeschwindigkeit erreichen Sie leichter dieses primäre Ziel, weil dadurch der prozentuale Anteil der isometrischen Spannung an der Gesamtaktivität der Muskulatur steigt.
- Das Gelenk erfährt dadurch eine größere muskuläre Stabilisation mit gleichzeitiger Entlastung seiner Kapsel-Band-Strukturen.
- Führen Sie aus diesem Grund zu Beginn die Übungen konzentriert langsam und wenn möglich vor einem Spiegel durch, bis Sie diese verinnerlicht und damit automatisiert haben.
- Sie schulen damit effizient Ihren Kraftsinn und erlangen auch ein differenzierteres Körpergefühl für Haltung, Stabilität und willkürliche Muskelspannung.
- Eine zusätzliche Steigerung der Wirkung erzielen Sie durch ein kurzes Innehalten in der Endstellung.
- Sollte das Halten der Endstellung nicht möglich sein, haben Sie den Bandwiderstand zu hoch gewählt.

Rhythmisch bewegen

- Einen weiteren Zusatzeffekt erlangen Sie durch die Rhythmisierung der Bewegung.
- Die konzentrische Bewegungsphase (Ausgangsstellung bis Endstellung) wird idealerweise in 2–3 Sekunden durchschritten, während die exzentrische Bewegungsphase (Endstellung bis Ausgangsstellung) mit 4–5 Sekunden länger ausfallen sollte.
- Wenn auch schnellkräftige Fähigkeiten entwickelt werden sollen, kann die Übung auch explosiv ausgeführt werden; die Bewegung muss dann aber in der vorgesehenen Endstellung durch bewusstes Stoppen begrenzt werden.
  Merke: Die schnelle Bewegung erfolgt nur in Richtung der Banddehnung.
- Weil das Thera-Band® keine mechanisch bestimmte Bewegungsbahn vorgibt, sind die klare Bewegungsvorstellung und das Gefühl für die erforderliche Bandspannung von größter Bedeutung. Weil infolge fehlender Führung ganze Muskelketten aktiviert werden müssen, leisten die Muskeln auch erhebliche Haltearbeit.

Einführung in das Muskeltraining

Keine Kraft ohne Widerstand. Dieser physiologische Grundsatz trifft für jedes Training zu, das der Verbesserung einer der verschiedenen Kraftarten dienen soll. Meist werden dazu entsprechende Trainingsmaschinen benützt. Weil die Bewegung um eine starre mechanische Achse geführt ist, sind die Anforderungen an ein differenziertes muskuläres Zusammenspiel der beteiligten Muskeln gering. Dafür kann die erwünschte lokale Ermüdung der Muskulatur gut gesteuert werden.

Das Zusammenspiel der Muskeln

Jenes Zusammenspiel der Muskeln, das über die Ökonomie und damit den Wirkungsgrad einer Bewegung entscheidet, wird als intermuskuläre Koordination bezeichnet. In Bezug auf die Alltagsmotorik kommt dieser ein hoher Stellenwert zu. Sie ist in hohem Maß gefordert, wenn mehrere hintereinandergeschaltete Gelenke an einer Bewegung beteiligt sind oder

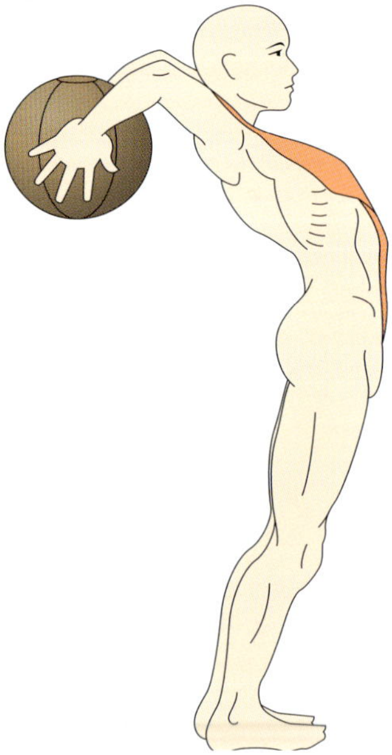

Am Beispiel »Medizinballwurf« wird die Anforderung an intermuskuläre Koordination deutlich. Das Zusammenspiel von Bein-, Rumpf- und Armmuskeln entscheidet über die Weite des Wurfes.

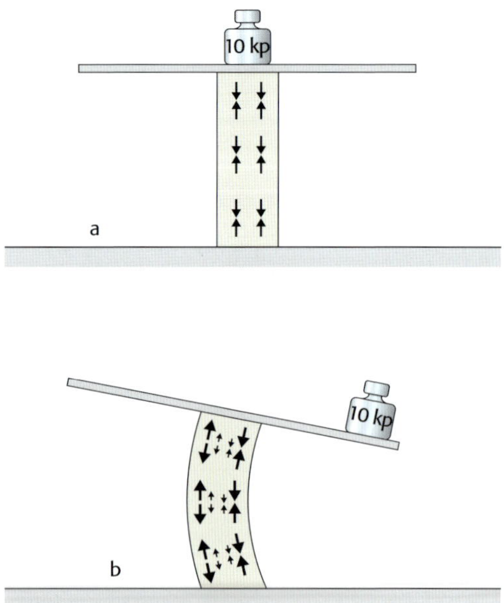

a) Physiologische Belastung: Die Kraft von 10 kp wird axial als Kompression übertragen;
b) Unphysiologische Belastung: Die Kraft erzeugt eine Biegebelastung.

das Gleichgewicht durch eine nur kleine Unterstützungsfläche gefährdet ist.

Kraft hat viele Formen

Unsere Skelettmuskulatur ermöglicht durch die situative Entfaltung verschiedener Arten von Kraft unsere vielfältigen Fortbewegungsarten, Handlungsaktionen und Geschicklichkeitsaktivitäten. Aufgrund unterschiedlicher Ausprägungsformen der Kraft, die sich in Bezug auf Intensität, Kontraktionsgeschwindigkeit und Kontraktionsdauer unterscheiden, wurden Kraftarten definiert.
Unser Bewegungsapparat ist grundsätzlich für Belastungen konstruiert. Die Kräfte sollten aber so gerichtet sein, dass sie der Funktion des belasteten Gewebes entsprechen. Scher- und Biegekräfte sind meist unphysiologisch und schädigen deshalb das Gewebe (z. B. Knorpel und Bandscheiben).
Aufgabe der Muskulatur ist es deshalb, die Entstehung solcher Kräfte auf den Bewegungsapparat zu verhindern. Dies geschieht durch aktive Stabilisation der belasteten Gelenke. Damit wird garantiert, dass muskulär entwickelte Kompressionskräfte die schädigenden Scherkräfte durch Hebelwirkung kompensieren. So wird der Begriff des »Muskelkorsetts« verständlich.

Am Beispiel der unteren Rückenregion wird die Bedeutung der Rumpfmuskulatur deutlich. Aufgrund der gegebenen Schrägstellung des Kreuzbeins besteht eine latente Tendenz des untersten Lendenwirbels, nach vorne zu rutschen. Die unterste Bandscheibe ist deshalb einer erhöhten Schubkraft ausgesetzt. Diese Schubkraft, die durch die Länge des Pfeils vektoriell dargestellt ist (siehe Grafik rechts), kann durch die Gegenkraft der Bauchmuskulatur deutlich vermindert oder gar aufgehoben werden.

Dynamische Stabilisation

Dynamische Stabilisation bedeutet aus funktioneller Sicht, dass Bewegung an einem zentralen Gelenk verhindert oder nur geringfügig in anpassender Art zugelassen wird. In einem stabilen Gleichgewicht des Körpers ist die Intensität der stabilisierenden Muskeln gering (siehe Grafik Seite 12, links). Wenn der Körper aus seiner vertikalen Lage im Raum geneigt wird und dadurch ein Hebel (Lastarm) entsteht, muss sich die Aktivität der gegen die Schwerkraft arbeitenden Muskulatur erhöhen. Damit

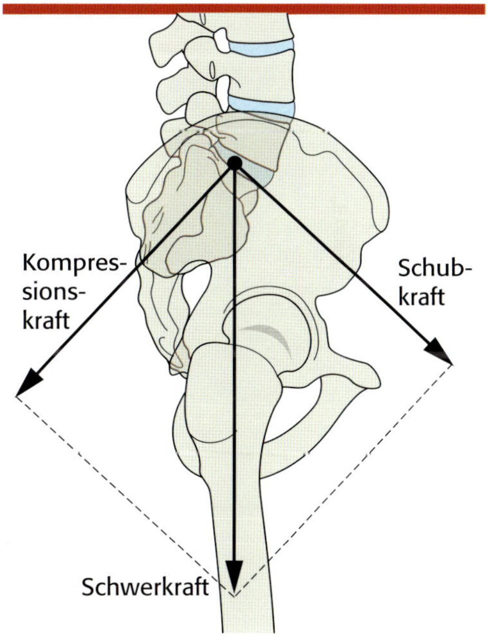

Eine verstärkte Kippung des Beckens nach vorne kann die ungünstige Schwerkraft deutlich erhöhen. Eine gut ausgebildete und aktive Bauchmuskulatur kann dem entgegenwirken.

verändert sich auch das Kraftverhältnis zwischen den beiden betroffenen Muskelgruppen (Agonisten ++/Antagonisten +), wie der rechte Teil der untenstehenden Grafik zeigt. Diese Kraftverhältnisse sind für jedes Gelenk anders.

Instabilität begleitet Schmerzen

Der physiotherapeutische Alltag zeigt immer wieder, dass die Mehrzahl von schmerzhaften Erscheinungen am Bewegungsapparat von einer ungenügenden muskulären Stabilisationsfähigkeit der Muskulatur begleitet ist. Nur wenn diese wichtige Funktion der gelenk- und wirbelsäulennahen Muskulatur ausreichend trainiert wird, darf mit einer anhaltenden Beschwerdefreiheit gerechnet werden.

Posturale und phasische Komponente der Motorik

Voraussetzung jeder Bewegung ist ihre Sicherung gegen die Schwerkraft. Weil sich bei jeder Bewegung der Körperschwerpunkt gemäß dem Gesetz von Aktion und Reaktion verlagert, muss das zentrale Nervensystem zuerst Muskelgruppen aktivieren, die den Fixpunkt für die nachfolgende Zielbewegung sicherstellen. Diese tiefe Muskelschicht wird auch als segmentale Muskulatur bezeichnet und ist sowohl an der Wirbelsäule als auch bei den Extremitätengelenken zu finden. Die segmentalen Muskeln sind für die Feineinstellung der Wirbel- und Extremitätengelenke innerhalb des physiologischen Bewe-

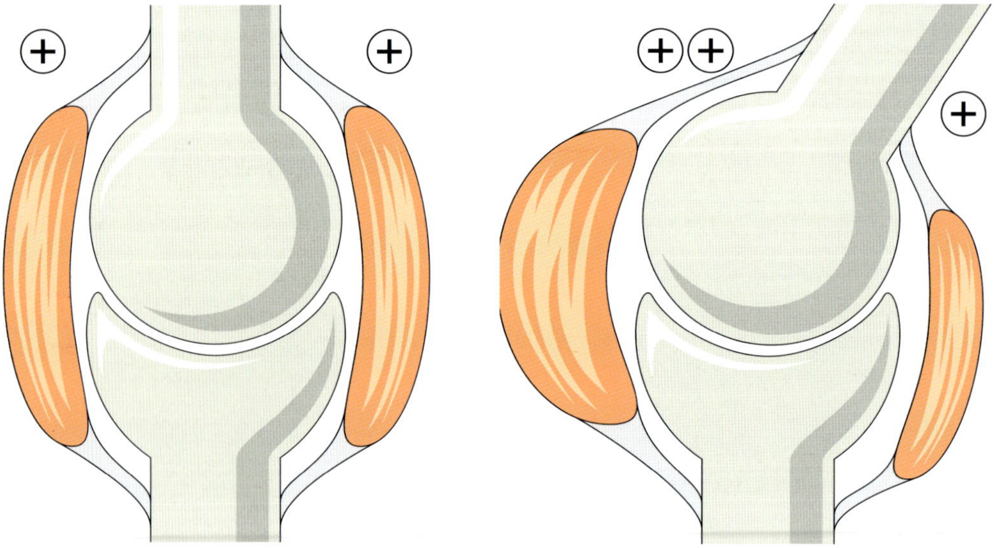

Links: Wenn die Summe der Gewichts- und Muskelkräfte auf beiden Seiten des Gelenkes gleich groß sind, ist dieses stabilisiert. Fehlbelastungen sind damit weitgehend ausgeschlossen.
Rechts: Um ein Gelenk bei Veränderung im Raum weiterhin stabilisieren zu können, wird sich das Kraftverhältnis der beiden Muskelgruppen automatisch verändern müssen.

gungsumfangs verantwortlich. Erst wenn diese wichtigen Muskeln ihre haltungssichernde und gelenkstabilisierende Funktion vorweggenommen haben, kann die phasische (bewegende) Komponente der oberflächlichen, polysegmentalen Muskeln ihre Bewegungsfunktion zielgerichtet ausführen.

Mit einem selektiven Kräftigungstraining, wie in diesem Buch beschrieben, werden physiologische Bewegungsabläufe gefordert und strukturspezifische Belastungen geprägt. Die körpereigenen Wahrnehmungsmechanismen (Sensomotorik) entfalten dann ihre maximale Wirkung, wenn eine entsprechende Bewegung langsam bis sehr langsam ausgeführt wird. Das Tempo ist deshalb von primärer Bedeutung für unser motorisches Verständnis und das Bewegungslernen. Wenn in einer Übungsbeschreibung ausnahmsweise zügige bis schnelle Bewegungsgeschwindigkeit gefordert wird, liegen dem spezielle biomechanische Überlegungen zugrunde.

In diesem Sinne ist diese Trainingsform ein präventiver Beitrag an ein gesundes und Struktur erhaltendes Körpertraining. Es dient der Harmonisierung der Gelenke und somit einer Vorbeugung für eine frühzeitige degenerative Gelenksveränderung (Arthrose). Es können ebenfalls Gelenksüberlastungen, die durch falsche Bewegungsabläufe hervorgerufen wurden, nach und nach durch regelmäßiges Training wieder korrigiert werden.

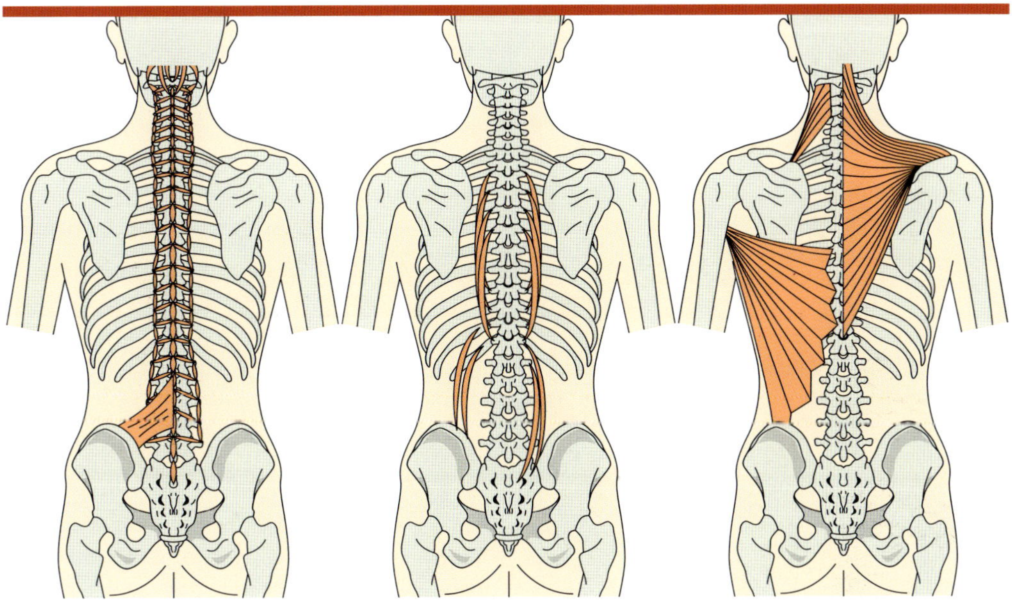

Segmentale Muskeln der Wirbelsäule verbinden nur zwei Wirbel (Bild links); kurze polysegmentale Muskeln bilden die mittlere Schicht der Rumpfmuskeln und überspringen 4–6 Wirbel (Bild Mitte); die langen polysegmentalen Muskeln liegen oberflächlich und überspringen mehr als 6 Segmente; sie sind vor allem für Bewegungen mit größeren Veränderungen der Gelenkwinkel zuständig (Bild rechts).

Präventives Krafttraining mit dem Thera-Band®

Jede Muskelgruppe hat, abgesehen von sportmotorischen Leistungsanforderungen, eine oder mehrere gelenkmechanische Hauptfunktionen. Diese zu verbessern und zu trainieren ist das primäre Ziel der vorliegenden Übungen.

Warum Krafttraining die Gelenke schützt

So schaffen Sie jene motorischen Voraussetzungen, die unseren Bewegungsapparat in allen Lebenssituationen ausreichend schützen und, wenn gewünscht, auch leistungsbetonte Anforderungen an die Muskulatur erlauben.

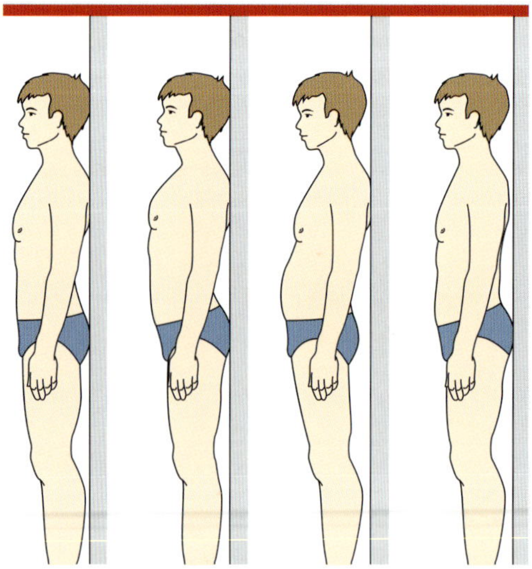

Gute Haltung, Hohlrundrücken, Hohlkreuz bei Rücklage, Hohlkreuz bei Beckenkippung (von links nach rechts)

Als aufrecht Gehende sind wir der Einwirkung der Schwerkraft besonders ausgesetzt. Unser bewegliches Skelettsystem bildet ein turmartig aufgebautes Gebilde, das ohne muskuläre Sicherung in sich zusammenfallen würde. Die Haltung ist demnach Ausdruck des Aktivierungsgrades unserer Haltemuskulatur.

Die Aussagekraft der Haltung

In der Art und Weise des Körpers, sich je nach Situation in einem stabilen Gleichgewicht zu halten, drückt sich die Qualität dieser Haltung aus. Unbewusst werten wir die Haltung eines Menschen, indem wir dieser Charaktereigenschaften zuordnen, die in uns Sympathie, Antipathie oder andere Emotionen hervorrufen. Wir assoziieren mit einer guten Haltung auch Gesundheit und Vitalität oder umgekehrt verminderte Leistungsfähigkeit, körperliche Schäden und Schmerzen bei einer schlechten Haltung.

Eine physiologische und damit zweckmäßige Haltung ist nicht selbstverständlich; sie wird – im Spannungsfeld von Physis, Psyche und Emotion – permanent von unserem zentralen Nervensystem an die Haltemuskulatur diktiert. Vom gesundheitlichen Aspekt aus bedeutet eine gute Körperhaltung, dass die Muskulatur die beanspruchten Gelenke aktiv stabilisiert und sie damit vor schädigenden äußeren Kräften schützt. In Ausgangs- und Endstellungen aller folgenden Übungen sollten Sie diese Haltung anstreben.

Effekte des Kräftigungstrainings

Ein funktionell sinnvolles und den individuellen Stärken und Schwächen angepasstes Krafttraining macht Sie nicht nur stärker, sondern verbessert auch Ihre Lebensqualität. Es erleichtert die Bewältigung des Alltags, steigert Ihre Attraktivität, Selbstsicherheit und mentale Stärke.

- Zusätzliche Effekte ergeben sich durch eine verbesserte willkürliche Spannungs- und Entspannungsfähigkeit der Muskulatur, die anhaltender Muskelverhärtung entgegenwirkt.
- Durch die gewünschte Vergrößerung der Muskelmasse erhöht sich die Stoffwechselrate. Der Grundumsatz und damit der Kalorienverbrauch steigen. Krafttraining ist daher, neben einer Ernährungsumstellung, eine wichtige Zusatzmaßnahme, wenn Sie Übergewicht abbauen möchten.
- Mit der Zunahme der Muskelkraft verstärken sich auch Sehnen, Bänder und andere Gelenkstrukturen, was die Belastungstoleranz und die Resistenz gegen Verletzungen erhöht.
- Auch in Bezug auf die Knochendichte sind positive Wirkungen zu erwarten, sodass Kräftigungstraining eine vorbeugende Wirkung gegen Osteoporose hat.
- Auf die gelenkschützende Wirkung durch Verbesserung der Rumpf- und Gelenkstabilisation wurde bereits hingewiesen.

Was bedeutet Training im allgemeinen Sinn?

Unter Training verstehen wir eine geplante Intervention zur gezielten Verbesserung einer Fähigkeit oder Eigenschaft. In diesem Buch werden ausgewählte Übungen eingesetzt, um das beschriebene Trainingsziel zu erreichen.
Unser Bewegungsapparat, bestehend aus Muskulatur, Knochen, Sehnen und Bändern, hat die lebenserhaltende Fähigkeit zur Anpassung an sich ändernde Umwelteinflüsse. Dabei funktionieren alle vitalen Gewebe nach demselben biologischen Gesetz. Ein überschwelliger Reiz

Im Überblick

- Die vertikale Haltung des Menschen, bedingt durch die Aufrichtung zum Zweibeiner, hat zu einer Labilisierung der Körperlängsachse geführt.
- Diese physiologische Imbalance stellt erhöhte Anforderungen an die Haltemuskulatur.
- Die Haltemuskulatur muss primär Ausdauerleistung verrichten; sie muss aber auch genügend kräftig sein, um die Gelenke bedarfsweise so zu führen, dass einwirkende Kräfte nicht schädigend auf die passiven Gelenkstrukturen wirken.
- Der korrekten Haltung und damit der aktiven Gelenksicherung muss immer besondere Beachtung geschenkt werden.

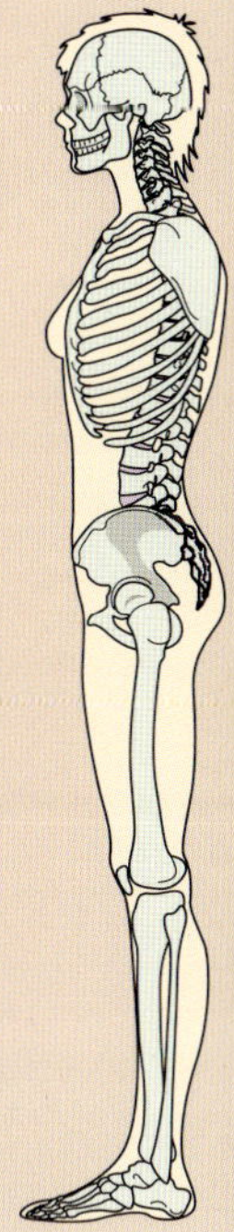

führt zu einer Anpassung der belasteten Struktur durch Erhöhung ihrer Belastbarkeit. Im Falle der Muskulatur bedeutet das eine Erhöhung der Kraft durch Verdickung ihrer Muskelfasern. Anders ausgedrückt wird durch den vergrößerten Muskelquerschnitt die Belastung pro Fläche vermindert.

Die Dosierung der Belastung

In der Trainingssteuerung spielt neben dem Übungsaufbau die Dosierung der Belastung die entscheidende Rolle. Jeder Belastungsreiz – vorausgesetzt, er ist überschwellig – löst einen spezifischen Anpassungsmechanismus im genetischen Apparat der belasteten Gewebszellen aus. Demnach hängt der gewünschte Trainingseffekt von der gewählten Belastungsgröße ab. Beim Kräftigungstraining kommt – unabhängig vom Alter – der Verbesserung der maximalen Kraft eine besondere Bedeutung zu. Training

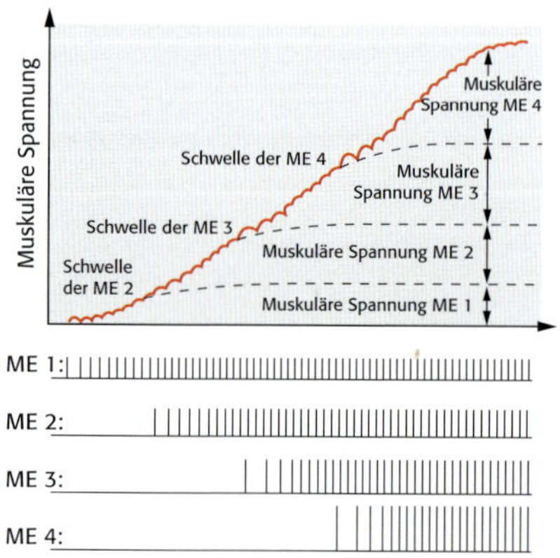

Mit zunehmender Aktivierungsfrequenz (vgl. Schwellen) können immer mehr motorische Einheiten (ME) zugeschaltet werden; damit kann die muskuläre Spannung bedarfsweise progressiv bis maximal erhöht werden.

der Maximalkraft bedeutet aber nicht, dass mit größten Gewichten trainiert werden muss. In unseren Überlegungen bleibt Maximalkraft ein theoretischer Wert, der die potenzielle Möglichkeit eines Muskels oder einer Muskelgruppe ausdrückt, einen Widerstand gerade einmal kontrolliert zu heben und zu senken.

Wie wird ein Muskel stärker?

Die Skelettmuskulatur kann über zwei Anpassungsmechanismen stärker zu werden. Eine Möglichkeit besteht darin, dass die für die Muskelkontraktion erforderlichen Nervenimpulse qualitativ und quantitativ moduliert werden. So führt eine Erhöhung der Impulsrate (Impulsfrequenz) zu einer Summation von Einzelzuckungen und damit zu einer Erhöhung der Kraft durch zunehmend tetanische Kontraktion. Zusätzlich wird auch eine Erhöhung der Impulsstärke zu einer Kraftsteigerung führen, indem dadurch auch sogenannte schnelle Muskelfasern zur Kontraktion gezwungen werden.

Mehr Muskelfasern werden eingesetzt

In einer ersten Trainingsphase lernt Ihr neuromuskuläres System, das Potenzial an motorischen Einheiten besser zu nutzen. Von den potenziell zur Verfügung stehenden Muskelfasern kann ein immer größerer Anteil eingesetzt werden. Diese Phase der Trainingsanpassung wird intramuskuläre Koordination genannt. Wenn die intramuskuläre Koordination eine gewisse Ausprägung erreicht hat, erfolgt eine weitere Anpassung durch Dickenwachstum des Muskels. Dabei bilden sich aber nicht mehr Muskelfasern, sondern die bestehenden wer-

den durch Anlagerung von kontraktilen Eiweißketten dicker. Diesen strukturellen Anpassungsprozess nennen wir Muskelhypertrophie (siehe Grafik unten links).
Der gesundheitliche Nutzen ist bei beiden Anpassungen offensichtlich. Im Falle der intramuskulären Koordination profitieren Sie von einer verbesserten Bereitschaft zu schnellkräftigen und reaktionsbetonten Bewegungsabläufen. Größere Muskelmasse und -dichte schützt besser vor äußeren Kräften, führt zu höherer Leistungsfähigkeit bzw. geringerer Belastung des Bewegungsapparates.

Übungswiederholungen

Zur Auslösung dieser Trainingsanpassungen, die beide primären Einfluss auf die gewünschte Verbesserung der Maximalkraft haben, werden entsprechende Wiederholungszahlen zugeordnet. Geringe Wiederholungszahlen fördern intramuskuläre Koordination, während höhere Wiederholungszahlen die Muskelhypertrophie begünstigen. Durch Einhaltung der vorgeschlagenen Wiederholungszahlen erreichen Sie eine lokale Muskelerschöpfung. Dadurch wird ein spezifischer Reiz gesetzt, der den gewünschten Trainingseffekt auslöst. Dies darf aber nie zu Lasten einer korrekten Bewegungsausführung gehen.

Der Belastungsumfang

Ein weiterer wichtiger Trainingsparameter ist der Belastungsumfang. Er definiert die Anzahl von Serien, die bei einer Einzelübung durchgeführt werden. Beim Ein-Satz-Training ist die Belastungsdauer insgesamt zu kurz, um eine nennenswerte Vergrößerung des Muskelquerschnitts zu erreichen. Die Wirkung beschränkt sich hier auf die nicht weniger wichtige Verbesserung der neuromuskulären Steuerung der Bewegung.

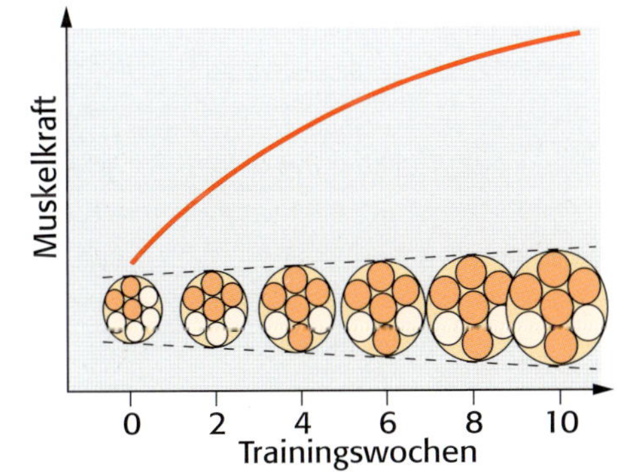

In den ersten Wochen eines Krafttrainings lernt das Muskel-Nerven-System, immer mehr Muskelfasern willkürlich zu aktivieren; im nachfolgenden Anpassungsschritt werden die Muskelfasern dicker (Hypertrophie).

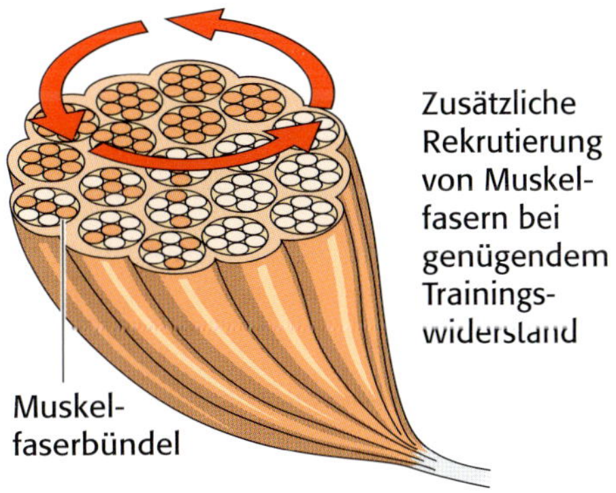

Zirkulärer Aktivierungsmechanismus von Muskelfasern. Die lokale Erschöpfung des Muskels tritt ein, wenn die Erholungszeit für die zusätzlich rekrutierten Fasern infolge Ermüdung immer kürzer wird und letztlich zum Muskelversagen führt.

Nur mit dieser wiederholten Belastungsabfolge gelingt es, die lokalen Energiereserven im Muskel weitestgehend aufzubrauchen. Erst ein entsprechender Verbrauch des Energielieferanten Kreatinphosphat provoziert eine leistungsverbessernde Vergrößerung dieses Energiespeichers. Trotzdem werden in den Übungsvorgaben nie mehr als 1–3 Serien pro Übung gefordert. Wenn wir für ein gesundheitsförderndes Kräftigungstraining 6–8 Einzelübungen aus allen Körperbereichen fordern, würde mit jeweils 3 Serien die Trainingszeit unverhältnismäßig lange, was der Motivation abträglich ist.

Die Kraftpyramide

Die Kraftpyramide (siehe Grafik) gibt einen annähernden Anhaltspunkt über den Zusammenhang zwischen der Anzahl möglicher Wiederholungen und dem entsprechenden Trainingseffekt. Belastungen zwischen 90 und 100 % der Maximalkraft fördern die intramuskuläre Koordination im Muskel. Belastungen zwischen 75 und 85 % der Maximalkraft fördern den Muskelaufbau. Belastungen unter 65 % sind zu gering, um Anpassungen zur Kraftverbesserung auszulösen. Für das gewünschte gesundheitsorientierte Krafttraining haben sich 10 bis 15 Wiederholungen mit erschöpfender Belastung bewährt.
Durch die variable Größe der Bewegungsgeschwindigkeit wird u. a. das Rekrutierungsmuster der beiden Muskelfasertypen mitbestimmt. Schnelle Bewegungen erfordern eine hohe Kontraktionsgeschwindigkeit, die nur durch das Zuschalten von schnell zuckenden Muskelfasern (Fast-Twitch-Fasern) erzeugt werden kann. Obwohl die Schnellkraftfähigkeit der Muskulatur im gesundheitsbetonten Kräftigungstraining als Nebenfaktor gilt, sind unter gewissen Voraussetzungen auch schnelle Kontraktionsformen im Sinn der Reflexmotorik (Muskeldehnreflex), der Bewegungsdynamik und des reaktiven Gelenkschutzes von funktioneller Bedeutung. Ferner wird durch eine schnelle Bewegungsausführung die Innervationsfähigkeit von inaktiven Muskelfaseranteilen gefördert.

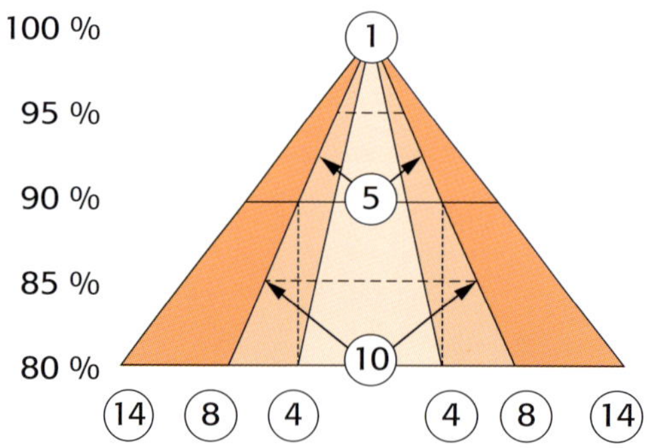

Je geringer die Belastungsintensität, desto größer die individuelle Bandbreite der möglichen Wiederholungen (z. B. 90 % mit 4–8 Wiederholungen und 80 % mit 4–14 Wiederholungen). Weniger ist manchmal mehr.

Macht Krafttraining unbeweglich?

Wenn ein Muskel durch schlechte Haltung gewohnheitsmäßig in einer angenäherten Stellung arbeitet oder inaktiv ist, passt sich seine Ruhelänge dieser Stellung an. Beim Dehnen wird der kurze Muskel das gewünschte Bewegungsausmaß mechanisch und meist schmerzhaft begrenzen. Wir sprechen dann von verkürzter Muskulatur. Wenn Sie beim Krafttraining beachten, dass die zu trainierende Muskulatur bei jeder Wiederholung bis in ihre Dehnstellung gebracht wird, kommt es zu keiner Verkürzung.

Gedehnte Muskeln sind labiler

Muskulatur kann nicht über ihren ganzen Bewegungsweg die gleiche Kraft entwickeln. Bedingt durch die Kontraktionsmechanik, vermindert sich bei zunehmender Dehnung des Muskels die Zahl der haltenden Brückenbildungen seiner Aktin- und Myosinfilamente (siehe Grafik rechts). Durch die stark abnehmende Überlappung dieser kontraktilen Eiweißstrukturen verliert der Muskel mit zunehmender Dehnung deutlich an Kraft. Gerade in den Endstellungen der Gelenke bedeutet Kraftabnahme aber auch erhöhte Überlastungs- oder gar Verletzungsgefahr. Im Bereich der Schultergelenke ist daher das passive statische Dehnen der Muskulatur nicht unbedingt sinnvoll. Mit den Krafttrainingsübungen in diesem Buch wird die gelenksichernde Funktion berücksichtigt, indem die stabilisierende Kraft auch in den Endstellungen verbessert wird.
Um diese biomechanische Gesetzmäßigkeit zu berücksichtigen, müssen Sie darauf achten, dass der Widerstand des Thera-Bandes® ein kontrolliertes Erreichen der jeweiligen Endstellung – ohne Schwung, Beschleunigung oder ruckartige Kompensationsbewegung – noch zulässt.
Zur Kontrolle können Sie versuchen, die Endstellung während 2 Sekunden haltend zu stabilisieren.

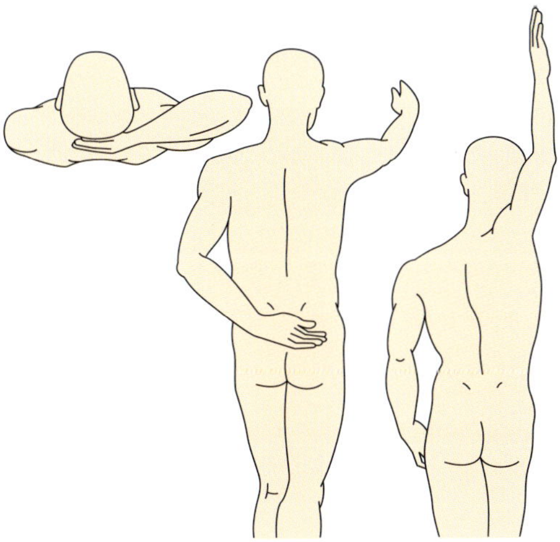

Wichtige Funktionsstellungen (von links nach rechts): Nackengriff, Schürzengriff, maximale Elevation. Diese Stellungen sollten ohne Schmerzen und ohne Ausweichbewegungen möglich sein.

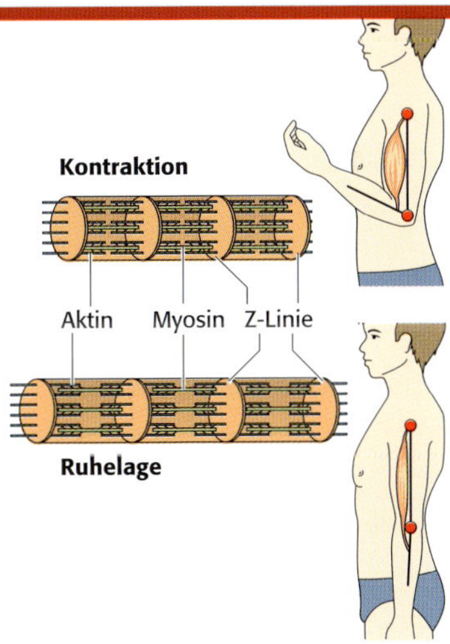

In kontrahierter Stellung (oben) besteht eine optimale Überlappung der kontraktilen Filamente (Aktin und Myosin); in gedehnter Stellung (unten) ist diese minimal und die Kraft entsprechend vermindert.

Fitness aus der Westentasche

Fitness ist in unserer industrialisierten Arbeitswelt keine Selbstverständlichkeit mehr. Wir sitzen zu viel und es fehlt die angemessene körperliche Belastung. Körperliche Fitness beinhaltet die ausgewogene Mischung von Kraft, Ausdauer, Beweglichkeit und Koordination. Alle diese Konditionsfaktoren stehen in Beziehung zueinander und beeinflussen sich gegenseitig positiv. Wenn im Folgenden ausschließlich von Kräftigungstraining gesprochen wird, setzt dies voraus, dass Sie ergänzend ein Ausdauer- und Beweglichkeitstraining absolvieren.

Muskelkraft schont die Gelenke

In Bezug auf die Funktionsfähigkeit des knöchernen Gelenksystems bzw. Skeletts mit seinen dazugehörigen passiven Strukturen wie Gelenkkapseln, Gelenkknorpeln und Bandapparat kommt der Kraft der Haltemuskulatur größte Bedeutung zu. Nur ein kräftiges, ausdauerndes und gut koordiniertes Muskelsystem garantiert das störungsfreie Funktionieren von Extremitäten- und Wirbelsäulengelenken mit ihren Knorpelüberzügen und Bandscheiben.
Die wichtigste Aufgabe unserer Skelettmuskulatur ist es, Kraft zu entwickeln, die der gegebenen Arbeitsbelastung angepasst ist, um gelenkschädigende Kräfte auszugleichen. Je höher dabei die Kraftreserven sind, desto größer ist die Chance, auch ungünstige Belastungsanforderungen unbeschadet zu meistern. Es sind nicht nur einmalige große Kraftanstrengungen, wie das Heben von schweren Lasten, die zu Schädigungen des Bewegungsapparates führen können, sondern auch monotone und andauernde Sitz- und Haltungspositionen. Obwohl die unmittelbare Belastung etwa beim Dauersitzen nicht unphysiologisch groß ist, wird infolge Dauerkompression bei bewegungsarmer Haltung die Durchblutung und damit die Ernährung von Knorpel, Bandscheiben und Muskulatur empfindlich gestört.
Minderdurchblutete Muskulatur neigt zu schmerzhaften Verspannungszuständen, die andere schmerzhafte Begleitsymptome wie Kopfschmerzen auslösen können.

Vorbeugung und Therapie

Hauptanliegen dieses Buches ist es, Ihnen vorbeugende und bis zu einem gewissen Maß auch therapeutische oder heilende aktive Maßnahmen vorzustellen, die Muskelkraft und Muskelfunktion verbessern. Oftmals genügt ein intensives, aber angepasstes Kräftigungstraining, um alltägliche Muskel- und Gelenkbeschwerden günstig zu beeinflussen. Die positive Wirkung kann mit der Verbesserung der Durchblutung, der gelenkmechanischen Belastungsverteilung und der Normalisierung der muskulären Spannungsverhältnisse erklärt werden.
Auch die verbesserte Ernährung des Bindegewebes (Knorpel, Kapsel-Bandapparat und Bandscheiben) kann durch monotone Haltungsmuster ausgelöste Beschwerden spürbar vermindern oder zum Verschwinden bringen.

Eigenschaften und Anwendung des Thera-Bandes®

Das Thera-Band® findet bequem in jeder Westentasche Platz und kann deshalb von jedermann überall und zu jeder Zeit angewendet werden. Es wird aus Naturlatex gefertigt und zeichnet sich deshalb durch ausgesprochen gute elastische Eigenschaften aus. Die hohe Elastizität bestimmt den leicht progressiven Dehnungswiderstand, der entsprechend der Bandfarbe unterschiedlich ansteigt.
Es sind ähnliche Gummibänder auf dem Markt, die sich in der Dehnfähigkeit aber stark unterscheiden. Diese anderen Produkte eignen sich für eine gute, gesunde Übungsausführung weniger (siehe Grafik unten links).

Vielfältige Einsatzmöglichkeiten

Die nahezu unbegrenzten Anwendungsmöglichkeiten des Thera-Bandes® machen es zu einem einfachen und praktischen Trainingsmittel für jedermann. Durch die feine Abstufung der Bandstärke ist eine selektive und spezifische Belastung von Einzelmuskeln oder Muskelschlingen möglich. Dass sich dennoch alle Übungen auch für ein leistungsbetontes Krafttraining eignen, ist auf die Vielfalt der Anwendungs- und Anpassungsmöglichkeiten zurückzuführen. Auch nach langer praktischer Erfahrung mit dem Thera-Band® überraschen immer wieder die Möglichkeiten der selektiven Ausreizung eines Einzelmuskels oder einer Muskelgruppe. Daraus ergeben sich für den analytisch und funktionell denkenden Physiotherapeuten oder Trainer eine Vielzahl von therapie- und trainingsspezifischen Übungsvarianten.
Die empfohlene Bandstärke und damit Farbe des Thera-Bandes® ist bei den jeweiligen Übungen angegeben. Es empfiehlt sich meist, mit der Bandstärke schwarz, blau oder grün zu trainieren. Die in Grafik unten rechts dargestellte fast lineare Widerstandsentwicklung ist für ein Training der Muskulatur sehr geeignet.
Die zum Thera-Band®-Fitnessset gehörenden Nylonbänder dienen der raschen und sicheren Fixierung in Türen oder an anderen passenden Gegenständen; die Fixationshöhe lässt sich ein-

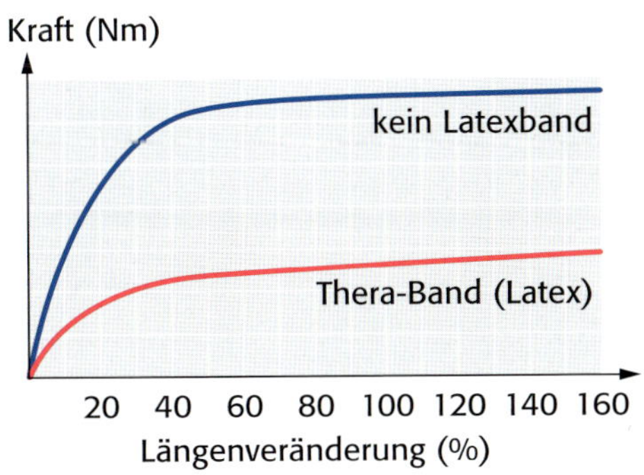

Das Dehnverhalten von Latex- und Nicht-Latex-Bändern

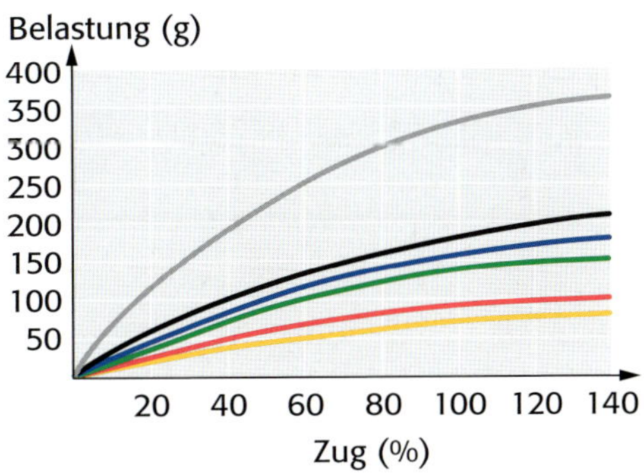

Das Dehnverhalten des Thera-Bands® verschiedener Stärken (100 % Zug bedeutet doppelte Länge)

fach verändern (siehe Grafik unten). Damit entfällt das unsichere und schädigende Verknoten der Bandenden. Der Lebensdauer des Bandes abträglich sind das direkte Befestigen an kantigen Gegenständen und das Aufbewahren über Heizkörpern. Vermeiden Sie auch Beschädigungen des Bandes durch direkte Sonneneinstrahlung oder spitze Gegenstände wie Ringe oder Fingernägel. Vom Reinigen des Bandes mit Wasser ist abzuraten, weil dadurch der schützende Talkpuderfilm abgewaschen wird und das Band verklebt. Das Thera-Band® kann auch durch das Training feucht werden, man kann es aber mit Talgpuder in einem Plastiksack wieder aufbereiten. Bitte ein defektes oder nicht mehr funktionsfähiges Thera-Band® sofort ersetzen, damit keine Unfälle geschehen.

Damit das je nach Länge variable Dehnverhalten des Thera-Bandes® optimal genutzt werden kann, empfehlen wir eine Bandlänge von 2 m. Diese Länge garantiert auch bei großen Bewegungsausschlägen eine ausreichende Dehnmöglichkeit des Bandes, ohne dessen Elastizitätsgrenzen zu überschreiten.

Aufbau und Planung eines Trainingsprogrammes

In jedem Fall beginnen Sie die Planung eines Trainingsprogramms damit, aus dem Übungsprogramm jene Übungen auszuwählen, die gemäß Ihrem Trainingsziel der Kräftigung der betroffenen Muskelgruppe dienen.

Der therapeutische Anwendungsbereich

Am Anfang jeder trainingstherapeutischen Planung steht die Frage nach dem Ziel der Trainingsmaßnahmen, also die Frage: »Was will ich erreichen?« Im Vordergrund steht dabei die Klärung der möglichen Ursache bestehender Beschwerden. Bei unbekannter Ursache ist eine medizinische Abklärung beim Arzt oder Physiotherapeuten erforderlich. Damit können mögliche Kontraindikationen ausgeschlossen und belastungsungünstige Übungen ausgeschieden werden.

Grundsätzlich sollte der Ausgangszustand mittels der entsprechenden Testübungen festge-

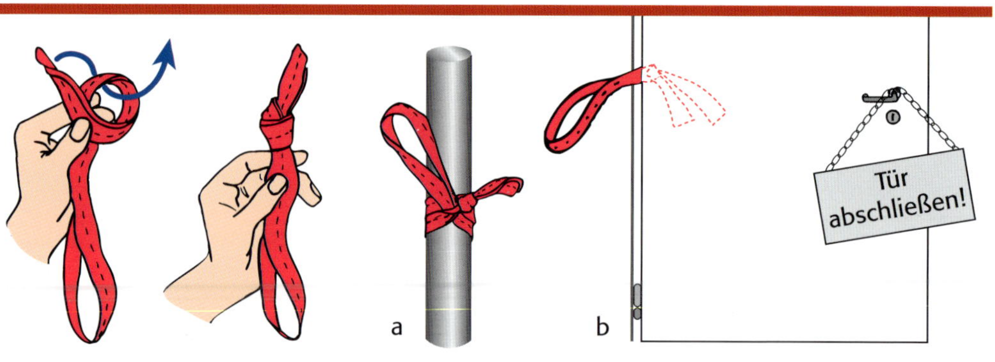

Befestigungsmöglichkeiten des Thera-Bandes® mittels einer Nylonschlaufe: a) Umschlingen eines Pfostens o.Ä. mit Ankerstich; b) Einklemmen zwischen Türstock und Tür

stellt und dokumentiert werden. Dazu ermitteln Sie die individuell mögliche maximale Wiederholungszahl, die Sie bei der entsprechenden Testübung erreichen können. Gemäß der Vergleichstabelle auf Seite 28 können Sie ein eventuelles Kraftdefizit in der Testmuskulatur erkennen. Erreichen Sie dabei den gewünschten Normwert nicht, so müssen Sie davon ausgehen, dass ein muskuläres Defizit besteht, das Schmerzen verursachen kann.

Trainingstherapeutisches Vorgehen

- Das therapeutische Übungsprogramm sollte nicht mehr als 4–6 spezifische Einzelübungen beinhalten. Ergänzende, nicht problemorientierte Übungen können sinnvoll sein.
- Trainieren Sie zuerst die großen und rumpfnahen Muskelgruppen; so erreichen Sie einen vorbereitenden Aufwärmeffekt.
- Lassen Sie sich von Ihrem Bewegungsgefühl und Ihrer Bewegungserfahrung leiten, um Bewegungsausmaß und -geschwindigkeit optimal auf die Beschwerdeproblematik abzustimmen. Jede Übung, die zur Verstärkung oder zum erneuten Auftreten von Schmerzen führt, ist aus dem Programm zu streichen. Suchen Sie alternative Übungen aus dem Übungskatalog.
- Qualität vor Quantität. Dieser wichtige Grundsatz besagt, dass die korrekte Bewegungsausführung das wichtigste Kriterium im trainingstherapeutischen Gebrauch des Thera-Bandes® ist.
- Machen Sie kurze, aber konzentrierte Trainingseinheiten, und lassen Sie sich dabei von Ihrer Motivation leiten. Kurzes, aber häufiges Üben ist vom therapeutischen Standpunkt aus am wirksamsten.
- Planen Sie Ihre trainingstherapeutische Intervention fest in Ihren Arbeitstag ein – am besten jede Stunde wieder. Die Trainingseinheiten sollten nach Möglichkeit vor dem Auftreten eines erneuten Schmerzintervalles erfolgen.

Der leistungsorientierte Anwendungsbereich

Hier bauen Sie Ihr Trainingsprogramm etwas anders auf. Gehen Sie wie folgt vor:

- Ein Trainingsprogramm kann 8–10 Übungen beinhalten.
- Trainieren Sie zuerst Bauch- und Rückenmuskulatur und die rumpfnächste Extremitätenmuskulatur. So erreichen Sie einen verletzungsvorbeugenden Aufwärmeffekt (z.B. Übung 21 von Seite 77).
- Formulieren Sie Ihr Trainingsziel und damit die Beanspruchungsform der zu trainierenden Muskulatur, und definieren Sie dementsprechend die Anzahl der Wiederholungen und Serien (siehe Hinweise Seite 28).
- Trainieren Sie 2- bis 3-mal pro Woche.
- Trainieren Sie konzentriert und intensiv bis zur lokalen Muskelerschöpfung.
- Adaptieren Sie die vorgegebenen Gelenkstellungen nach Ihrem Bedarf.
- Variieren Sie die Übungen je nach Trainingshäufigkeit nach 3–6 Wochen.
- Beenden Sie Ihr Krafttraining mit entsprechenden Dehnübungen.
- Wenn eine Erhöhung des Schwierigkeitsgrades erwünscht ist, dann können Sie durch Verkleinerung der Unterstützungsfläche die Anforderung an die aktive Gelenksicherung und die Gleichgewichtsfähigkeit deutlich steigern.

Trainierbarkeit und Alter

Die Bedeutung von Körperübungen für eine Verzögerung des Alterungsprozesses sowie eine Verlängerung des aktiven und gesunden Lebens ist in den letzten Jahren allgemein immer mehr ins Bewusstsein gerückt, nicht zuletzt auch durch die ermutigenden Ergebnisse zahlreicher Studien über die Trainierbarkeit im Alter. Körperliche Ertüchtigung ist also kein Privileg der Jugend mehr. Der Anteil älterer Menschen nimmt bekanntlich immer noch zu. Männer werden durchschnittlich 72 Jahre, Frauen bereits 78 Jahre alt. Sehen wir einmal von den viel zitierten sozioökonomischen Konsequenzen ab, so dürfte Handlungskompetenz oder die Selbstständigkeit und Unabhängigkeit von der Hilfe anderer der größte Wunsch dieser angehenden älteren Generation sein.

Älter werden – beweglich bleiben

Handlungskompetenz manifestiert sich in der Fähigkeit des Individuums, den Alltag ohne nennenswerte Einschränkungen zu bewältigen. Voraussetzung dazu ist Gesundheit, die durch soziales und körperliches Wohlbefinden charakterisiert ist. Die älteren Menschen sind heute zwar aktiver und unternehmungslustiger, was dem geistig-seelischen und sozialen Wohlbefinden sehr förderlich ist, leider wird dabei aber noch immer die körperliche Ertüchtigung ver-

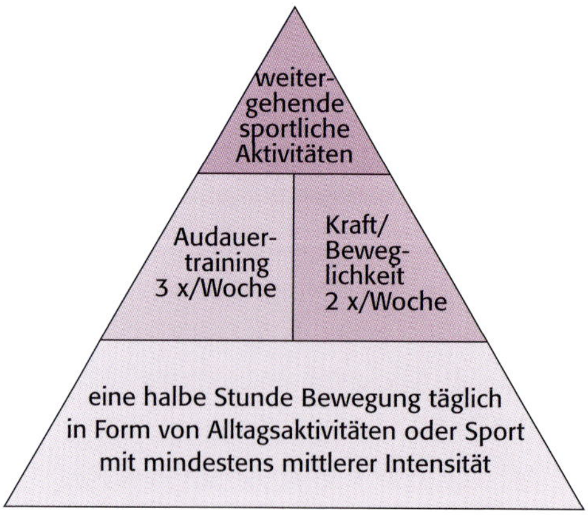

Die Bewegungspyramide: Die Gesundheit von Männern und Frauen jeden Alters lässt sich durch tägliche körperliche Aktivität mit leicht beschleunigtem Atem deutlich verbessern. Der mittlere und der obere Teil der Pyramide versprechen noch zusätzlichen Nutzen.

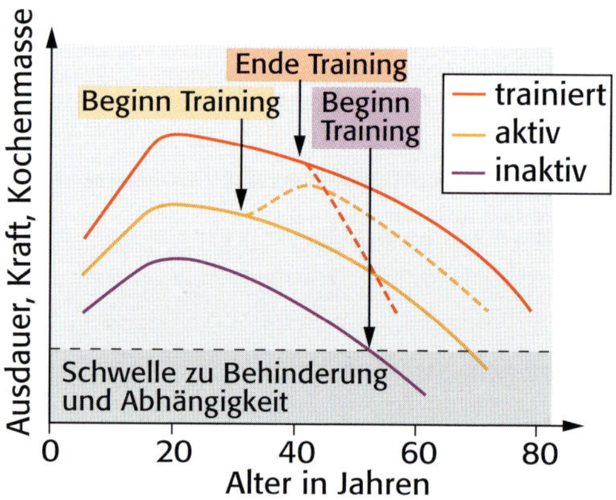

Ohne regelmäßige körperliche Aktivität nehmen Kraft, Ausdauer und Knochenmasse bereits nach dem 20. Lebensjahr ab. Inaktive können sich aber mit der Aufnahme regelmäßiger Bewegung dem besseren Gesundheitszustand der Aktiveren jederzeit annähern.

nachlässigt (siehe Grafik Seite 24 links). Dies führt wiederum zu einer verminderten körperlichen Leistungsfähigkeit, die massive Auswirkungen auf die Lebensqualität hat, indem körperliche Beschwerden am Bewegungsapparat eher auftreten.

Die körperliche Belastbarkeit

Mit zunehmendem Alter steigt die Wahrscheinlichkeit, dass unspezifische Beschwerden der verschiedenen Organe und Funktionsbereiche zunehmen. Allgemeine Funktions- und Leistungseinbußen, begleitet von Müdigkeit, Appetitlosigkeit und Schlafstörungen, sind ebenso bekannt wie abnehmende Aktivität und Mangel an sozialen Kontakten bei Gedächtnis- und Konzentrationsschwäche.

Unter solchen Voraussetzungen sind Belastung und Belastbarkeit nicht mehr im Gleichgewicht. Dieser Zustand wird als »Deconditioning-Syndrom« bezeichnet (siehe Grafiken Seite 26).

Es äußert sich darin, dass körperliche Beschwerden (Symptome) unter immer geringeren Belastungen auftreten und länger anhalten.

Maßnahmen zur Behebung des Deconditioning-Syndroms sind trainingstherapeutische Interventionen. Ziel dieser Maßnahmen ist es, die Belastbarkeit durch Verbesserung der körperlichen Leistungsfähigkeit so weit zu erhöhen, dass die Belastungsanforderungen keine Beschwerden mehr auslösen.

Die körperliche Leistungsfähigkeit ist bestimmt durch die Konditionsfaktoren Kraft, Ausdauer und Beweglichkeit, ferner durch koordinative Fähigkeiten. Psychische Leistungsbereitschaft (Motivation), Belastbarkeit des Stützapparates und Regenerationsfähigkeit sind weitere Faktoren, welche die Leistungsfähigkeit mitbestimmen.

Wirksame Krankheitsvorbeugung

Regelmäßige körperliche Aktivität und sportliche Betätigung haben einen beträchtlichen Schutzeffekt gegen Krankheiten und Beschwerden wie Rückenschmerzen, Bluthochdruck, Osteoporose, Diabetes mellitus Typ 2 (»Altersdiabetes) oder Herz-Kreislauf-Erkrankungen.

Wer sich regelmäßig bewegt, verhält sich auch in anderen Bereichen gesundheitsbewusster; weniger Rauchen, bewusstere Ernährung oder weniger Übergewicht sind dabei die positiven Effekte.

Deshalb ist jeder Schritt zu mehr Bewegung wichtig und hilft der Gesundheit. Das Einbauen regelmäßiger Aktivität in den Alltag trägt wesentlich zur Gesundheit, Lebensqualität und Leistungsfähigkeit bei. Dies trifft auch für ältere Menschen zu, die sich bisher kaum bewegt haben (siehe Grafik Seite 24 rechts).

Schon mäßige Bewegung nützt

Gemäß der Dosis-Wirkungs-Beziehung hat jede Steigerung der körperlichen Aktivität einen zusätzlichen Nutzen für die Gesundheit. Der Zusatznutzen nimmt aber mit steigendem Trainingsniveau ab.

Menschen, die bisher kaum oder gar nicht aktiv waren, können von körperlicher Aktivität den größten Nutzen erwarten. Die erforderliche Belastungsdauer von einer halben Stunde Bewegung muss nicht am Stück ausgeführt werden. Jede körperliche Aktivität, die mindestens zehn Minuten lang dauert, kann über den Tag zusammengezählt werden.

Dass die körperliche Leistungsfähigkeit als wichtigster Faktor der Handlungskompetenz auch im höheren Alter noch möglich ist, wurde bereits erwähnt. In den folgenden physiologischen Gesetzmäßigkeiten liegt der entsprechende Trainingserfolg begründet:

- Die Anpassungsfähigkeit an veränderte Belastungen ist geringer, aber noch vorhanden.
- Die Trainingseffekte durch spezifische Belastungsreize sind geringer, aber vorhanden.
- Die Umstellungsfähigkeit des Organismus von Ruhe auf Arbeit erfolgt langsamer, ist aber noch vorhanden.
- Die Ermüdbarkeit ist größer, aber nicht absolut leistungslimitierend.
- Die Erholungszeit ist verlängert, aber nicht leistungslimitierend.

Studienergebnisse

Um die genannten Aussagen mit Zahlen zu belegen, liegt eine nationale Studie über die Trainierbarkeit 65- bis 70-jähriger Schweizer vor. In dieser Studie mit 172 aktiv teilnehmenden Senioren wurde versucht aufzuzeigen, welche Effekte mit einem nach leistungssportlichen Kriterien und sechs Monate lang durchgeführten neuromuskulären Training auf Kraft, Beweglichkeit, Ausdauer und Koordinationsfähigkeit erzielt werden.

Streckkraft der Extremitäten

Die Beinstreckkraft nahm im Verlauf eines halben Jahres im Durchschnitt um über 50 % zu, die Armstreckkraft um knapp 40 %. Interessant ist, dass sich die Frauen deutlicher steigerten als die Männer; allerdings lag der Mittelwert der absoluten Kraft der Frauen bei rund 70 % des Wertes der Männer.

Beweglichkeit

Bei der Beweglichkeit (Finger-Boden-Abstand) war eine durchschnittliche Verbesserung von 45 % zu verzeichnen (Frauen 62 %, Männer 39 %). Die Oberkörperrotationsfähigkeit nahm durchschnittlich um 11 % zu (Frauen 12 %, Männer 8 %). Ähnlich verhielt es sich bei fast allen Beweglichkeitstests. Bei korrekter Ausführung mit endgradigen Bewegungen verbessert Krafttraining die Beweglichkeit statt sie, wie häufig behauptet, zu mindern.

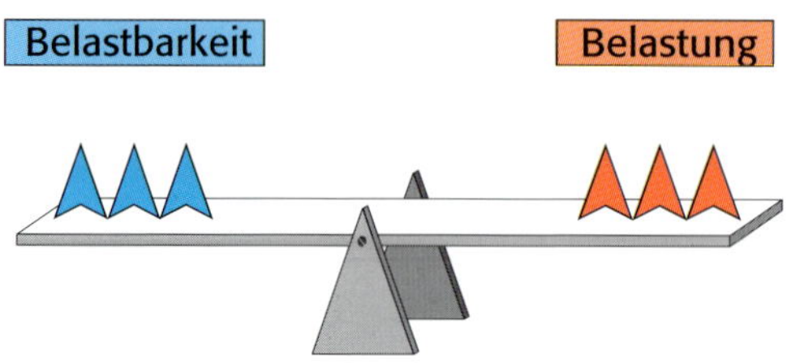

In dieser Darstellung halten sich Belastung und Belastbarkeit im Gleichgewicht.

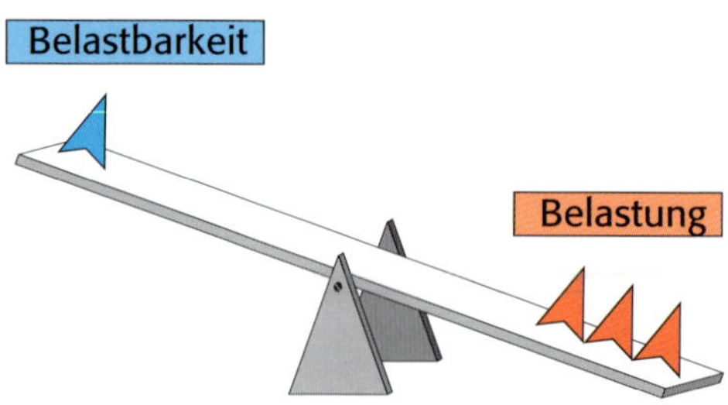

In dieser Darstellung befinden sich dagegen Belastung und Belastbarkeit im Ungleichgewicht.

Beugefähigkeit

Weiter nahm die Beugefähigkeit im Bereich der Brust- und Halswirbelsäule um 22 % zu. Hingegen trat in Bezug auf die Beugefähigkeit der Lendenwirbelsäule keine nennenswerte Verbesserung ein. Dafür nahm die Dehnbarkeit der hinteren Oberschenkelmuskulatur um über 7 % zu. Weiter steigerte sich die Beweglichkeit des Schulterbereichs trotz erhöhter Tonisierung der Muskulatur um 25 %.

Ausdauerfähigkeit

Am geringsten fiel die Verbesserung der Ausdauerfähigkeit, also der Leistungsfähigkeit des Herz-Kreislauf-Systems, mit 4 % aus.

Koordinationsfähigkeit

Die Koordinationsfähigkeit, hoch differenziert gemessen an der Fähigkeit des Gleichgewichtsorgans in Kombination mit taktiler Wahrnehmung beim Rückwärtslaufen mit geschlossenen Augen auf einem 8 m langen, zweimal seine Richtung ändernden Seil, nahm erheblich zu: Bei einer Reduzierung der Durchlaufzeit um knapp 50 % wurden gleichzeitig etwas über 50 % weniger Fehltritte gemacht.

Training nützt in jedem Alter!

Das wohl erstaunlichste Resultat war, dass nahezu alle Trainierenden im Verlauf des halbjährigen Trainings das Seilspringen wieder erlernt haben. Diese ermutigenden Resultate bestätigen das physiologische Phänomen, dass der menschliche Organismus seine Fähigkeit zur Adaptation und damit zur Trainierbarkeit auch im höheren Alter nicht verliert.
Trotz beschleunigter Abnahme der Muskelkraft ab dem 50. Lebensjahr bleibt die Trainierbarkeit aber erhalten. Eine ausreichende Kräftigung der Muskulatur ist für die Erhaltung der Funktionsfähigkeit des Stütz- und Bewegungsapparates unerlässlich, vermindert das Verletzungsrisiko und kann Vitalität und Selbstbild verbessern. Bei untrainierten Personen beginnt das Niveau der Kraft im dritten Lebensjahrzehnt zu sinken. Das Nachlassen der Kraft zeigt in verschiedenen Muskelgruppen ein unterschiedliches Tempo und Ausmaß, die von ihrer Beanspruchung in Alltag, Beruf und Sport abhängen. Muskelkraft ist umso stabiler gegen Rückbildung, je länger sie trainiert wurde. Deswegen ist auch bei älteren Menschen gelegentlich noch gut entwickelte Kraft und ein deutliches Muskelprofil zu sehen.

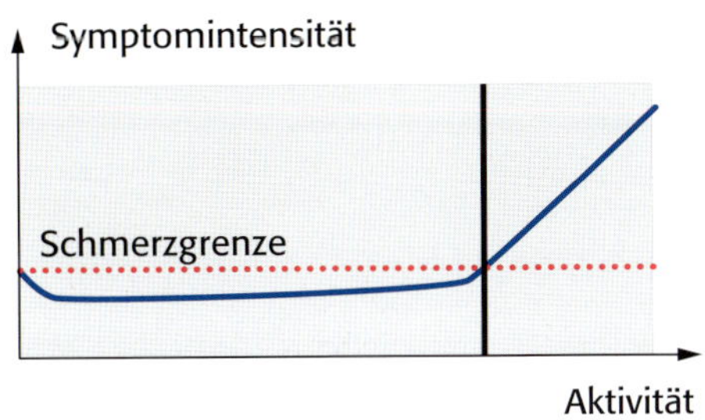

Normale Belastbarkeit und Schmerzwahrnehmung im individuellen physiologischen Bereich

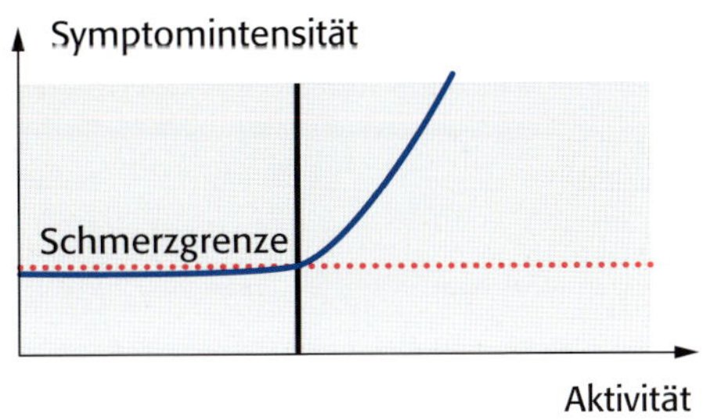

Verminderte Belastbarkeit und frühere Schmerzwahrnehmung bei Belastung

So testen Sie Ihren aktuellen Trainingszustand

Zur Bestimmung der aktuellen Kraftfähigkeit einzelner Körperregionen sind die nachfolgenden Testübungen nützlich. Sie sind den Übungsprogrammen jeweils vorangestellt und wie diese in die drei Teilbereiche Arme, Rumpf und Beine gegliedert.

Die Testübungen sind so aufgebaut, dass Sie keine Hilfsmittel brauchen und nur mit Ihrem eigenen Körpergewicht arbeiten. Sie sind somit reproduzierbar und deshalb später auch vergleichbar. Damit sind Sie in der Lage, Ihre Trainingsfortschritte zu messen und festzuhalten. Auf dem Testblatt können die Werte eingetragen und später verglichen werden.

Die angegebenen Richtwerte für die Wiederholungszahlen sind Werte, die sich auf einen gesunden 20-jährigen Mann beziehen. Beachten Sie bitte bei Ihrer eigenen Beurteilung Alter und Geschlecht laut unten stehender Tabelle.

Sollten Sie mit mehr oder weniger Wiederholungen bessere Ergebnisse erzielen, dann entspricht dies der physiologischen Varianz.

Richtwerte für Wiederholungen

Alter	Männer	Wiederholungen	Frauen	Wiederholungen
20	100%	30	80%	24
30	90%	27	70%	21
40	75%	23	55%	17
60	50%	15	30%	9

Hinweise zum Test

- Lesen Sie die Testübungsanleitung aufmerksam durch.
- Nehmen Sie exakt die Ausgangsstellung ein.
- Führen Sie die Bewegung langsam durch, zählen Sie Ihre Wiederholungen.
- Bewegen Sie stets über den ganzen Bewegungsradius, außer Ihre Gelenkbeweglichkeit lässt dies nicht zu.
- Testen Sie immer beide Seiten.
- Können Sie die Übung nicht mehr korrekt durchführen oder bekommen Sie Schmerzen, dann brechen Sie die Übung ab.
- Das Testziel ist erreicht, wenn Sie in der angegebenen Muskelregion eine lokale Ermüdung spüren, die Sie zum Aufhören zwingt. Tragen Sie Ihre Wiederholungszahl in das Testblatt ein.
- Wiederholen Sie die Testübungen alle 4–6 Wochen, und dokumentieren Sie so Ihren Trainingsfortschritt.
- Machen Sie nie alle Testübungen auf einmal, sondern jeweils nur 4–5.

Zur Übungsausführung

- Machen Sie nach jeder Übungsserie eine Pause von 10–30 Sekunden.
- Achten Sie auch am Ende der Bewegung auf eine korrekte Haltung.
- Halten Sie sich bei Bandstärke, Bewegung und Dynamik an die Übungsvorgaben.

- Stellen Sie sich die Übung zuerst mental vor, indem Sie sich den Bewegungsablauf durch den Kopf gehen lassen.
- Beginnen Sie jede Übung mit leicht vorgespanntem Thera-Band®. Das Band darf sich während der ganzen Übung nicht entspannen, da sonst die gelenksichernde Wirkung nicht mehr garantiert ist.
- Achten Sie bei jeder Übung auf die durch die Zeichnung vorgegebene Befestigungshöhe des Thera-Bandes®, damit korrekt geübt werden kann. Die Verlaufsrichtung des Bandes ist entscheidend für Wirkung und Nutzen der Übung.
- Ist Ihnen die Übung zu einfach, stimmt der Widerstand nicht. Machen Sie die Übung nicht schneller, sondern passen Sie den Widerstand an. Sie müssen nach Ende der Serie eine deutliche Muskelermüdung im angegebenen Muskelgebiet verspüren.
- Verspüren Sie bei einer Übung Schmerzen in Gelenken oder Bändern, lassen Sie die Übung ein paar Tage weg und probieren Sie es erneut. Treten die gleichen Schmerzen erneut auf, konsultieren Sie einen Arzt oder Physiotherapeuten.
- Die Zugrichtung des Bandes muss während der ganzen Bewegung beachtet werden. In der Endstellung darf der Winkel zwischen Thera-Band® und bewegter Extremität 30° nicht unterschreiten. Der Winkel zwischen Thera-Band® und Extremität beträgt also 30–160° (siehe Grafik unten). Wenn diese Werte eingehalten werden und das Band eine genügend große Spannung aufweist, ist der gewünschte Trainingseffekt garantiert.

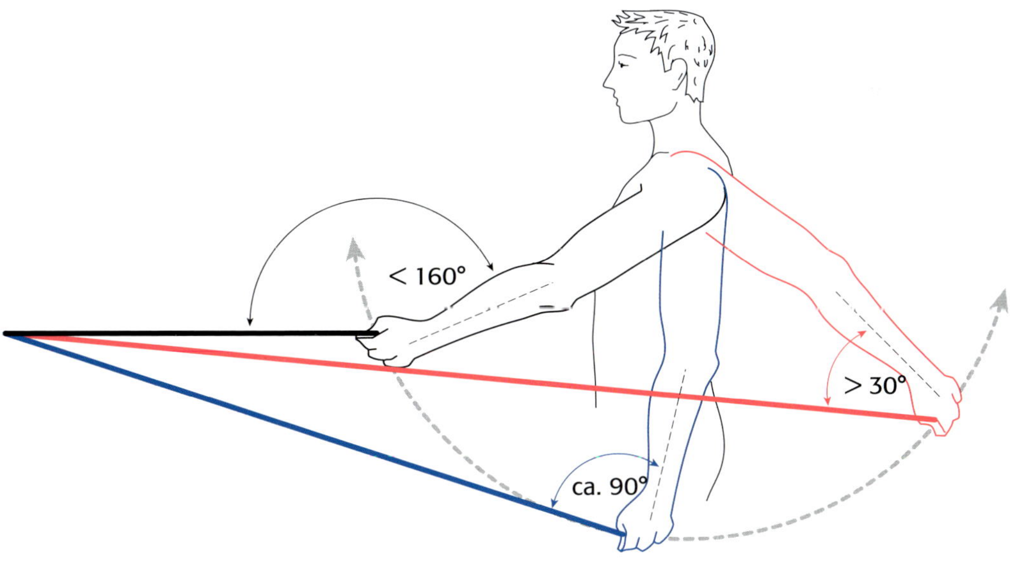

Korrekte Winkel zwischen Thera-Band® und Extremität in Ausgangs- und Endstellung (Seitenansicht)

So dosieren Sie die Übungen

- Die Dosierung der Übungen für das Training der Kraftausdauer liegt in der Regel bei einer Wiederholungszahl von 15–25.
- Die richtige Dosierung der Übung kann mittels der Bandfarbe und der Vorspannung des Thera-Bands® gewählt werden.
- Die Dosierungshinweise sind Richtwerte. Verzagen Sie nicht, wenn Ihnen das anfangs zu viel ist. Betrachten Sie die Werte als Ziel, das Sie erreichen wollen.
- Eine individuelle Dosierung der Intensität für eine spezielle Übung erhalten Sie durch die Ermittlung Ihres Leistungsstands: Wiederholen Sie den beschriebenen Bewegungsweg so oft, wie eine korrekte Ausführung möglich ist. Diese maximale Wiederholungszahl ergibt Ihren aktuellen Leistungsstand für diese Übung.
- Zur Ermittlung Ihres aktuellen Leistungsstands bezüglich der drei Körperregionen (Arme, Rumpf, Beine) dienen die Testübungen. Testen Sie alle vier Wochen neu.
- Für Ihr Training nehmen Sie 60–70 % der als Leistungsstand ermittelten Wiederholungszahl. Beispiel: Schaffen Sie 16 Wiederholungen, ohne auszuweichen, so liegt Ihre Wiederholungszahl für Ihr Training bei 10 Wiederholungen = 1 Serie. Versuchen Sie, 3–5 Serien korrekt durchzuführen. Nach jeder Serie folgen 30 Sekunden Pause, bis Sie wieder in der Lage sind, eine korrekte Serienfolge durchzuführen.
- Reduzieren Sie die Anzahl der Serien, wenn der Bewegungsablauf nicht mehr stimmt.
- Für die Verbesserung der allgemeinen Kraft sind tiefere Wiederholungszahlen (5–10) zu wählen.
- Mischen Sie diese beiden Trainingsformen nicht, da Sie sonst nicht den gewünschten Trainingserfolg haben werden. Jede Trainingsmethode sollte isoliert mindestens vier Wochen konsequent durchgeführt werden, bevor man einen Wechsel vornimmt.
- Die Dynamik, mit der die Übungen ausgeführt werden müssen, ist entscheidend; sie ist jeweils angegeben. In der Regel wird jede Übung zunächst mit einem langsamen Tempo ausgeführt, da zuerst das Bewegungsgefühl geschult werden muss.
- Die Dynamik ist ein gutes Mittel, um den Trainingsreiz zu verändern oder auch zu steigern. Dies bedingt aber einen vorherigen guten Muskelaufbau mit den Grundprogrammen.
- Ein aktives Halten in der Endstellung der Bewegung (isometrische Anspannung) ist eine Steigerung, da hierbei vermehrt Muskelfasern zur Anspannung kommen.

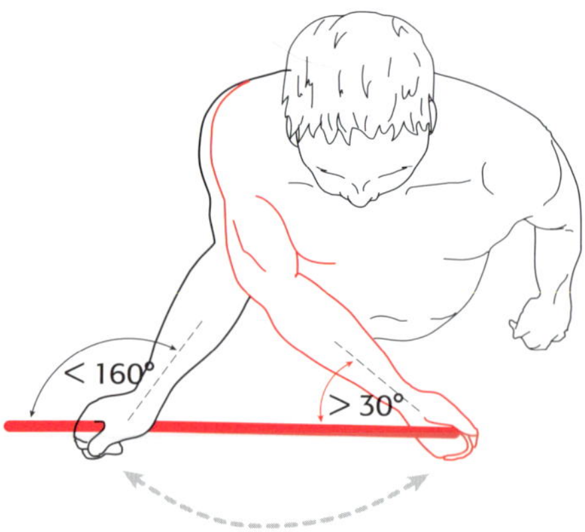

Korrekte Winkel zwischen Thera-Band® und Extremität in Ausgangs- und Endstellung (Draufsicht)

Arme – vernachlässigte Alltagswerkzeuge

Ansicht von vorne

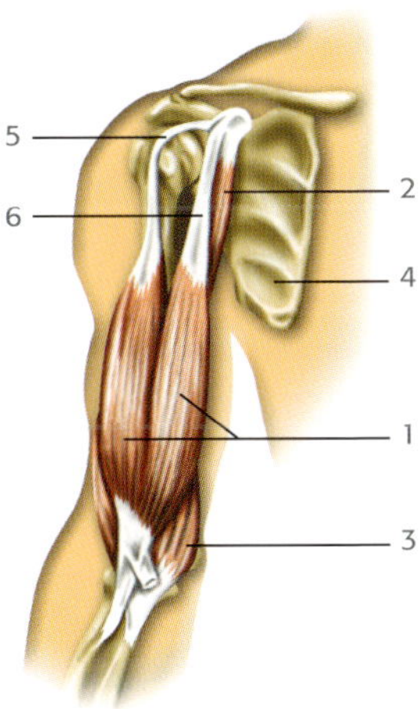

Ansicht von der Seite

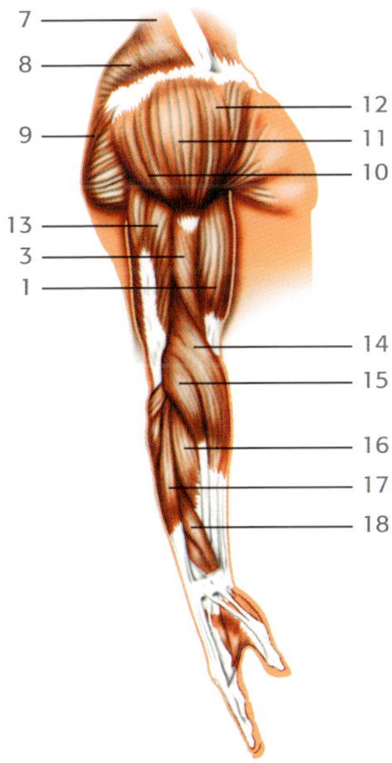

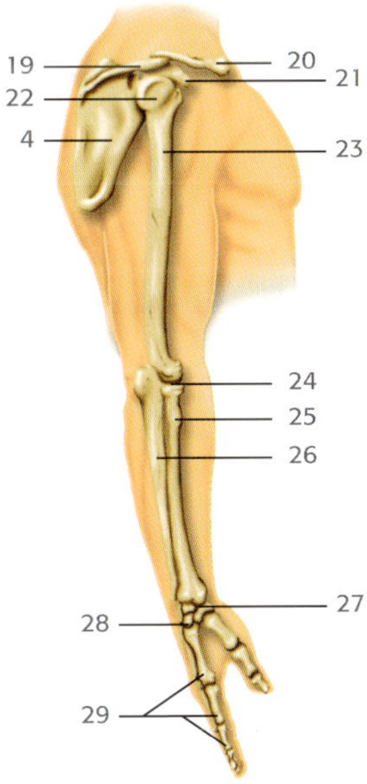

1 zweiköpfiger Oberarmmuskel (Bizeps)
2 Hakenarmmuskel
3 Armbeuger (unter dem Bizeps)
4 Schulterblatt
5 Sehne des langen Bizepskopfs
6 Sehne des kurzen Bizepskopfs
7 obere Fasern des Trapezmuskelkopfs
8 mittlere Fasern des Trapezmuskelkopfs
9 untere Fasern des Trapezmuskelkopfs
10 hintere Fasern des Deltamuskelkopfs
11 mittlere Fasern des Deltamuskelkopfs
12 vordere Fasern des Deltamuskelkopfs
13 dreiköpfiger Oberarmmuskel (Trizeps)
14 Oberarm-Speichen-Muskel
15 langer Speichenhandstrecker
16 kurzer Speichenhandstrecker
17 Fingerstrecker
18 Daumenmuskeln
19 Schulterblatthöhe
20 Schlüsselbein
21 Rabenschnabelfortsatz
22 Oberarmhöcker
23 Oberarmknochen
24 Ellenbogengelenk
25 Speiche
26 Elle
27 Handgelenk
28 Handwurzelknochen
29 Mittelhand- und Fingerknochen

Die Muskulatur der Arme

Die vielfältigen Einsatzmöglichkeiten unserer Hände sind uns normalerweise nicht bewusst, solange Schulter-, Ellenbogen- und Hand- bzw. Fingergelenke störungsfrei funktionieren. Erst das harmonische Zusammenspiel dieser Gelenke garantiert uns einen großen Aktionsradius, den wir mit unseren Armen nutzen können. Dabei ist das Schultergelenk das beweglichste Gelenk des menschlichen Körpers.
Die partielle Überschneidung der von beiden Armen bevorzugten Aktionsbereiche vor dem Körper ist gleichzeitig auch der überwiegend genutzte Bereich, in dem beide Hände zusammenarbeiten und dabei unter Augenkontrolle sind. Eine Erweiterung des Bewegungsradius erfahren die Arme durch die Beweglichkeit des Schultergürtels. Weil er und damit auch die Arme nur über das kleine Gelenk zwischen Schlüsselbein und Brustbein mit dem Brustkorb verbunden sind, kann das Schulterblatt durch Drehung und Verschiebung der Armbewegung folgen (siehe Grafik unten). Für die Führung und Stabilisation der Schulterblätter sind verschiedene Muskelschlingen zuständig. Ihrer Funktion entsprechend werden sie häufig als Schulterblattfixatoren bezeichnet.

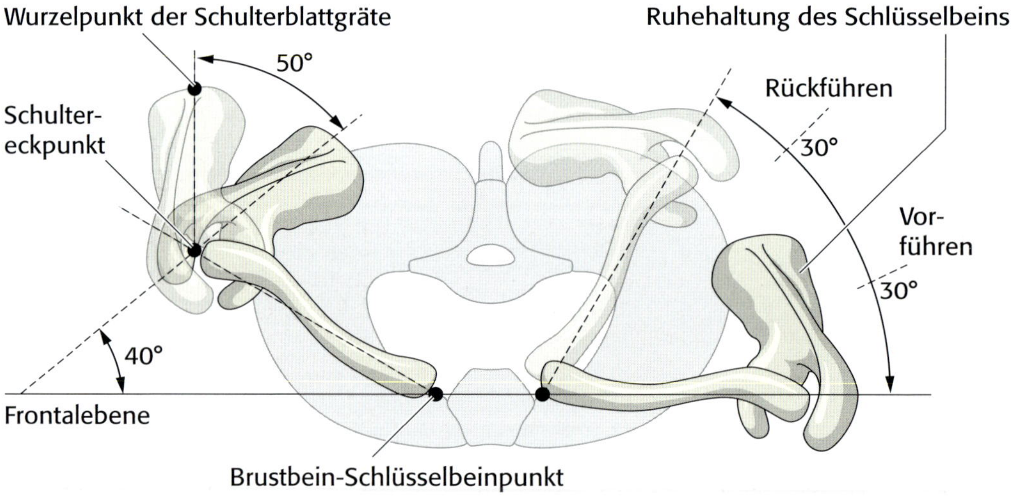

Aufsicht auf den Brustkorb mit Schultergürtel: Beachten Sie die große Verschiebung der Schulterblätter nach hinten und vorne durch die Bewegung des Schlüsselbeins. Damit diese bewegungsvergrößernde Funktion des Schultergürtels garantiert ist, müssen Muskelschlingen zwischen Schulterblatt/Schlüsselbein und Brustkorb diese Bewegungen führen und stabilisieren.

Bei Druck- oder Zugbelastung über die Arme müssen diese Muskeln das Schulterblatt in allen Ebenen auf dem Brustkorb stabilisieren können; nur so ist garantiert, dass das Schulterblatt eine feste Verankerung für die Muskeln des Schultergelenks bildet und deren zentrierende Funktion ermöglicht.

Das Schultergelenk

Beim Schultergelenk spricht man von einem Kugelgelenk, weil der Gelenkkopf kugelförmig und das knöcherne Gegenstück, das Schulterblatt, pfannenförmig geformt sind. Da aber die Gelenkpfanne im Verhältnis zum Gelenkkopf klein ist, besteht nur eine kleine Kontaktfläche mit entsprechend geringer knöcherner Stabilität (Grafik unten links). Eine umso größere Bedeutung hat daher die Schultermuskulatur. Sie legt sich wie eine Manschette um den Schulterkopf und sorgt bei Anspannung dafür, dass der Gelenkkopf in die Pfanne gezogen wird und so die erforderliche Gelenkstabilität garantiert ist (Grafik unten rechts).

Funktionsstörungen sind häufig mit Schmerzen verbunden, weil es infolge mangelnder Kraft und Koordination zwischen den Muskeln der Rotatorenmanschette zu Fehlbelastungen kommt. Akut treten Schulterschmerzen häufig nach Unfällen auf, wenn einer oder mehrere dieser Rotatorenmuskeln verletzt wurden. In diesem Übungsteil wird daher großer Wert auf das Training dieser Muskelgruppe gelegt.

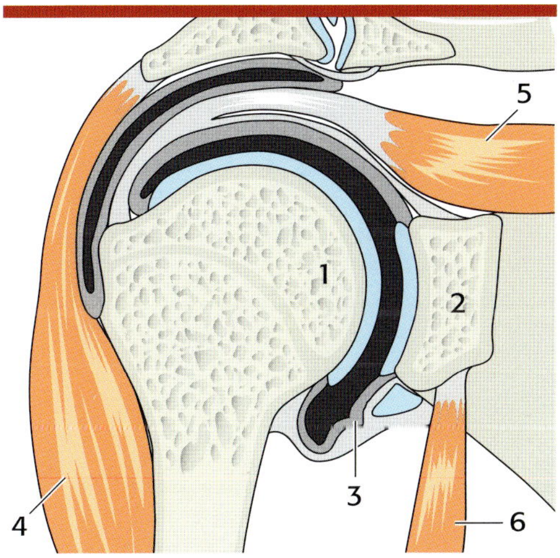

Frontalschnitt durch das Schultergelenk: großer Gelenkkopf (1), kleine Gelenkpfanne (2). Weil die lockere Gelenkkapsel (3) nur eine ungenügende Stabilisation dieses Gelenkes bietet, müssen vor allem Muskeln die Stabilisation garantieren; Deltamuskel (4), M. supraspinatus (5), Trizeps (6).

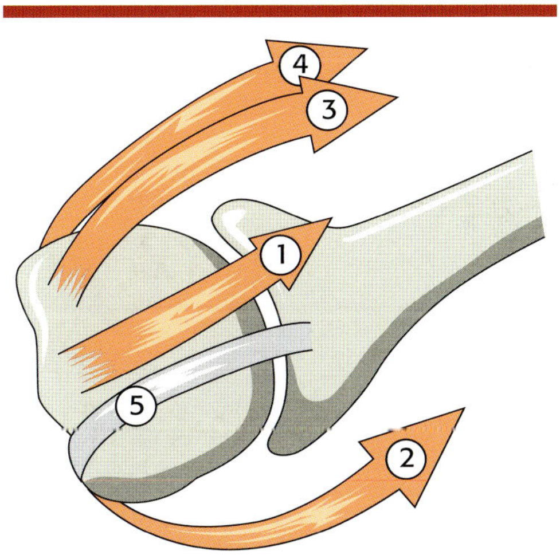

Aufsicht des Schultergelenks: Pfeile (1–4) stellen die Muskeln der Rotatorenmanschette dar; Pfeilrichtungen zeigen die komprimierende/stabilisierende Wirkung dieser Muskeln: M. supraspinatus (1), M. subscapularis (2), M. infraspinatus (3), M. teres minor (4), Sehne des langen Bizeps (5).

Testübungen für die Armmuskulatur

Übungen	Datum / Anzahl der Wiederholungen				
1 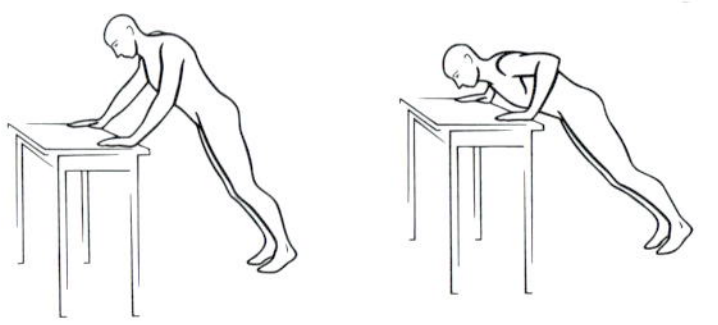					
2 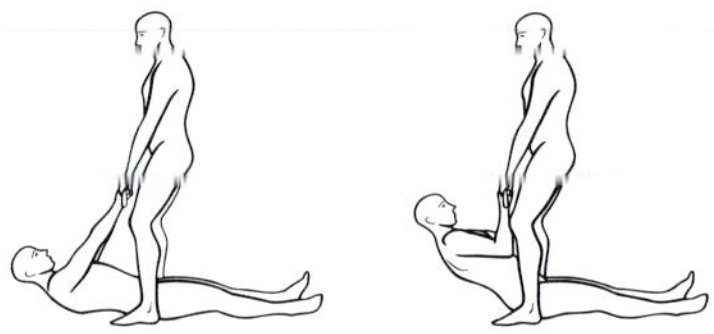					
3 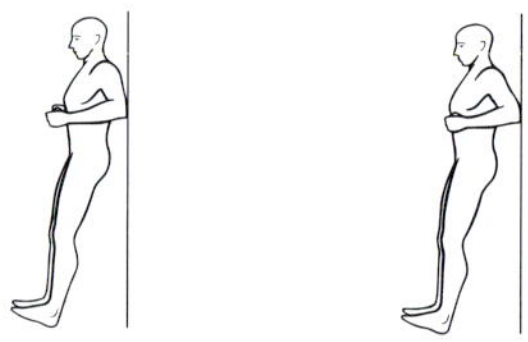					
4 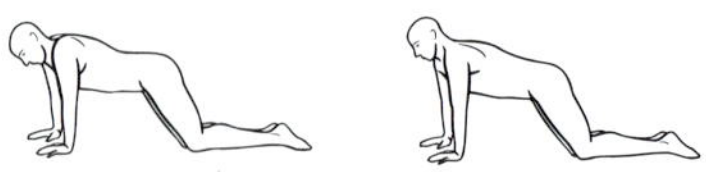					
5 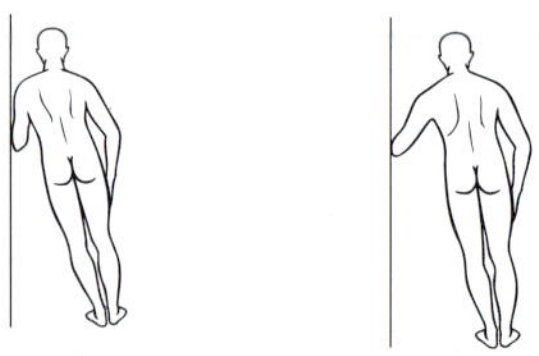					

Übungen	Datum / Anzahl der Wiederholungen				
6 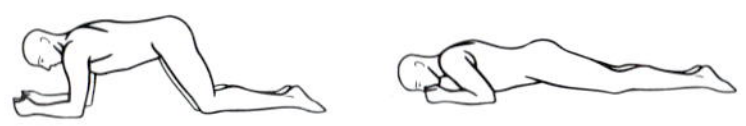					
7 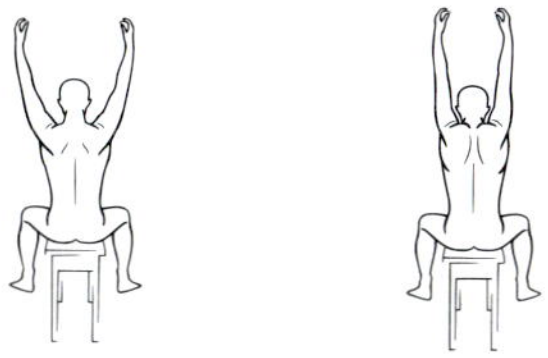					
8 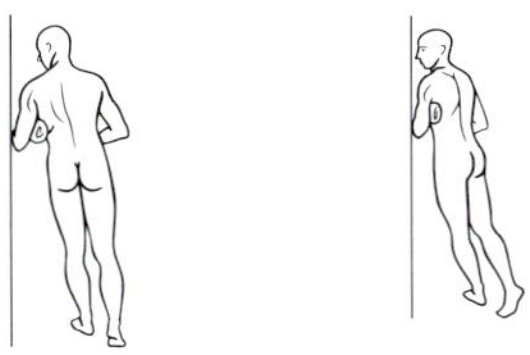					
9 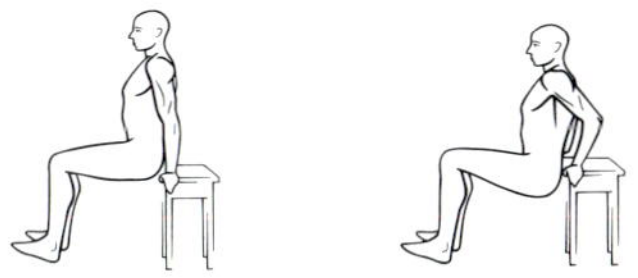					
10 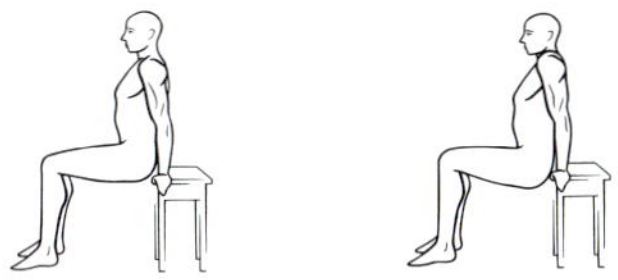					

1a+b Test 1

Testziel: Kraftfähigkeit der Armstrecker und der vorderen Schultermuskulatur

Wiederholungen (Norm): 15

Ausführung: Wählen Sie einen stabilen hüfthohen Gegenstand. Stützen Sie sich schulterbreit ab. Rumpf- und Armachse bilden in der Ausgangsstellung einen rechten Winkel. Beugen Sie die Ellenbogen so weit, bis das Brustbein die Tischkante fast berührt. Beugen Sie sich dabei nicht in der Hüfte.

2a+b Test 2

Testziel: Kraftfähigkeit der Armbeuger und der hinteren Schultermuskulatur

Wiederholungen (Norm): 35

Ausführung: Umfassen Sie einen von dem über Ihnen stehenden Partner gehaltenen Holzstab im Untergriff. Ziehen Sie sich daran gleichzeitig möglichst hoch nach oben, den Stab dagegen zu sich nach unten. So vermeiden Sie eine unerwünschte Beteiligung der Bauchmuskulatur.

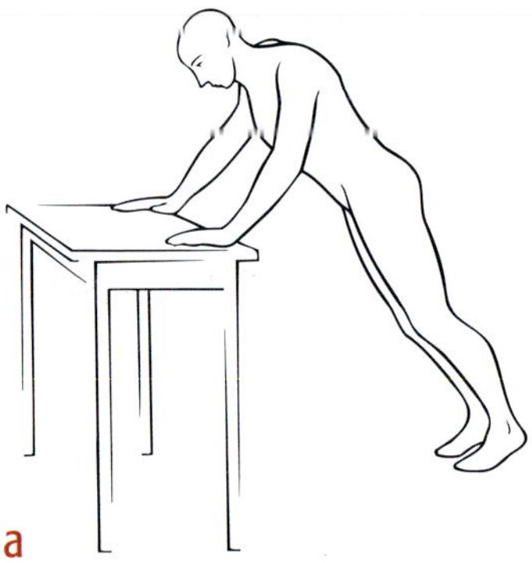

1a

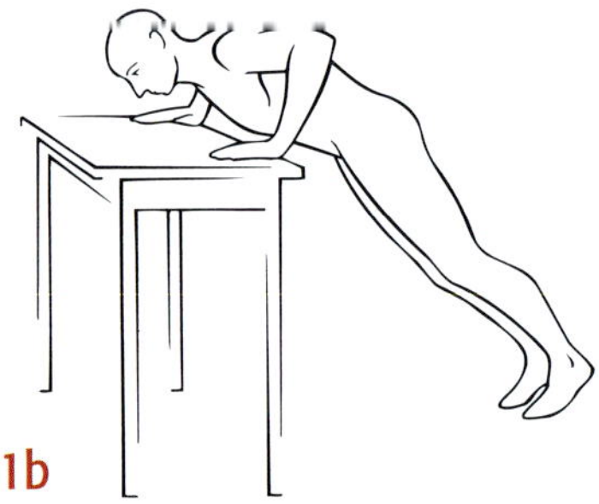

1b

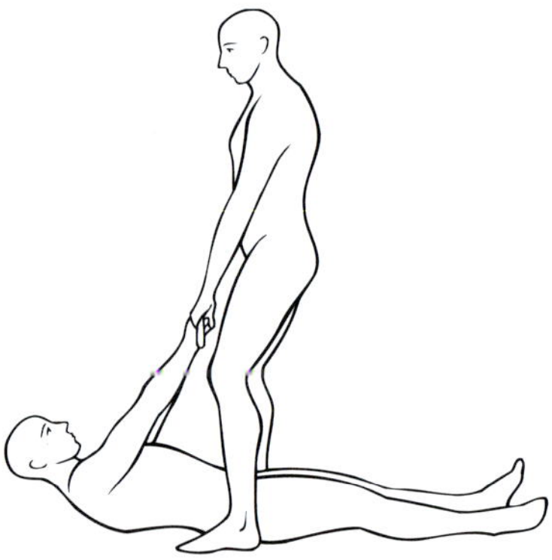

2a

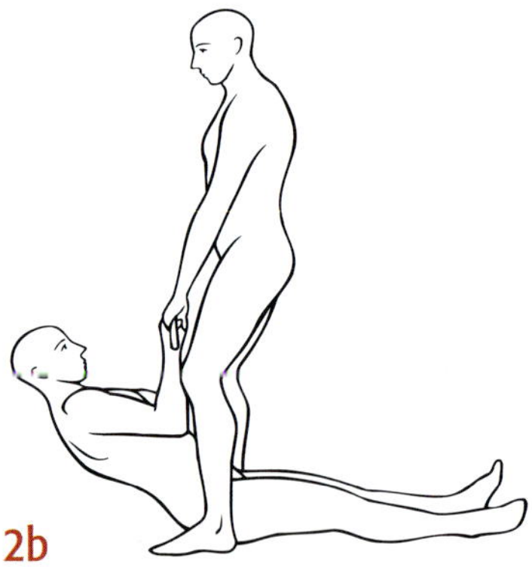

2b

3a+b Test 3

Testziel: Statische Kraftfähigkeit der hinteren Schultergürtelmuskulatur
Wiederholungen (Norm): 20
Ausführung: Stellen Sie sich mit einem Abstand von 2,5 Fußlängen mit dem Rücken zur Wand auf die Fersen. Drücken Sie sich mit leicht abgespreizten Ellenbogen von der Wand weg. Achten Sie auf eine Stabilisierung Ihres Rumpfes durch Anspannung der Gesäß-, Rücken- und Bauchmuskulatur.

4a+b Test 4

Testziel: Bewegungskoordination zwischen Schultergürtel und Brustkorb
Wiederholungen (Norm): 20
Ausführung: Gehen Sie mit vorne am Boden aufgestützten Händen auf die Knie, die Oberschenkel sind dabei vorgeneigt. Beugen Sie die gestreckten Ellenbogen, und bewegen Sie Ihren Brustkorb bei gerader Wirbelsäulenhaltung horizontal nach oben und unten. Vermeiden Sie dabei ein Hohlkreuz!

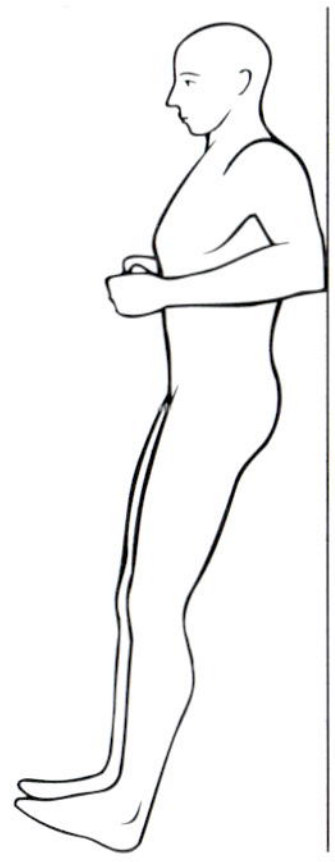

3a

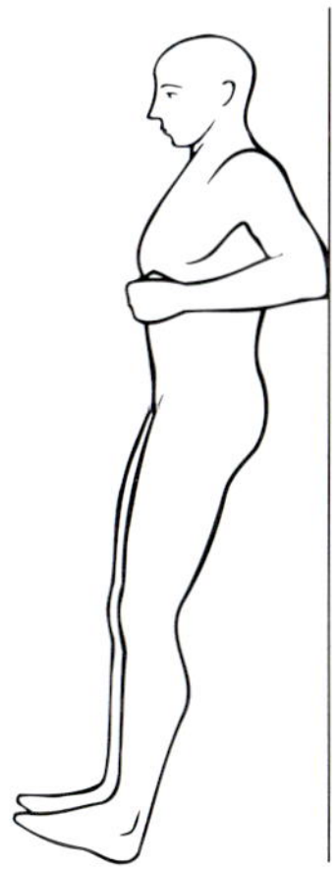

3b

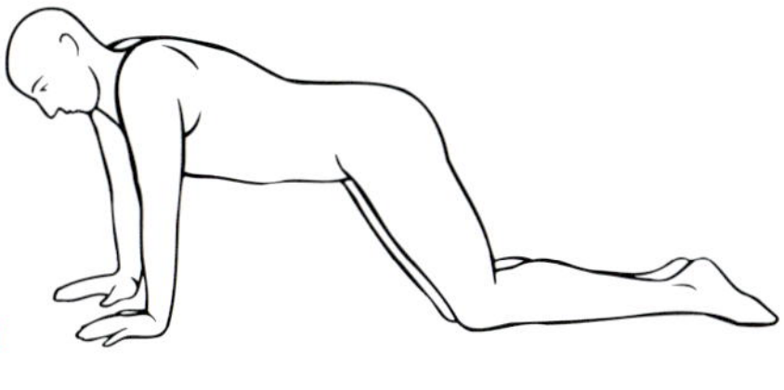

4a

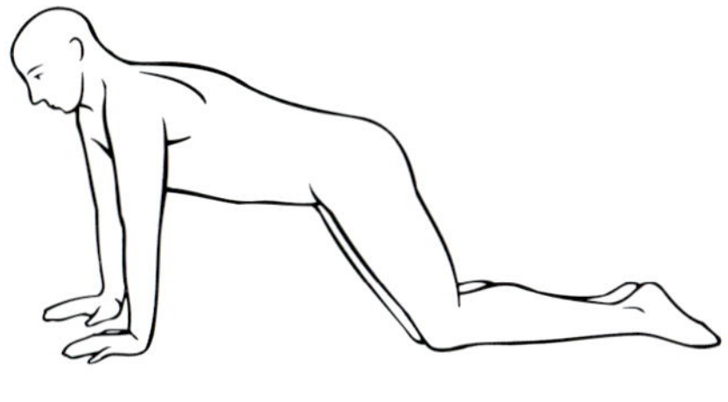

4b

5a+b Test 5

Testziel: Kraftfähigkeit der seitlichen Schultermuskulatur

Wiederholungen (Norm): 8

Ausführung: Stellen Sie sich mit einem Abstand von 2 Fußlängen seitlich zu einer Wand. Drücken Sie sich mit dem Ellenbogen seitlich von der Wand weg. Achten Sie dabei auf eine Stabilisierung des Rumpfes durch die Anspannung der Gesäß-, Rücken- und Bauchmuskulatur. Unterstützen Sie diese Anspannung durch Anpressen der Hand an den Oberschenkel.

6 a+b Test 6

Testziel: Kraftfähigkeit der Armstrecker und vorderen Schultermuskulatur

Wiederholungen (Norm): 15

Ausführung: Gehen Sie mit aufgestützten Unterarmen auf die Knie, die Oberschenkel sind dabei vorgeneigt. Nähern Sie Ihre Schultern so weit wie möglich den Handgelenken, ohne mit dem Bauch oder den Oberschenkeln den Boden zu berühren. Drücken Sie sich dann nach oben, wobei Oberkörper, Hüften und Beine möglichst in einer Linie bleiben.

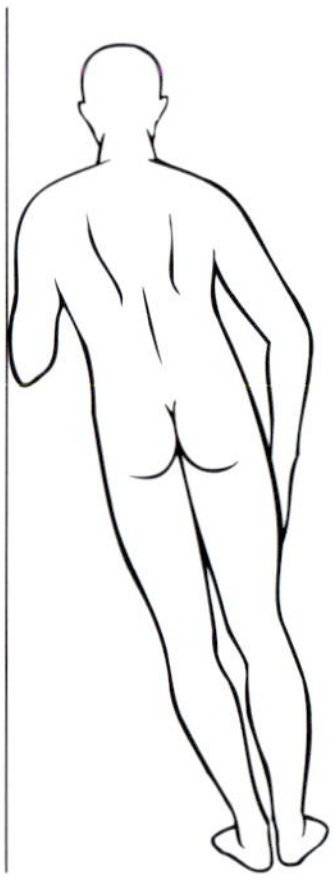
5a

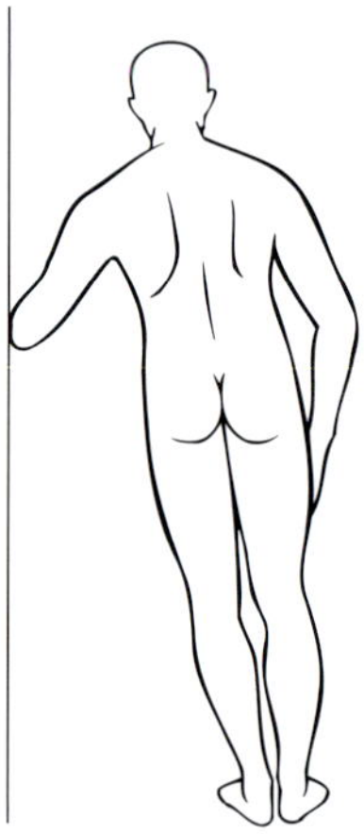
5b

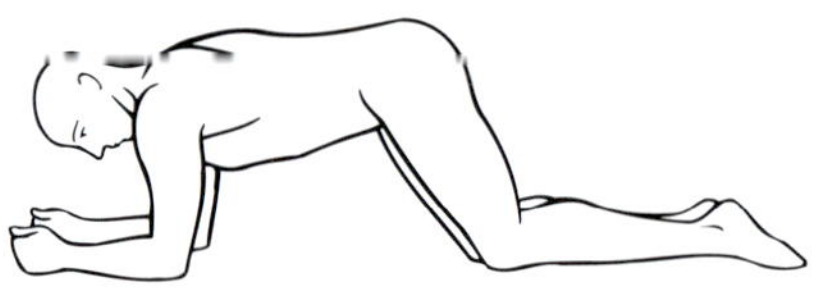
6a

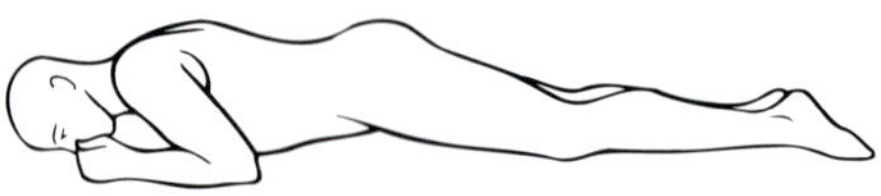
6b

7a+b Test 7

Testziel: Beweglichkeit und Muskelkoordination zwischen Schultergürtel und Brustkorb
Wiederholungen (Norm): 20
Ausführung: Setzen Sie sich aufrecht auf einen stabilen Hocker oder Stuhl. Heben und senken Sie Ihren Schultergürtel bei über den Kopf erhobenen und gestreckten Armen so weit wie möglich, wobei Sie die aufrechte Haltung immer beibehalten. Halten Sie auch den Kopf gerade. Atmen Sie dabei möglichst ruhig weiter, halten Sie nicht die Luft an.

8a+b Test 8

Testziel: Kraftfähigkeit der hinteren Schulterblattmuskulatur
Wiederholungen (Norm): 10
Ausführung: Stellen Sie sich im Abstand von 2 Fußlängen seitlich an eine Wand. Legen Sie die äußere Hand auf das Brustbein, und drehen Sie Brustkorb und Becken zur Wand hin. Drücken Sie mit dem Handrücken des wandnahen Armes kräftig gegen die Wand. Ein zusammengerolltes Handtuch zwischen diesem und dem Brustkorb wirkt unterstützend.

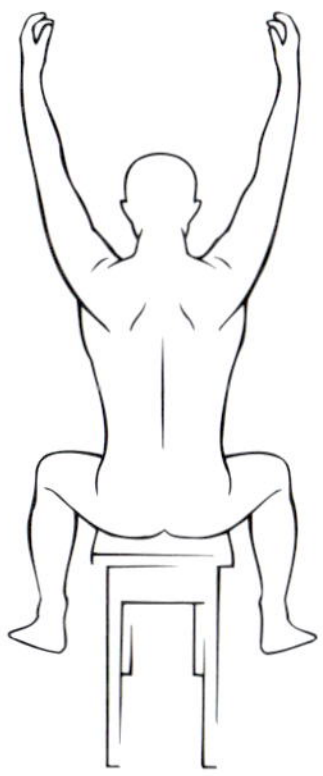

7a

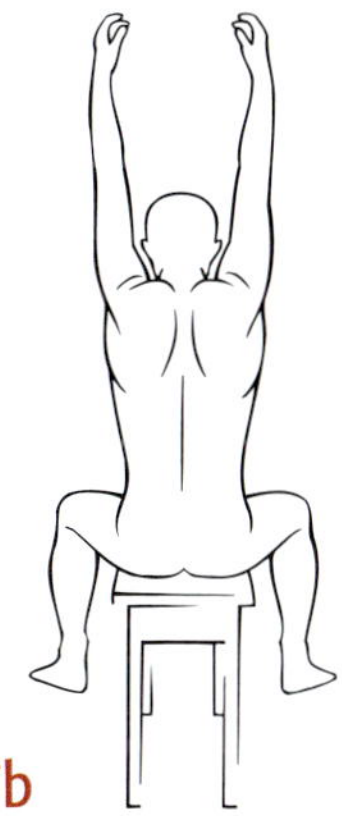

7b

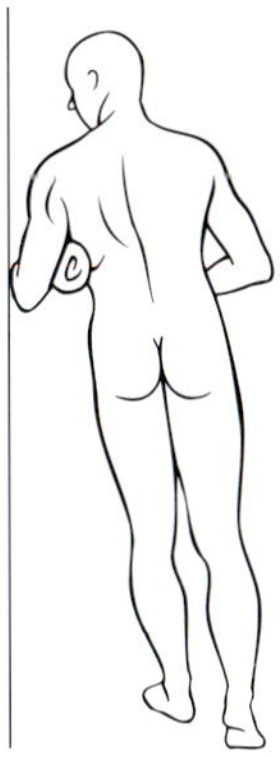

8a

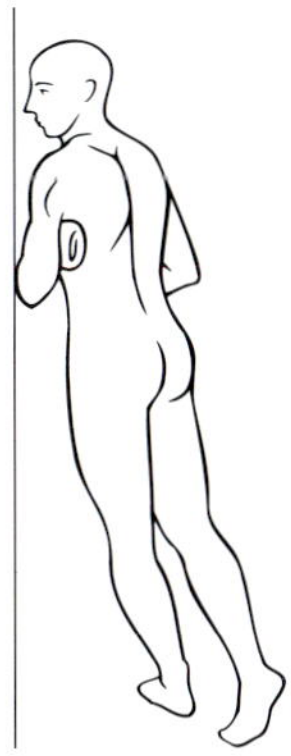

8b

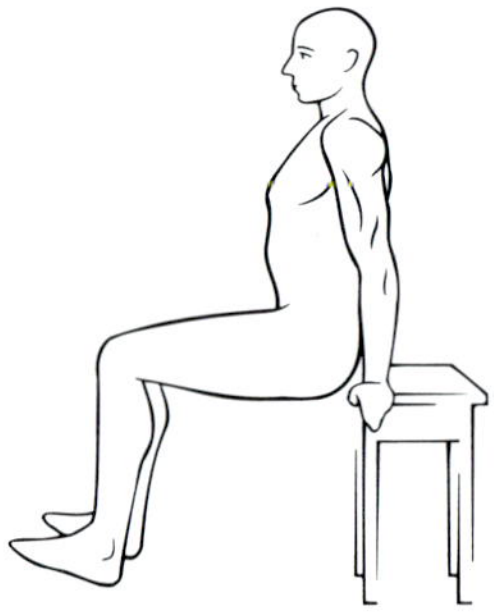

9a

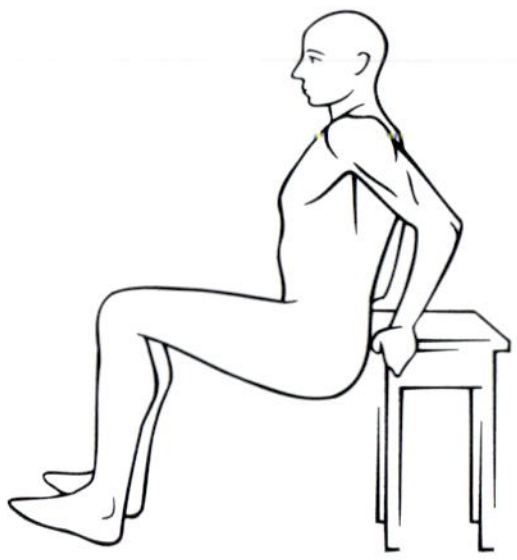

9b

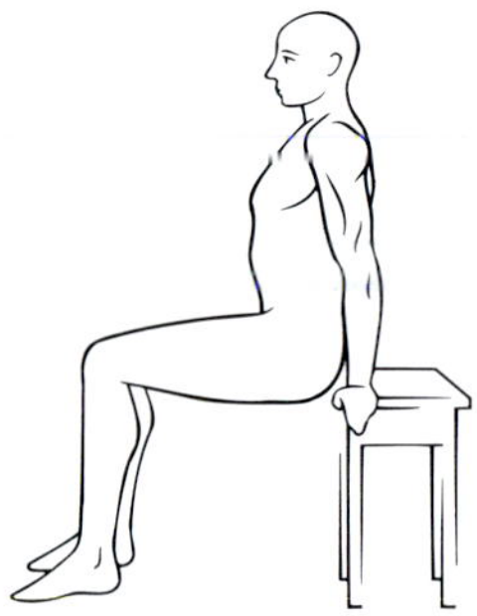

10a

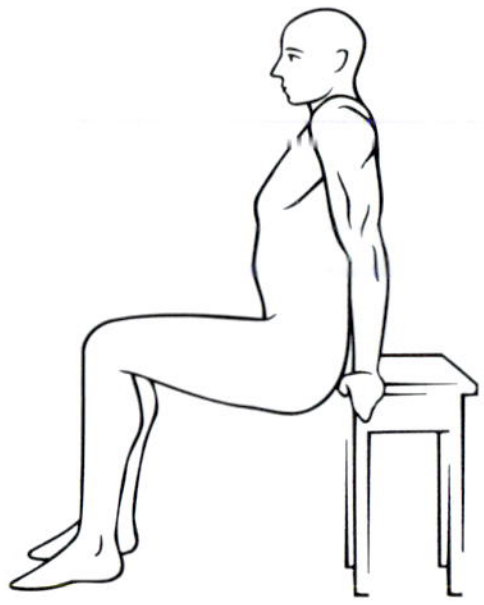

10b

9a+b Test 9

Testziel: Statische Kraftfähigkeit der Schultergürtelmuskulatur und dynamische Kraftfähigkeit der Armstrecker

Wiederholungen (Norm): 12

Ausführung: Stützen Sie sich an der Vorderkante eines stabilen Stuhles ab (am besten vor einer Wand aufgestellt, dann kann der Stuhl nicht nach hinten wegrutschen). Stellen Sie Ihre Beine rechtwinklig gebeugt auf die Fersen. Bewegen Sie Ihr Becken vor der Stuhlkante senkrecht bis zum Kreuzbein nach unten. Die Ellenbogen bleiben dabei gestreckt.

10a+b Test 10

Testziel: Kraftfähigkeit und Bewegungskoordination der Thorax-Schultergürtel-Muskulatur (Thorax = Brustkorb)

Wiederholungen (Norm): 25

Ausführung: Stützen Sie sich an der Vorderkante eines stabilen Stuhles ab (am besten vor einer Wand aufgestellt, dann kann der Stuhl nicht nach hinten wegrutschen). Stellen Sie Ihre Beine rechtwinklig gebeugt auf. Heben und senken Sie den Rumpf senkrecht nach oben und unten, ohne dabei die Ellenbogen abzuwinkeln.

Trainingsprogramm für die Arme

1a+b Übung 1

Trainingsziel: Kräftigung der vorderen Arm- und Schultermuskulatur, Stabilisation des Schultergürtels

Ausführung: Bewegen Sie die gestreckten Arme nach vorne, bis diese einen Winkel von ca. 45° zur Vertikalen bilden.

Übungshinweise: Eine Rückbewegung des Oberkörpers und ein Vorschieben der Schultern vermeiden.

Wiederholungen/Serien: 15–20/2–3

Bewegung: langsam, Endstellung halten

Bandstärke: ♂ blau ♀ grün

2a+b Übung 2

Trainingsziel: Kräftigung der hinteren Arm- und Schultermuskulatur, Stabilisation des Schultergürtels

Ausführung: Bewegen Sie die gestreckten Arme nach hinten, bis die Hände das Gesäß erreichen.

Übungshinweise: Eine Vorbewegung des Oberkörpers vermeiden. Die Übung kann auch sitzend oder stehend ausgeführt werden.

Wiederholungen/Serien: 12–15/2

Bewegung: langsam

Bandstärke: ♂ blau ♀ grün

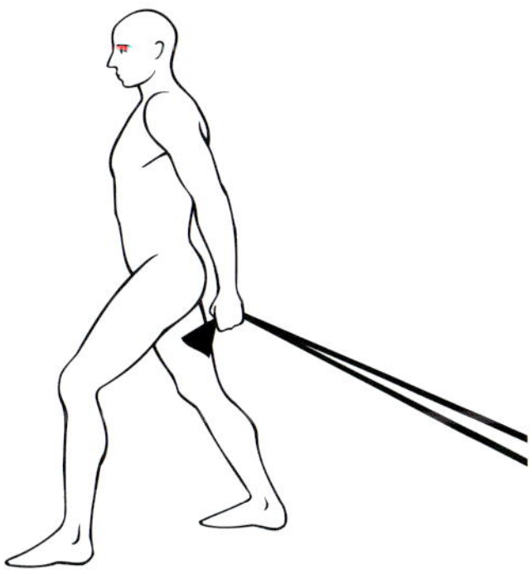

1a

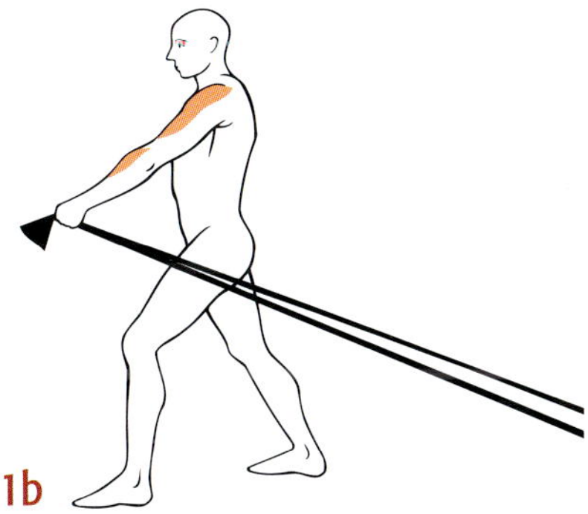

1b

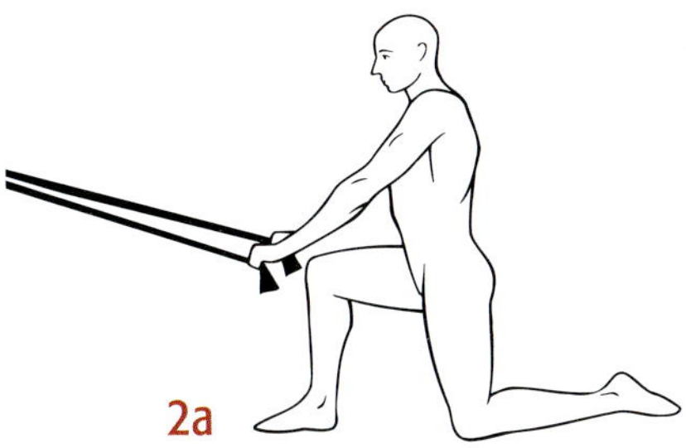

2a

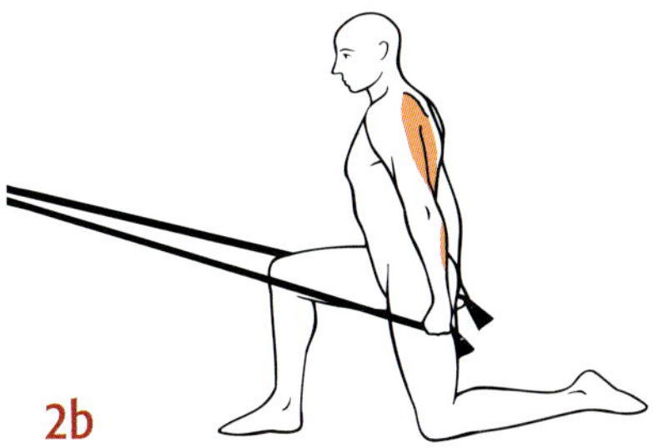

2b

3a+b Übung 3

Trainingsziel: Kräftigung der hinteren Schultermuskulatur

Ausführung: Nehmen Sie eine Schrittstellung ein. Ziehen Sie in aufrechter Haltung, die Ellenbogen beugend, nach hinten, bis Ihre Hände die Taille erreichen.

Übungshinweise: Eine Vorbewegung der Schultern muss vermieden werden. Die Übung kann auch sitzend ausgeführt werden.

Wiederholungen/Serien: 12–15/2

Bewegung: langsam, Endstellung halten

Bandstärke: ♂ schwarz ♀ blau

4a+b Übung 4

Trainingsziel: Kräftigung der hinteren Schulter- und Schultergürtelmuskulatur

Ausführung: Nehmen Sie eine Schrittstellung ein. Ziehen Sie, einen Ellenbogen beugend, auf Schulterhöhe nach hinten.

Übungshinweise: Eine Vorbewegung der Schultern und eine Mitrotation des Oberkörpers vermeiden. Auch sitzend und beidarmig möglich.

Wiederholungen/Serien: 12–15/2

Bewegung: langsam, Endstellung halten

Bandstärke: ♂ blau ♀ grün

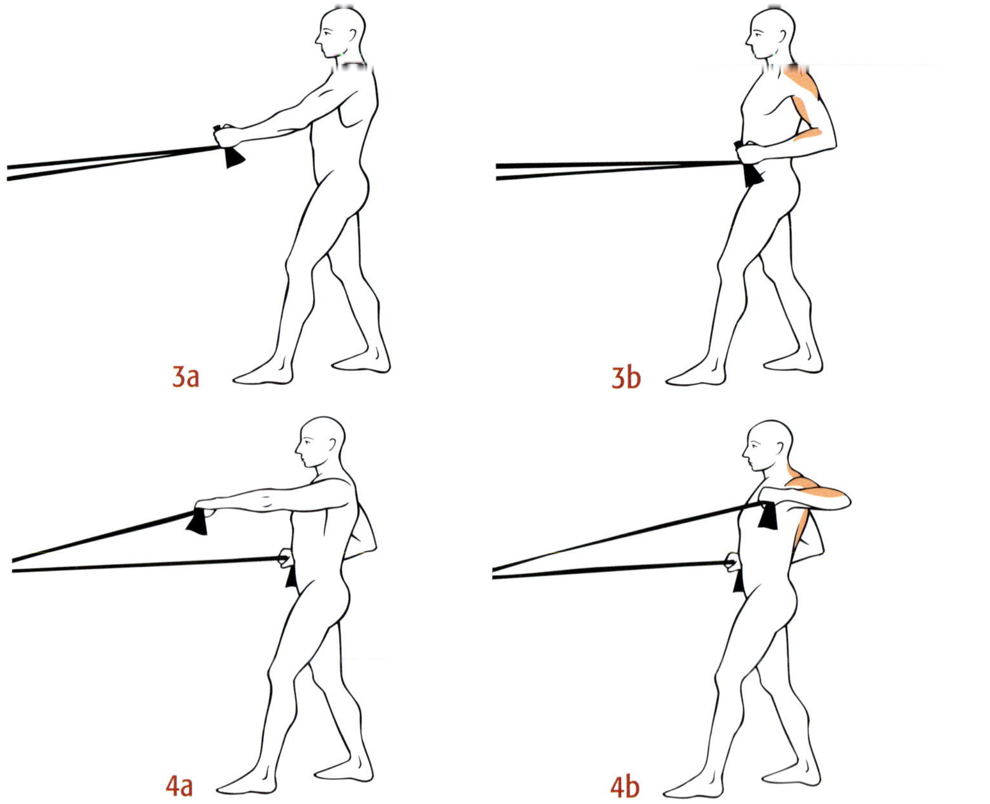

5a+b Übung 5

Trainingsziel: Kräftigung der Armstrecker und hinteren Schulter- und Schultergürtelmuskulatur

Ausführung: Bewegen Sie die gestreckten Arme seitlich bis auf Schulterhöhe nach hinten und oben.

Übungshinweise: Die Übung kann auch sitzend ausgeführt werden. Halten Sie den Rücken gerade, kein Hohlkreuz!

Wiederholungen/Serien: 10–12/2

Bewegung: langsam

Bandstärke: ♂ blau ♀ grün

6a+b Übung 6

Trainingsziel: Kräftigung der Brust- und vorderen Schultermuskulatur

Ausführung: Bewegen Sie die gestreckten Arme horizontal bis etwa 45° nach vorne.

Übungshinweise: Strecken Sie Ihren Rücken durch, ohne den Oberkörper mitzubewegen; die Ellenbogen nicht durchstrecken.

Wiederholungen/Serien: 10–15/2–3

Bewegung: zügig nach vorne, Endstellung 2 Sekunden halten und sehr langsam zurück, bis Dehnspannung spürbar wird

Bandstärke: ♂ blau ♀ grün

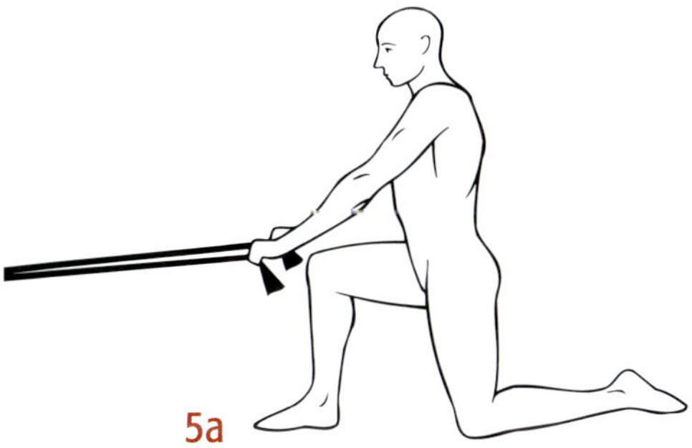

5a

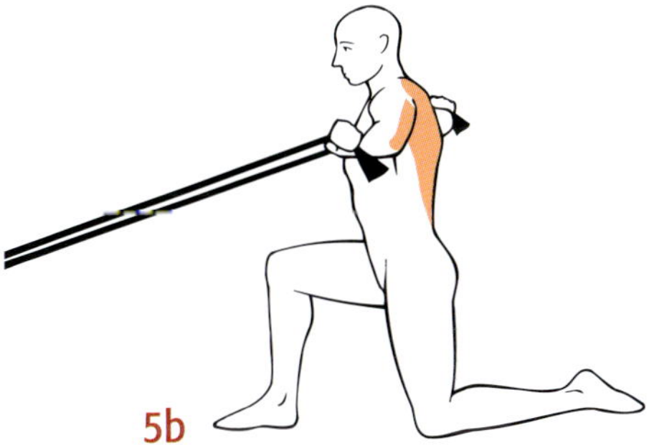

5b

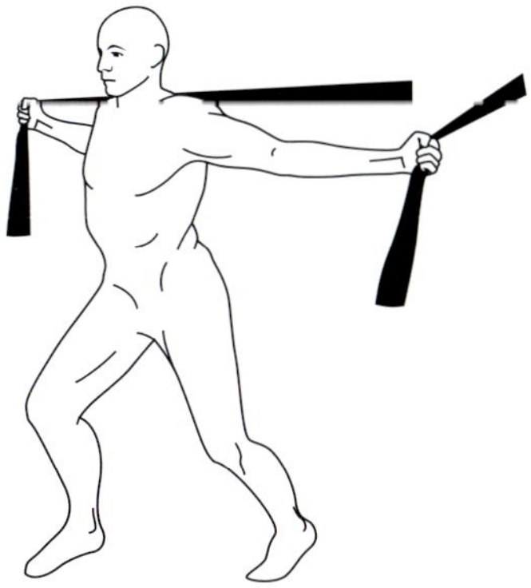

6a

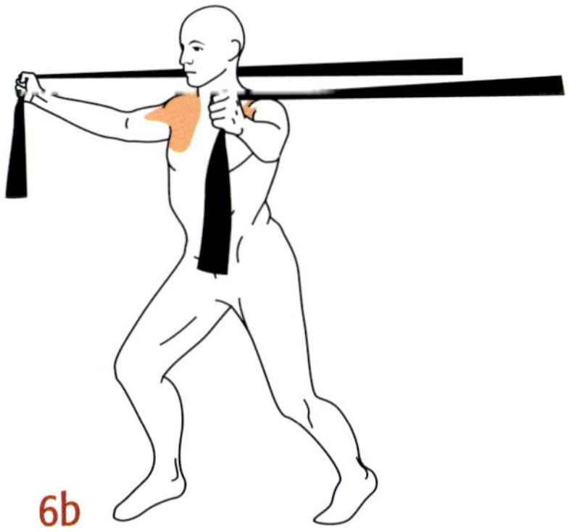

6b

7a+b Übung 7

Trainingsziel: Kräftigung der seitlichen Schultermuskulatur

Ausführung: Bewegen Sie den im Ellenbogen rechtwinklig gebeugten Arm seitlich mit horizontal ausgerichtetem Unterarm über die Schulterhöhe hinaus hoch.

Übungshinweise: Ein frühzeitiges Anheben der Schulter muss vermieden werden.

Wiederholungen/Serien: 10–12/1–2

Bewegung: langsam

Bandstärke: ♂ blau ♀ grün

8a+b Übung 8

Trainingsziel: Kräftigung der hinteren Schulter- und Schulterblattmuskulatur

Ausführung: Bewegen Sie den im Ellenbogen rechtwinklig gebeugten Arm diagonal über die Schulterhöhe nach hinten hoch.

Übungshinweise: Vermeiden Sie es, den Oberkörper zu weit mitzudrehen. Konzentrieren Sie sich auf die Bewegung des Armes.

Wiederholungen/Serien: 12–15/2

Bewegung: langsam, Endstellung halten

Bandstärke: ♂ blau ♀ grün

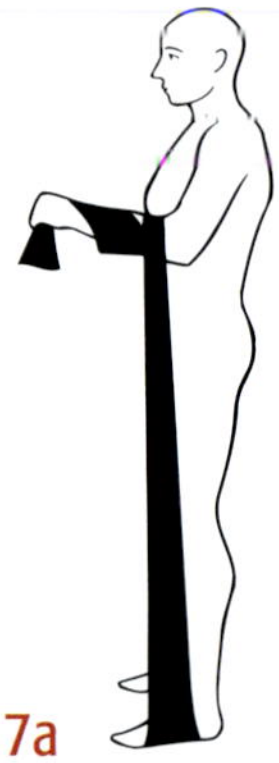

7a

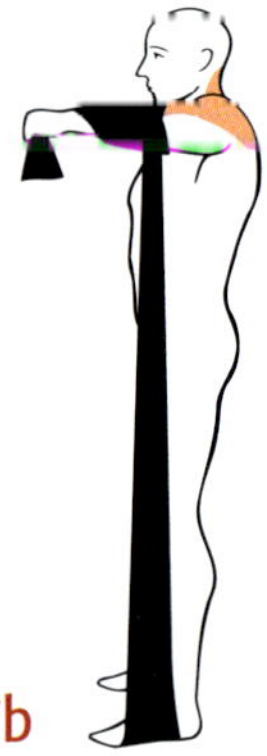

7b

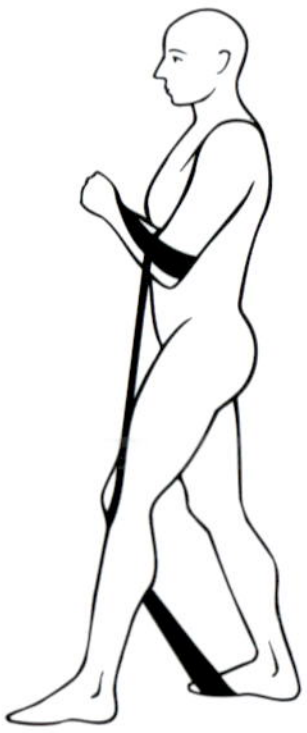

8a

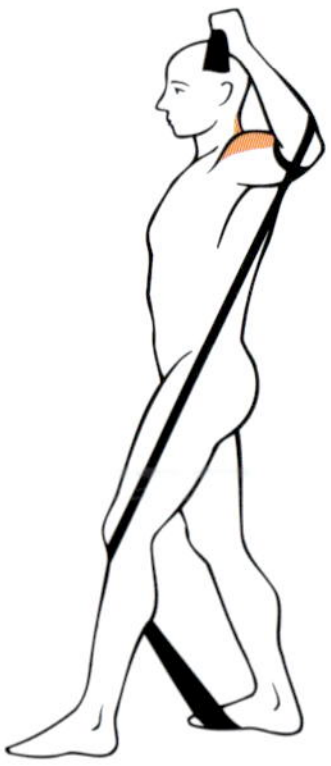

8b

9a+b Übung 9

Trainingsziel: Bewegungskoordination zwischen Schulterblatt und Brustkorb

Ausführung: Bewegen Sie den horizontal ausgestreckten Arm in Verlängerung des Thera-Bandes weit zur Seite und zurück.

Übungshinweise: Eine seitliche Mitbewegung des Oberkörpers vermeiden. Die Übung kann auch sitzend ausgeführt werden.

Wiederholungen/Serien: 15–20/1

Bewegung: langsam

Bandstärke: ♂ schwarz ♀ blau

10a+b Übung 10

Trainingsziel: Bewegungskoordination zwischen Schulterblatt und Brustkorb

Ausführung: Bewegen Sie den gestreckten Arm in direkter Verlängerung des Thera-Bandes® nach vorne und oben sowie zurück.

Übungshinweise: Vermeiden Sie es, den Oberkörper mitzudrehen.

Wiederholungen/Serien: 12–15/2

Bewegung: langsam, in späteren Zyklen zur Variation schnell

Bandstärke: ♂ schwarz ♀ blau

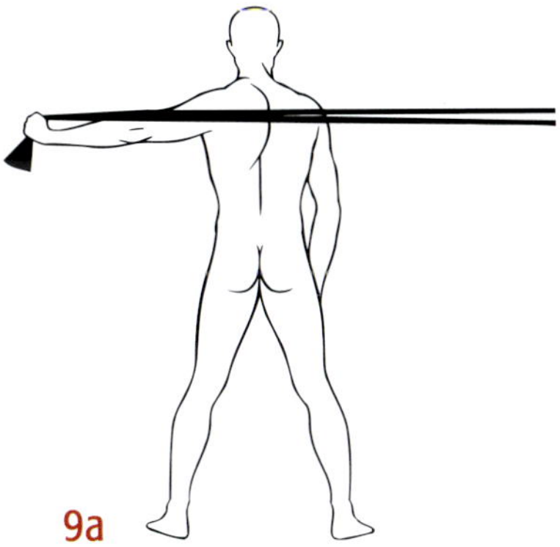

9a

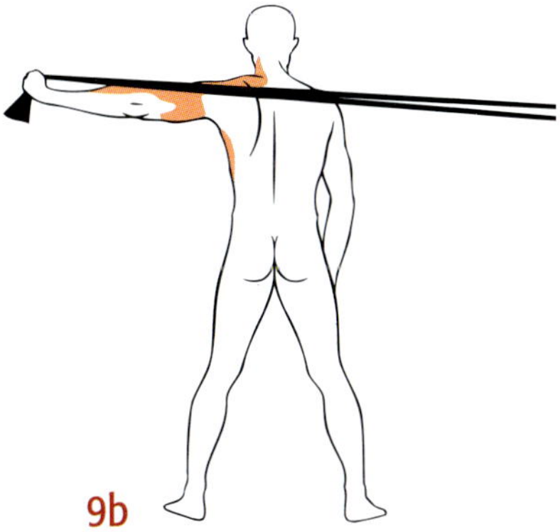

9b

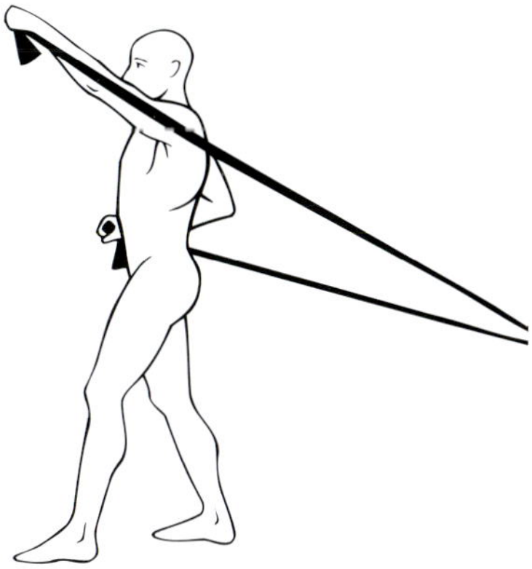

10a

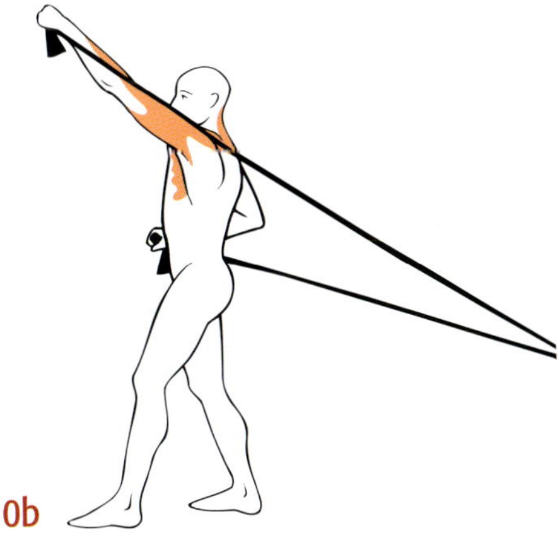

10b

11a+b Übung 11

Trainingsziel: Kräftigung der Schultergürtel- und armsenkenden Muskeln

Ausführung: Die Ellenbogen in Verlängerung des Bandes nach hinten/unten zusammen ziehen.

Übungshinweise: Strecken Sie Ihren Rücken durch und ziehen Sie das Kinn zurück (Blick nach vorne).

Wiederholungen/Serien: 10–12/2–3

Bewegung: sehr langsam, Endstellung 2 Sekunden halten.

Bandstärke: ♂ schwarz ♀ blau

12a+b Übung 12

Trainingsziel: Kräftigung der oberen Schultergürtelmuskulatur

Ausführung: Ziehen Sie die Schultern bei gestreckten Armen maximal hoch, dann langsam und kontrolliert zurück.

Übungshinweise: Die Halswirbelsäule bleibt gestreckt, der Blick ist nach vorne gerichtet. Der Übung sollte zur Lockerung eine Dehnübung folgen.

Wiederholungen/Serien: 15–20/2

Bewegung: langsam

Bandstärke: ♂ schwarz ♀ blau

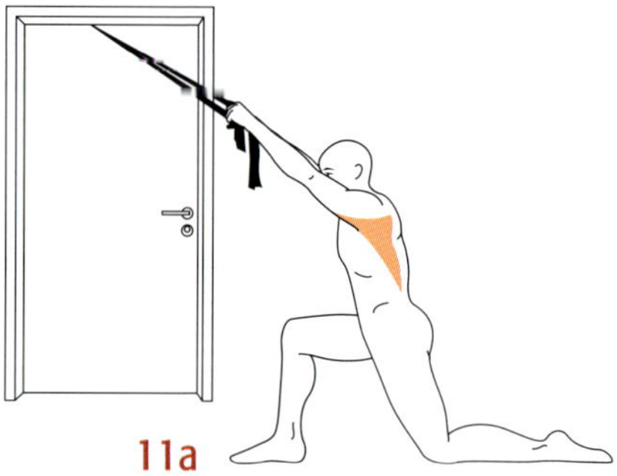

11a

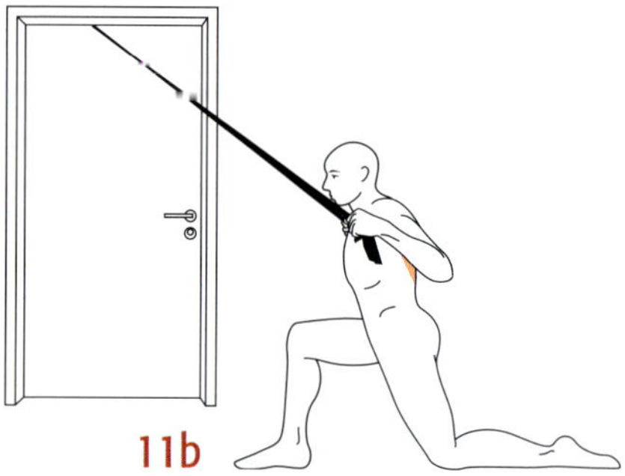

11b

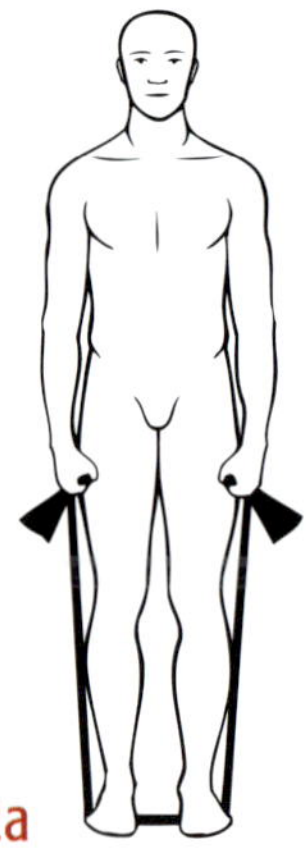

12a

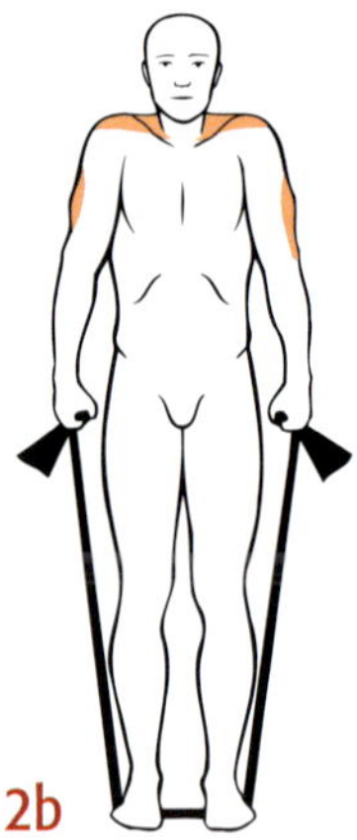

12b

13a+b Übung 13

Trainingsziel: Kräftigung der schultergürtelhebenden Muskulatur

Ausführung: Heben Sie im Sitzen die Schulterblätter bei parallel nach oben gestreckten Armen an.

Übungshinweise: Ziehen Sie die Schulterblätter möglichst aktiv nach hinten und unten zurück. Die Ellenbogen bleiben gestreckt. Vermeiden Sie ein Hohlkreuz.

Wiederholungen/Serien: 10–12/2

Bewegung: langsam

Bandstärke: ♂ blau ♀ grün

14a+b Übung 14

Trainingsziel: Kräftigung der Brust- und Schultermuskulatur

Ausführung: Nehmen Sie eine Schrittstellung ein. Den nach oben gestreckten Arm von hinten gerade nach vorne führen.

Übungshinweise: Den Rücken durchstrecken, den Oberkörper nicht mitbewegen; die Ellenbogen stabil halten.

Wiederholungen/Serien: 10–15/2–3

Bewegung: zügig nach vorne, Endstellung 2 Sekunden halten, dann langsam nach hinten.

Bandstärke: ♂ schwarz ♀ blau

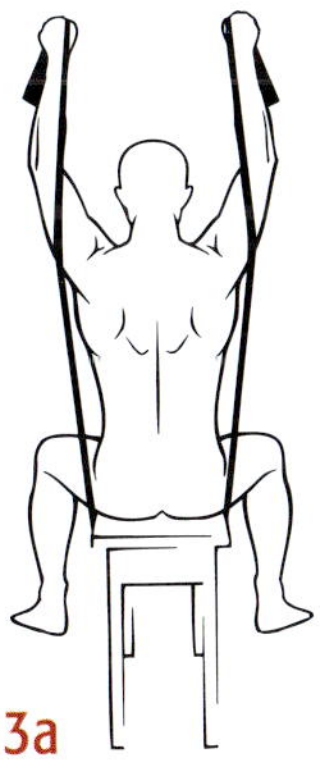

13a

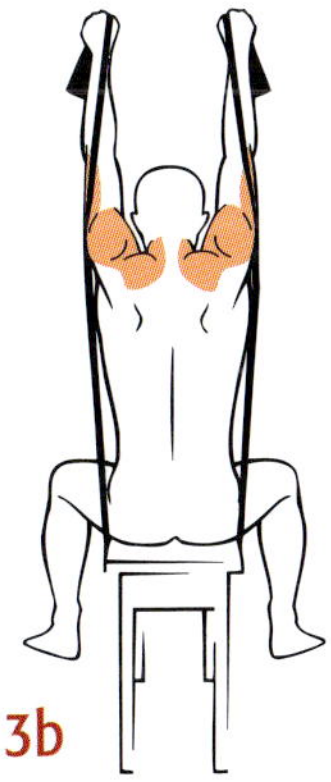

13b

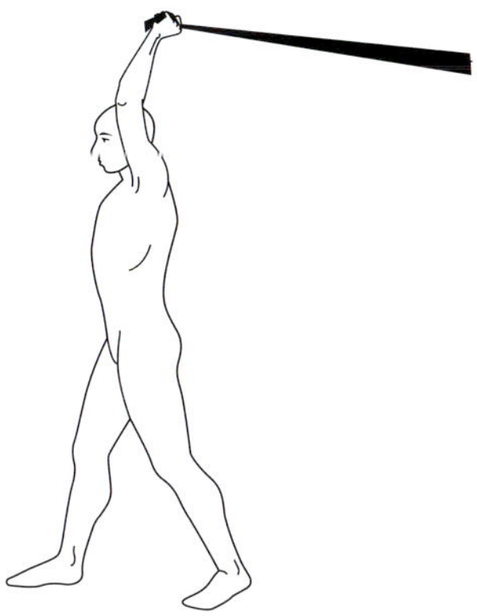

14a

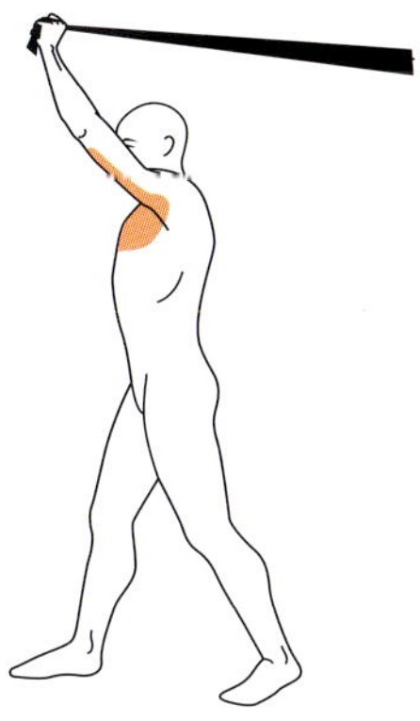

14b

15a+b Übung 15

Trainingsziel: Kräftigung der gelenkstabilisierenden Schultermuskeln (Abduktion)

Ausführung: Ziehen Sie das Band über dem Kopf so weit auseinander, bis dieses den Scheitel fast berührt.

Übungshinweise: Strecken Sie Ihren oberen Rücken und ziehen Sie das Kinn zurück.

Wiederholungen/Serien: 12–15/2–3

Bewegung: Langsam nach außen und kontrolliert langsam zurück, dabei muss die Spannung des Bandes auch in der Ausgangsstellung erhalten bleiben.

Bandstärke: ♂ blau ♀ grün

16a+b Übung 16

Trainingsziel: Kräftigung der gelenkstabilisierenden Schultermuskeln (Adduktion)

Ausführung: Ziehen Sie den wenig gebeugten Arm seitlich zum Kopf.

Übungshinweise: Strecken Sie Ihren Rücken, und vermeiden Sie ein seitliches Ausweichen von Oberkörper und Kopf.

Wiederholungen/Serien: 12–15/2–3

Bewegung: Langsam nach innen und kontrolliert langsam nach außen ziehen ohne Bewegungspausen; die Hand steht immer über Kopfhöhe.

Bandstärke: ♂ blau ♀ grün

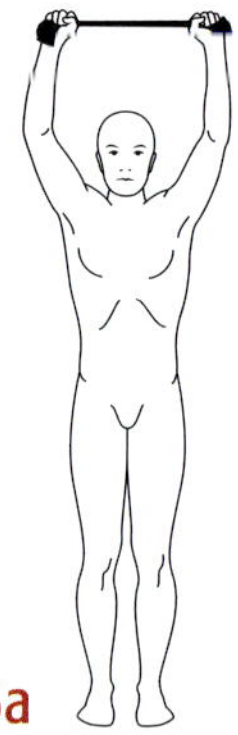

15a

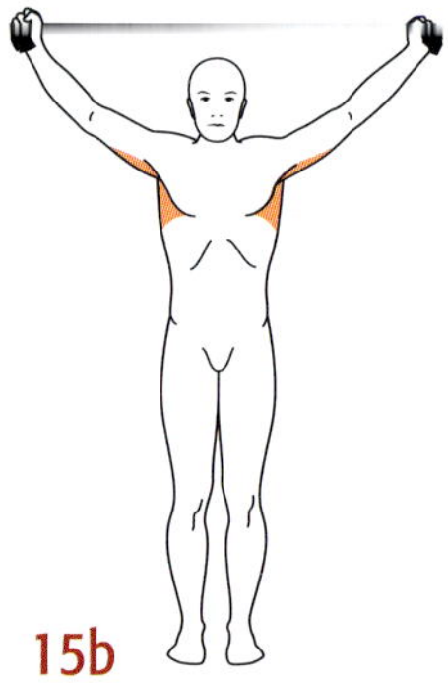

15b

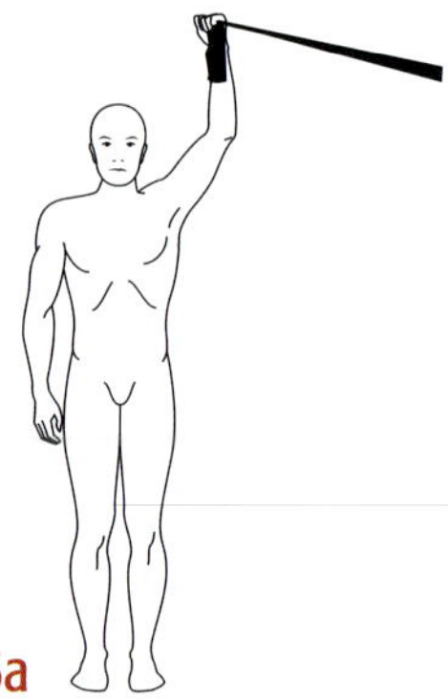

16a

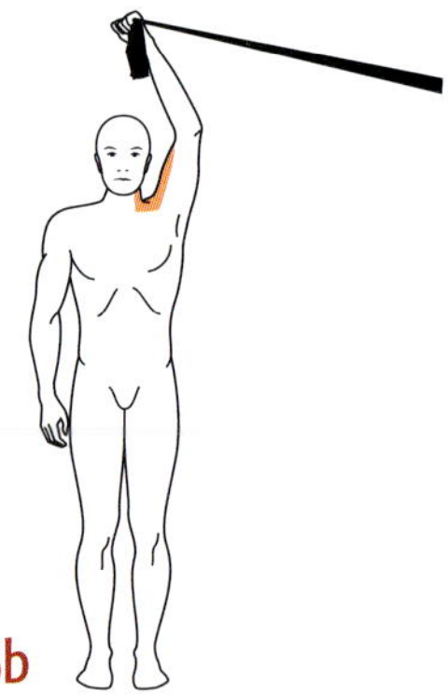

16b

17a+b Übung 17

Trainingsziel: Kräftigung der vorderen und hinteren Schultergürtelmuskulatur
Ausführung: Bewegen Sie die gestreckten Arme vor dem Körper nach oben.
Übungshinweise: Vermeiden Sie es, den Oberkörper beim Strecken der Arme zurückzuneigen. Die Übung kann auch sitzend oder stehend im Einbeinstand ausgeführt werden. Dieser erhöht die stabilisierende Wirkung auf den Rumpf.
Wiederholungen/Serien: 12–15/2
Bewegung: schnell
Bandstärke: ♂ blau ♀ grün

18a+b Übung 18

Trainingsziel: Kräftigung der seitlichen Schultermuskulatur
Ausführung: Bewegen Sie die gestreckten Arme vor dem Oberkörper seitlich nach oben bis über den Kopf.
Übungshinweise: Die Armstellung ist so zu wählen, dass die Daumen nach oben gerichtet sind. Die Übung kann auch sitzend oder stehend im Einbeinstand ausgeführt werden. Dieser erhöht die stabilisierende Wirkung auf den Rumpf.
Wiederholungen/Serien: 10–12/1–2
Bewegung: schnell
Bandstärke: ♂ blau ♀ grün

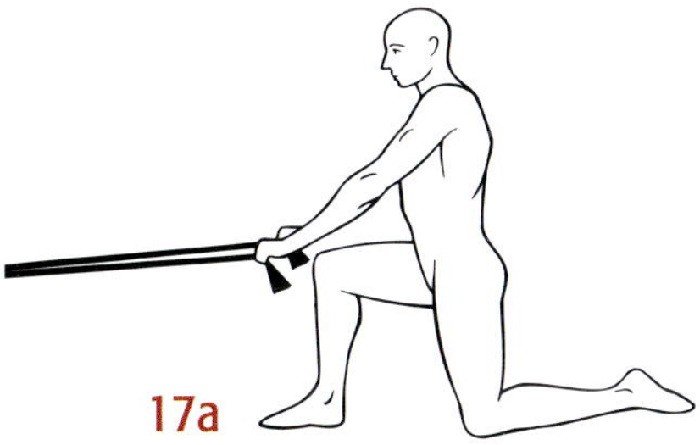
17a

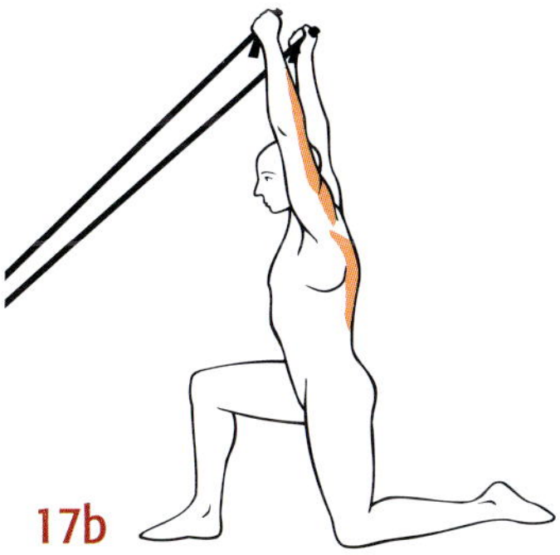
17b

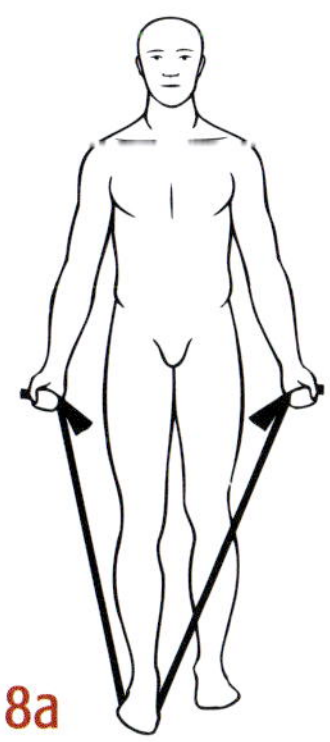
18a

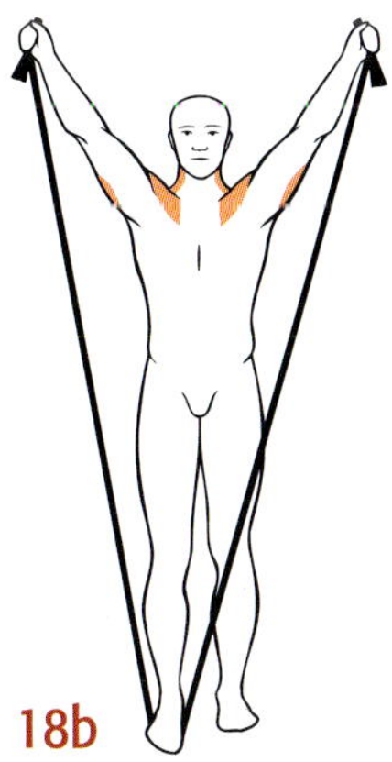
18b

19a+b Übung 19

Trainingsziel: Kräftigung der Innendreher der Schulter

Ausführung: Stützen Sie den Ellenbogen auf einem Tisch ab, und führen Sie den Unterarm aus der maximalen Außenrotation nach innen. Achten Sie darauf, dass die Schulter beim Ziehen nicht nach innen mitdreht.

Übungshinweise: In der Innenrotationsstellung muss zwischen Thera-Band® und Unterarm ein Winkel von mindestens 30° bestehen bleiben.

Wiederholungen/Serien: 15–20/2

Bewegung: langsam, Endstellung halten

Bandstärke: ♂ schwarz ♀ grün

20a+b Übung 20

Trainingsziel: Kräftigung der Außendreher der Schulter

Ausführung: Stützen Sie den Ellenbogen auf einem Tisch ab, und führen Sie den Unterarm in eine maximale Außenrotationsstellung. Achten Sie darauf, dass beim Ziehen nach außen die Schulter nicht nach vorne geschoben wird.

Übungshinweise: In der Innenrotationsstellung muss zwischen Thera-Band® und Unterarm ein Winkel von mindestens 30° bestehen bleiben.

Wiederholungen/Serien: 15–20/2

Bewegung: langsam, Endstellung halten

Bandstärke: ♂ blau ♀ grün

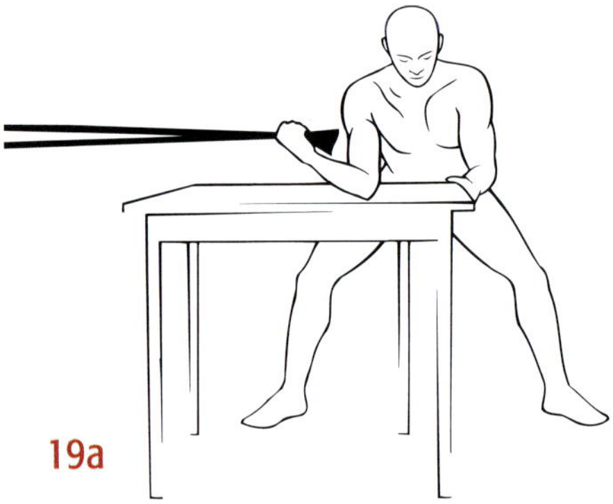

19a

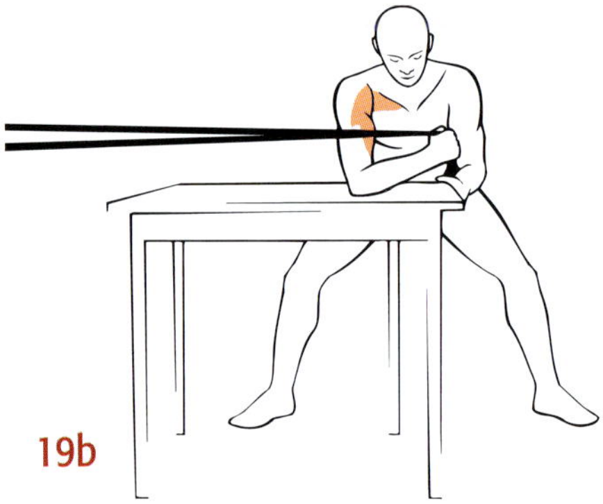

19b

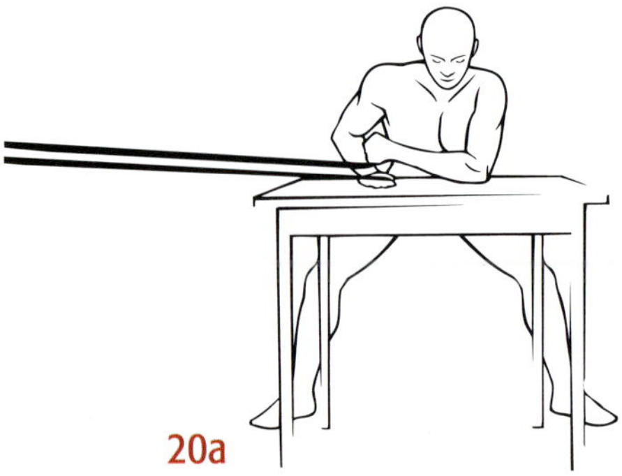

20a

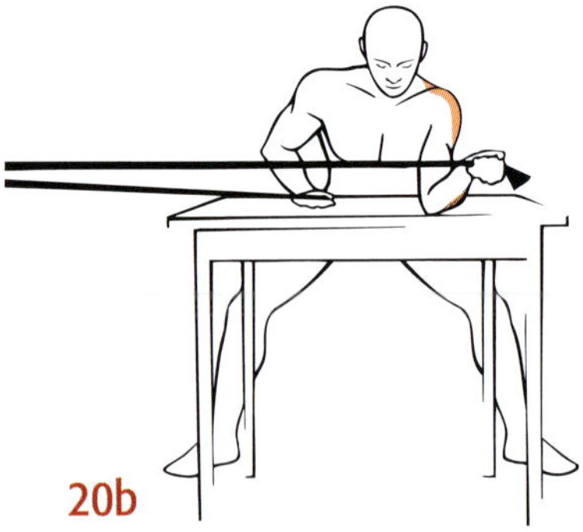

20b

21a+b Übung 21

Trainingsziel: Kräftigung der Außendreher der Schulter

Ausführung: Legen Sie Ihren Oberarm vor Ihrem Körper auf die Tischfläche. Führen Sie den Unterarm in eine maximale Außenrotationsstellung. Ausweichbewegungen der Schulter sind zu vermeiden.

Übungshinweise: In der Innenrotationsstellung muss zwischen Thera-Band® und Unterarm ein Winkel von mindestens 30° bestehen bleiben.

Wiederholungen/Serien: 15–20/2

Bewegung: langsam

Bandstärke: ♂ blau ♀ grün

22a+b Übung 22

Trainingsziel: Kräftigung der hinteren Schultergürtelmuskulatur und der Außendreher der Schulter

Ausführung: Ziehen Sie das Band mit rechtwinklig gebeugten Armen so weit wie möglich nach hinten/oben.

Übungshinweise: Strecken Sie den oberen Rücken und ziehen Sie das Kinn zurück; Ellenbogen seitlich neben den Schultern halten.

Wiederholungen/Serien: 12–15/2

Bewegung: zügig nach hinten, Endstellung kurz halten und langsam wieder zurück

Bandstärke: ♂ blau ♀ grün

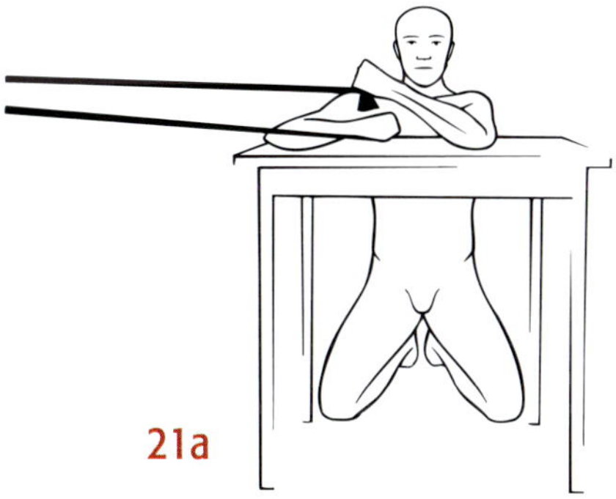

21a

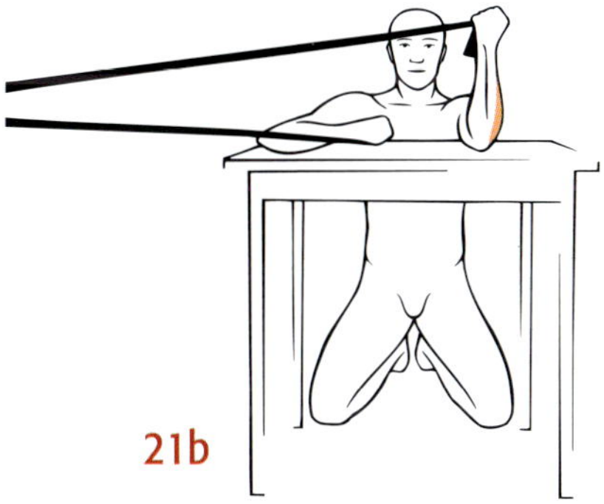

21b

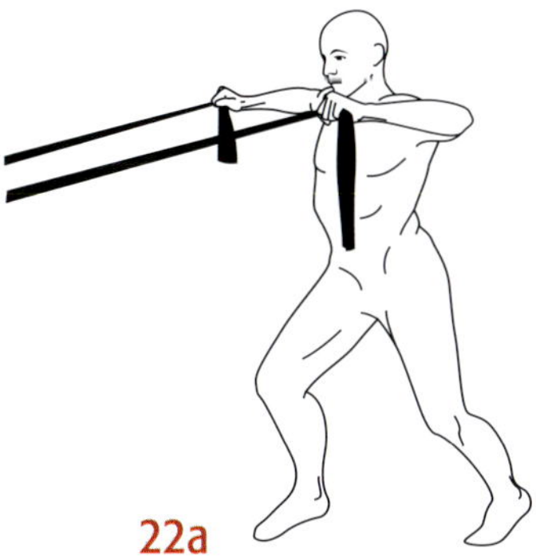

22a

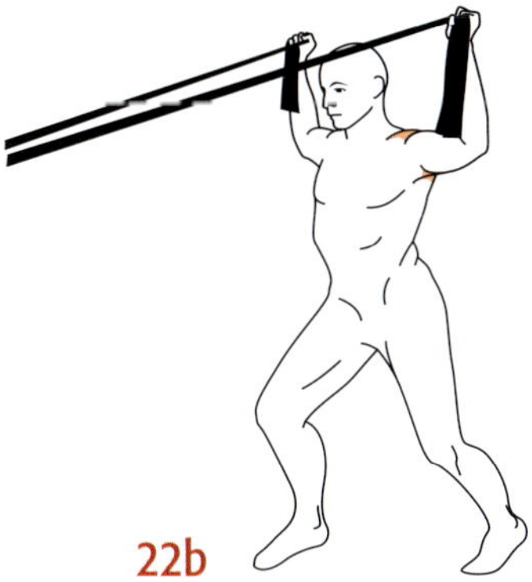

22b

23a+b Übung 23

Trainingsziel: Kräftigung der vorderen Schultergürtelmuskulatur und der Innendreher der Schulter
Ausführung: Das Band mit rechtwinklig gebeugten Armen 60° nach vorne/unten ziehen.
Übungshinweise: Strecken Sie den oberen Rücken und ziehen Sie das Kinn zurück; Ellenbogen seitlich neben den Schultern halten.
Wiederholungen/Serien: 12–15/2
Bewegung: zügig nach vorne, Endstellung kurz halten und langsam wieder zurück
Bandstärke: ♂ blau ♀ grün

24a+b Übung 24

Trainingsziel: Kräftigung der Armbeugemuskulatur
Ausführung: Beugen und strecken Sie Ihre beiden Ellenbogen parallel, ohne dass sich diese nach hinten bewegen.
Übungshinweise: Drücken Sie zur besseren Stabilisation der Schultern die Oberarme seitlich an den Brustkorb. Die Übung kann auch einarmig durchgeführt werden.
Wiederholungen/Serien: 12–15/2–3
Bewegung: langsam
Bandstärke: ♂ schwarz ♀ blau

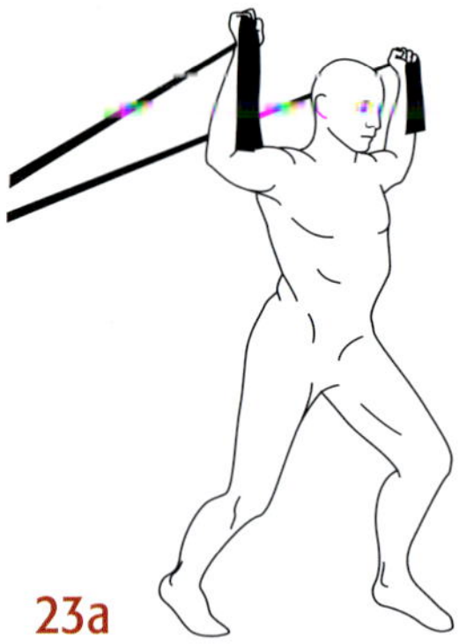
23a

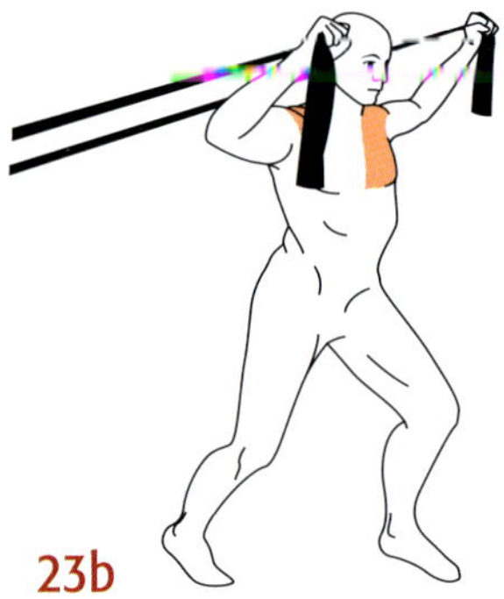
23b

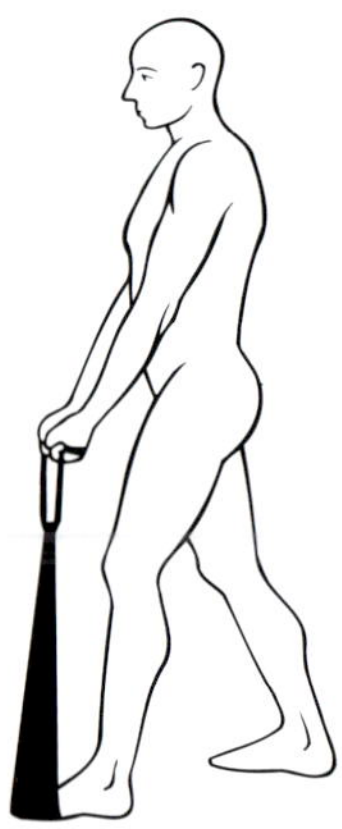
24a

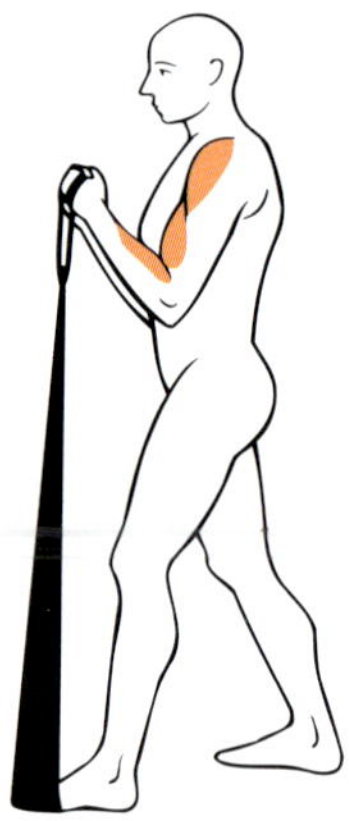
24b

25a+b Übung 25

Trainingsziel: Kräftigung der Armstreckmuskulatur

Ausführung: Strecken und beugen Sie jeweils einen Ellenbogen, ohne dass sich dieser nach außen oder nach vorne bewegt.

Übungshinweise: Halten Sie zur besseren Stabilisation der Schulter den Oberarm leicht an den Kopf gedrückt. Die Übung kann auch beidarmig ausgeführt werden.

Wiederholungen/Serien: 12–15/2–3

Bewegung: langsam, Endstellung halten

Bandstärke: ♂ blau ♀ grün

26a+b Übung 26

Trainingsziel: Kräftigung der Armstreckmuskulatur

Ausführung: Strecken Sie Ihre beiden Ellenbogen maximal, ohne dass sich diese nach hinten bewegen.

Übungshinweise: Drücken Sie zur besseren Stabilisation der Schulter die Oberarme seitlich an den Brustkorb. Die Übung kann auch stehend ausgeführt werden.

Wiederholungen/Serien: 12–15/2–3

Bewegung: langsam, Endstellung halten

Bandstärke: ♂ blau ♀ grün

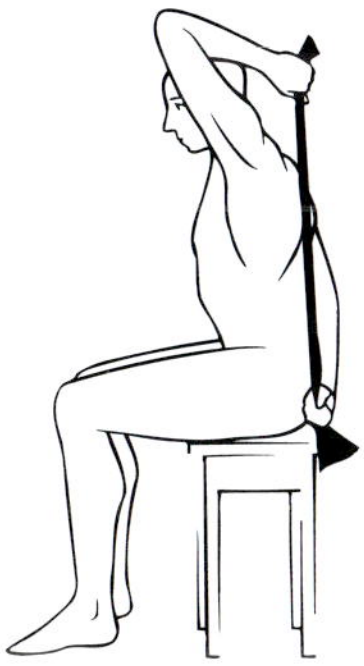

25a

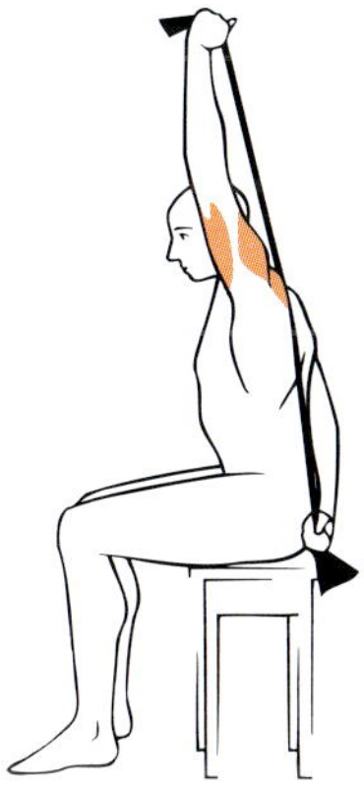

25b

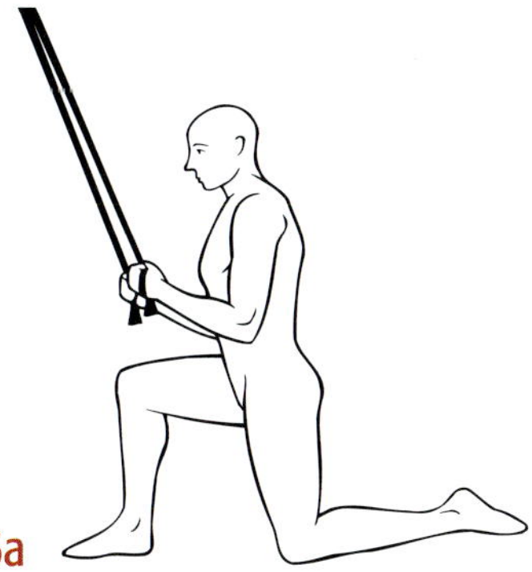

26a

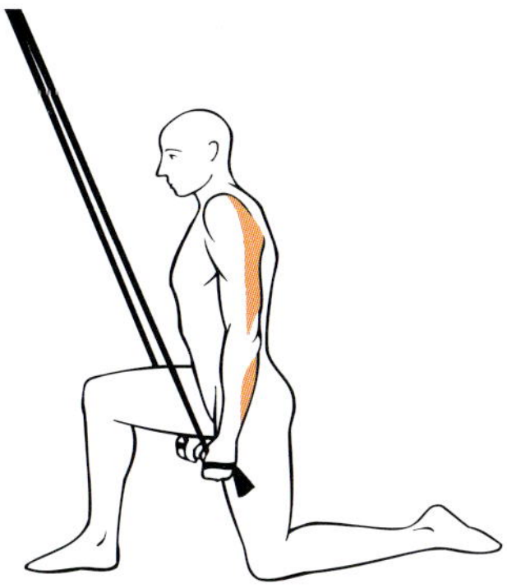

26b

27a+b Übung 27

Trainingsziel: Kräftigung der Handstreckmuskulatur

Ausführung: Legen Sie Ihren Unterarm auf den Oberschenkel und die Halteschlaufe über Ihren Handrücken. Diese halten Sie während der Übung in Ihrer Faust fest. Strecken Sie Ihre Faust im Handgelenk.

Übungshinweise: Beenden Sie die Übung mit einer Dehnung.

Wiederholungen/Serien: 20/1

Bewegung: langsam

Bandstärke: ♂ blau ♀ grün

28a+b Übung 28

Trainingsziel: Kräftigung der Handbeugemuskulatur

Ausführung: Legen Sie Ihre Unterarmrückseite auf den Oberschenkel, und halten Sie die Halteschlaufe des Thera-Bandes® in Ihrer Faust fest. Beugen Sie Ihre Faust im Handgelenk zum Körper hin.

Übungshinweise: Beenden Sie die Übung mit einer Dehnung.

Wiederholungen/Serien: 15–20/2

Bewegung: langsam

Bandstärke: ♂ blau ♀ grün

27a

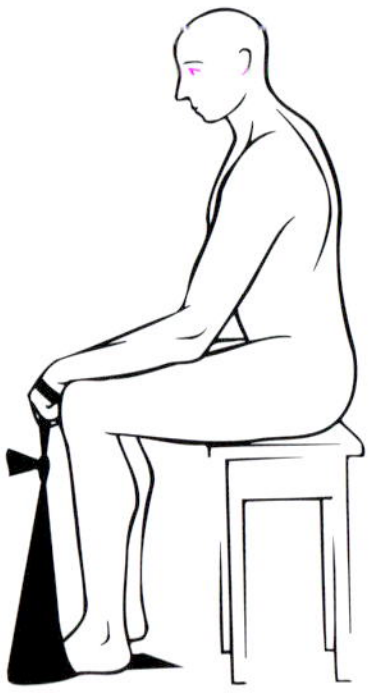

27b

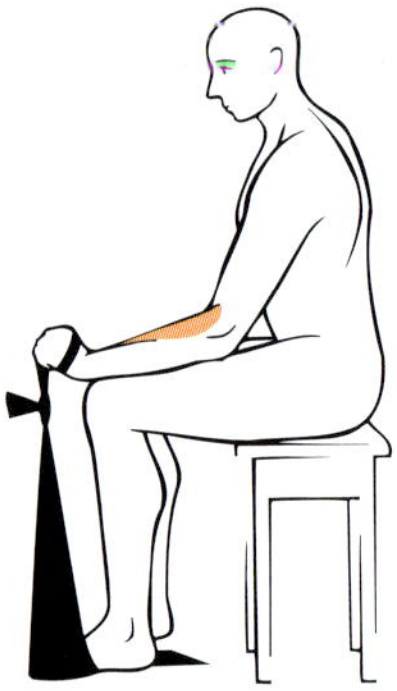

28a

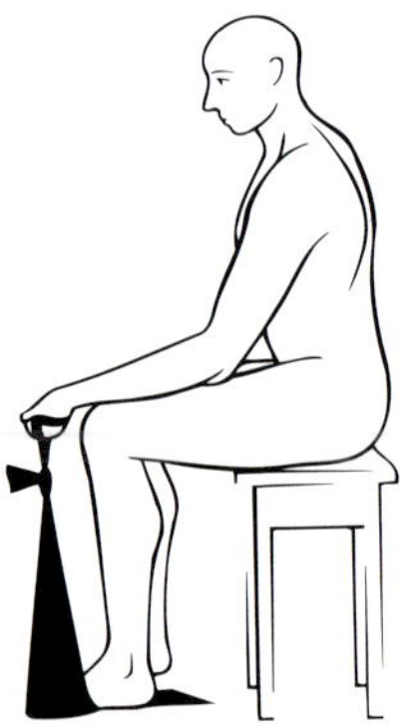

28b

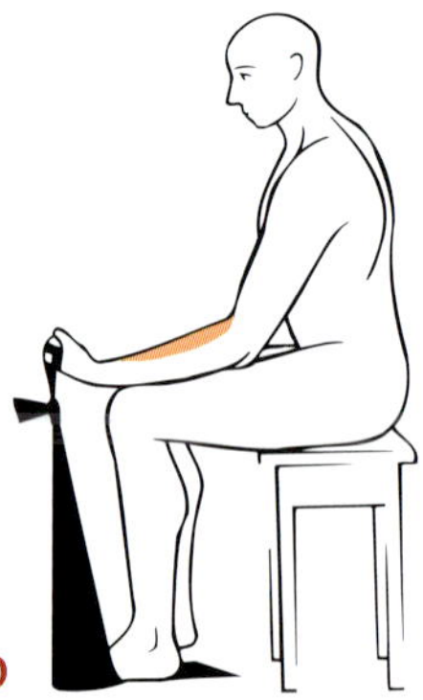

Rücken – Ausdruck von Einstellung und Leistungskraft

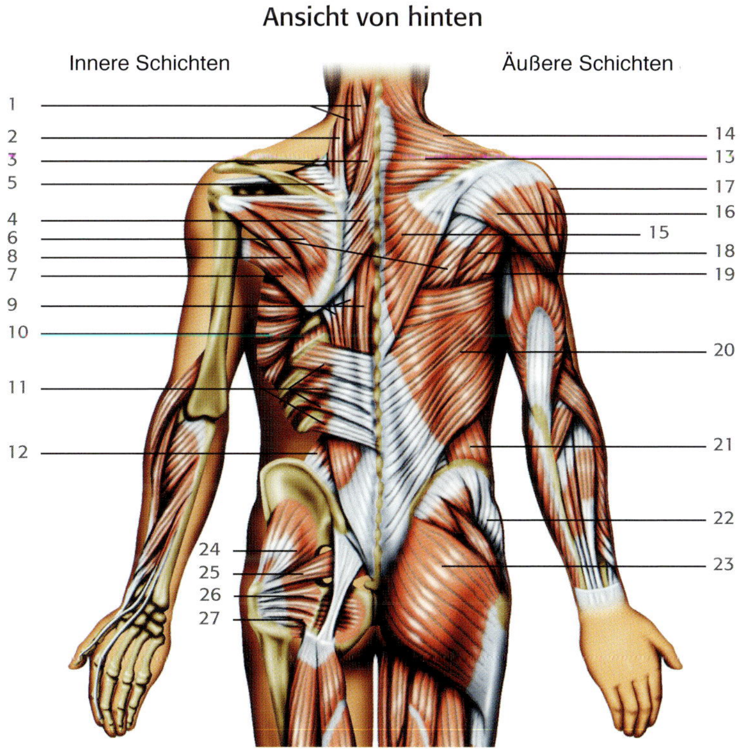

1 Riemenmuskeln
2 Schulterblattheber
3 kleiner Rautenmuskel
4 großer Rautenmuskel
5 Obergrätenmuskel
6 Untergrätenmuskel
7 großer runder Armmuskel
8 kleiner runder Armmuskel
9 Rückenstrecker
10 vorderer Sägemuskel
11 hinterer unterer Sägemuskel
12 viereckiger Lendenmuskel
13 mittlere Fasern des Trapezmuskels
14 obere Fasern des Trapezmuskels
15 untere Fasern des Trapezmuskels
16 hintere Fasern des Deltamuskels
17 mittlere Fasern des Deltamuskels
18 kleiner runder Armmuskel
19 großer Rautenmuskel
20 breiter Rückenmuskel
21 äußerer schräger Bauchmuskel
22 mittlerer Gesäßmuskel
23 großer Gesäßmuskel
24 großer Lendenmuskel
25 birnenförmiger Muskel
26 oberer Zwillingsmuskel
27 unterer Zwillingsmuskel

Die Muskulatur des Rumpfes

Die Wirbelsäule des Menschen weist eine doppelte S-Form auf. Halswirbelsäule und Lendenwirbelsäule zeigen typischerweise eine Krümmung nach vorne, die Lordose genannt wird. Die Brustwirbelsäule hingegen macht eine Krümmung nach hinten, die man Kyphose nennt.

Die Bauweise der Wirbelsäule

Die Wirbelsäule endet mit dem Kreuzbein, das in die zwei Beckenschaufeln eingebettet ist und dort nur eine minimale Beweglichkeit in den Becken-Darmbein-Gelenken besitzt. Die Wirbelsäule muss einerseits tragfähig und andererseits beweglich sein. Die Natur hat diese Anforderung mit einer modularen Bauweise der Wirbelsäule gelöst. Die Wirbelkörper sind die eigentlich tragenden Elemente. Diese wechseln sich mit den dazwischen liegenden Bandscheiben ab (Grafiken unten).

Die Bandscheiben

Diese Zwischenwirbelscheiben sind so aufgebaut, dass ein Ring aus Faserknorpel den im Innern liegende Gallertkern fest umschließt. Bei

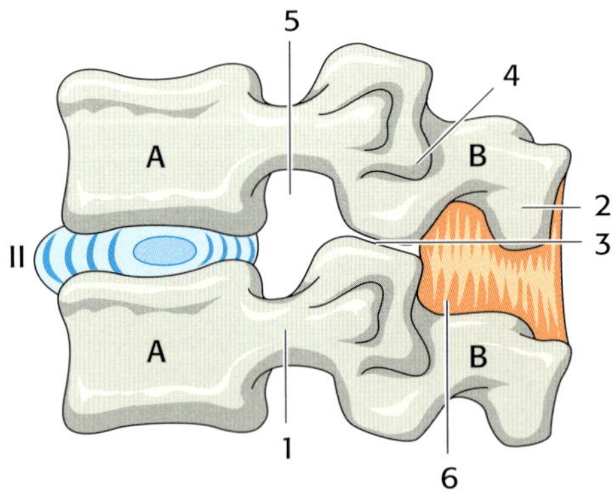

Das Bewegungssegment beschreibt die Strukturen zwischen zwei Wirbeln. Die Wirbelkörper (A) und deren Bandscheibe (II) bilden bei aufrechter Haltung die vordere Tragsäule; Wirbelbogen (1), Dornfortsatz (2) mit Zwischenwirbelgelenk (3) bilden die hintere Tragsäule (B) und bilden den Drehpunkt der segmentalen Bewegung. Gelenkfortsatz (4), Zwischenwirbelloch (5), Zwischenwirbelbänder (6)

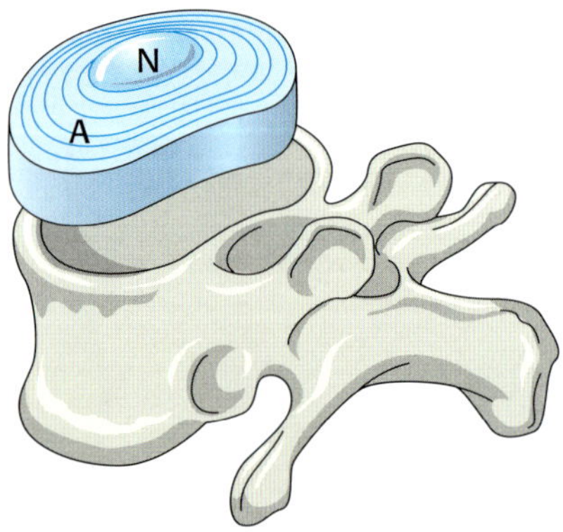

Wirbelkörper und Bandscheibe. Die Bandscheibe (blau) nimmt durch ihre Verformbarkeit Biege- und Druckkräfte auf; entscheidend ist dabei ihre Dicke, die wiederum vom Wassergehalt ihres Gallertkerns (N) abhängig ist.
Die Intaktheit des umgebenden Faserrings (A) ist verantwortlich für die optimale Kraftübertragung und die segmentale Stabilität. Dann hat die Bandscheibe die Funktion eines Wasserkissens.

intakten Bandscheiben haben diese die Eigenschaften eines Wasserkissens. Verformbarkeit bei minimaler Kompression garantieren optimale Dämpfung und Beweglichkeit der Wirbelkörper untereinander. Für die integrale Stabilität der Wirbelsäule sorgen verschiedene Systeme von Bändern, unterstützt durch die Rumpfmuskulatur mit ihren bindegewebigen Faszienzügen.

Die Rumpfmuskulatur

Die Muskulatur des Rumpfes wird in Bauch- und Rückenmuskulatur eingeteilt. Sie ermöglichen durch ein koordiniertes Zusammenspiel die aufrechte Körperhaltung und die verschiedenen Rumpfbewegungen. Bei den Bauchmuskeln handelt es sich um platte, großflächige Muskeln, die, in verschiedene Richtungen verlaufend, die Bauchwand bilden. Sie füllen den Raum zwischen dem Rippenbogen, dem oberen Beckenrand und der Wirbelsäule aus. Die dreischichtigen Bauchmuskeln sind durch flächige Sehnenplatten fest miteinander verbunden. So können die Bauchmuskeln bei den vielen möglichen Rumpfbewegungen gut zusammenarbeiten.

Die Bauchmuskeln

Auf der vorderen Bauchwand verläuft der gerade Bauchmuskel vom Brustbein bis zum Schambein. Er dient gleichzeitig als Ansatz für die schräge innere und äußere Bauchmuskulatur, die nach hinten bis zur Wirbelsäule zieht. Die gesamte Bauchmuskulatur umschließt so den Bauchraum und presst als Teil des stabilisierenden Muskelsystems den Bauchinhalt gegen die Lendenwirbelsäule, die dadurch stützend entlastet wird. Dadurch unterstützen sie in bedeutendem Maße die Rückenmuskeln beim Tragen und Heben von Lasten. Für die großen Rumpfbewegungen wie Beugung, Drehung und Seitneigung sind primär die verschiedenen Bauchmuskeln verantwortlich.

Gegen oben bildet das Zwerchfell und gegen unten die Beckenbodenmuskulatur den Abschluss des Bauchraums. Somit ist letzterer ein rundum abgeschlossenes System, das die Funktion der Bauchpresse erst ermöglicht. Mittels konzentrischen Zusammenziehens im Bereich der Taille kann der Druck in der Bauchhöhle beträchtlich erhöht werden.

Dies unterstützt einerseits die Defäkation und ermöglicht andererseits den wichtigen Stützmechanismus der Wirbelsäule.

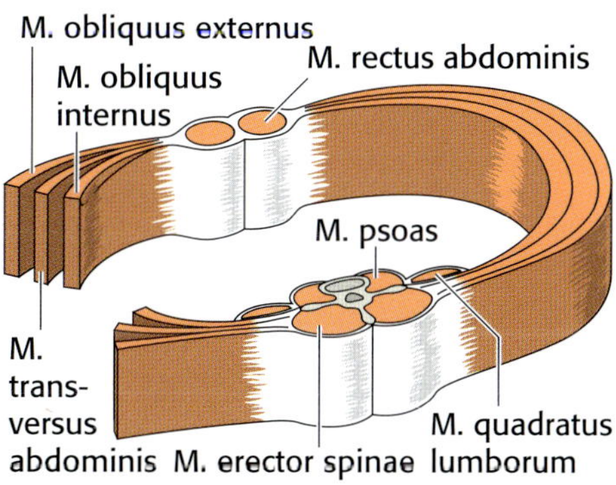

Querschnitt durch den Rumpf im Bereich der unteren Lendenwirbelsäule. Beachten Sie die drei Bauchmuskelschichten (M. obliquus externus, internus und transversus abdominis), die hinten an den Rückenmuskeln ansetzen. Durch Anspannung der innersten Schicht kann der Bauchraum konzentrisch verengt werden; der Druck im Bauchraum steigt und damit die entlastende Wirkung auf die Lendenwirbelsäule.

Die Rückenmuskeln

Auch die Rückenmuskulatur ist aus verschiedenen Schichten aufgebaut. Die tiefe Schicht besteht aus kurzen und schräg verlaufenden Muskelzügen, während die oberflächliche Schicht aus langen, gerade verlaufenden Muskelzügen zusammengesetzt ist.

Diese beiden Muskelsysteme haben unterschiedliche Funktionen, müssen aber dennoch gut aufeinander abgestimmt arbeiten. Es entsteht dadurch eine Vielzahl von Muskelrelais, die von der Verankerung am Kreuzbein und dem Becken bis zur Halswirbelsäule reichen. Dadurch kann bei aufrechter Rumpfhaltung das Gleichgewicht – auch bei störenden Bewegungen durch die Extremitäten – das vertikale Gleichgewicht gehalten werden.

Neben großen ausladenden Rumpfbewegungen sind aber auch differenzierte kleine Bewegungen zwischen den einzelnen Wirbeln möglich.

Verschiedene Haltungsmuster

Haltung bedeutet Arbeit gegen die Schwerkraft. Die S-Form der Wirbelsäule wird durch die Beckenstellung beeinflusst, die wiederum von der Aktivität und der Länge der Oberschenkelmuskulatur abhängig ist. Eine vermehrte Beckenkippung nach vorne bewirkt ein Verstärkung der Hohlkreuzbildung. Eine verstärkte Krümmung der Brustwirbelsäule bedingt eine vermehrte Halswirbelsäulenkrümmung.

Gerne wird bei diesen Normabweichungen von Fehlhaltung gesprochen. Diese verschiedenen Haltungsmuster lassen sich gut voneinander unterscheiden und können auf spezifische muskuläre Dysbalancen hinweisen, die meist schon lange vorhanden sind, noch bevor allfällige Rückenbeschwerden auftreten. Die muskuläre Dysbalance wird durch ein Ungleichgewicht der beteiligten Muskelsysteme definiert. Sie entsteht meist durch Fehlhaltungen, Schonhaltungen, durch Bewegungsmangel hervorgerufenes Nichtgebrauchen von einzelnen Muskelgruppen oder durch falsches Training.

Tonische und phasische Muskelfasern

Diese beiden Muskelfasertypen reagieren auf eine Fehlbelastung oder Überlastung unterschiedlich. Gewisse Muskeln sind überwiegend »phasisch« aufgebaut, das heißt mit einem größeren Anteil an schnellen Muskelfasern ausgestattet. Sie reagieren bei chronischem Nichtgebrauch mit einer raschen und deutlichen Abschwächung.

Andere Muskeln sind überwiegend »tonisch« aufgebaut und dementsprechend mit einem erhöhten Anteil an langsamen Muskelfasern ausgestattet. Bei Überlastung und Fehlhaltung in Annäherung reagieren diese mit einer verstärkten Tendenz zu Verkürzung und damit Verspannung.

Beispiel: muskuläre Dysbalance

Am Beispiel des Beckens zeigen sich die negativen Auswirkungen einer muskulären Dysbalance deutlich. Durch eine entsprechende Fehlstellung des Beckens wird die Statik der ganzen Wirbelsäule ungünstig beeinflusst, was sich in einer Beeinflussung der Beweglichkeit von Hüft- und Wirbelgelenken auswirkt. Bei unteren Rückenschmerzen liegt häufig eine Verspannung der ischiocruralen Muskulatur vor. Die Neigung dieser Muskelgruppe zu verkürzen und hyperaktiv zu werden, korrespondiert mit der Tendenz des großen Gesäßmuskels, abzuschwächen. Verkürzungen in diesem Bereich überlasten tendenziell den Quadriceps mit möglichen Fehlbelastungsfolgen. Ein muskuläres Ungleichgewicht vermindert die Leistungsfähigkeit, setzt die Belastbarkeit herab und steigert die Anfälligkeit des Bewegungsapparats für Überlastungen. Durch das gestörte Muskel-Gelenk-Spiel werden Gelenke und Weichteile falsch belastet, was die Entstehung von Verspannungen und Schmerzen begünstigt. Zur Vorbeugung ist ein vielseitiges und alle beteiligten Muskeln umfassendes Training besonders wichtig.

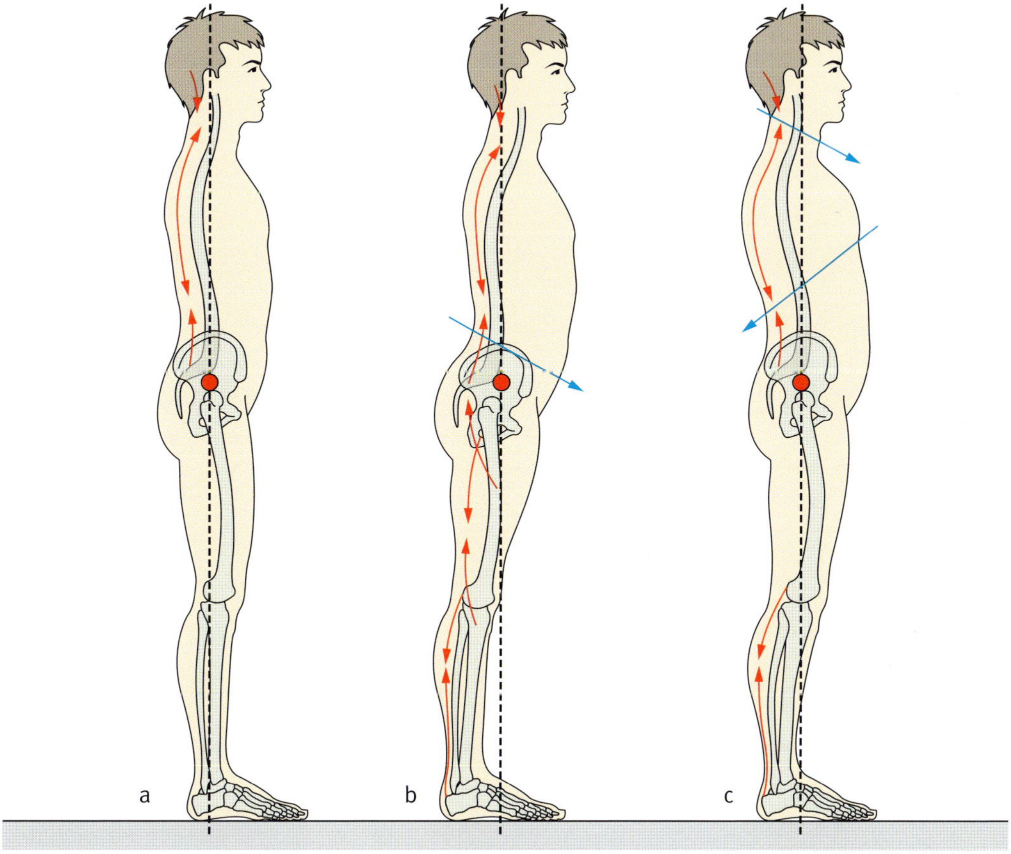

Der Einfluss der Statik auf die Gelenk- und Wirbelsäulenbelastung und die muskulären Spannungen: a) ideale Statik (die Lotlinie verläuft nahe der Wirbelsäule und durch Hüft-, Knie- und Fußgelenk); b) Vorlage durch Beckenkippung mit ungünstigem Verlauf der Lotlinie; c) schlaffe Haltung mit Rückneigung des Oberkörpers (die roten Pfeile markieren reaktive unökonomische Spannungen, die blauen Pfeile zeigen die Richtung, in die unphysiologische Schubbelastung wirkt)

Testübungen für die Rumpfmuskulatur

Übungen	Datum / Anzahl der Wiederholungen				
1 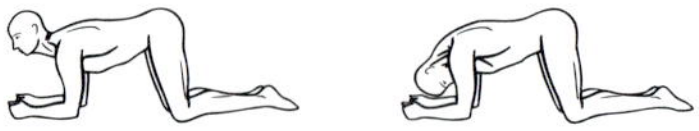					
2 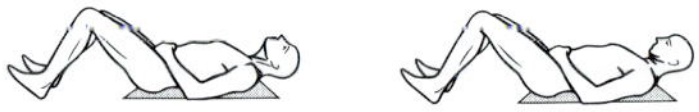					
3 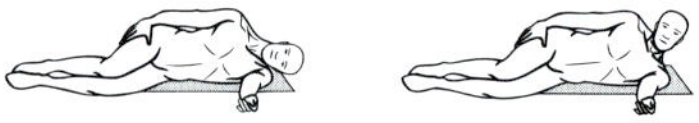					
4 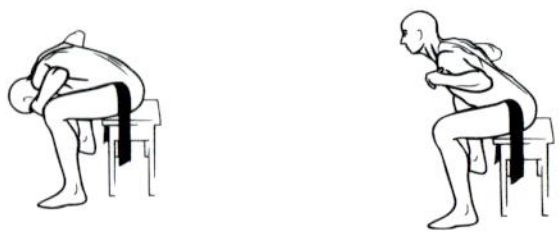					
5 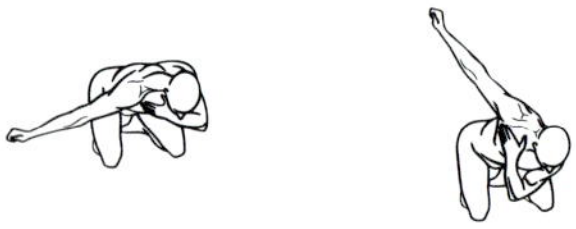					

Übungen	Datum / Anzahl der Wiederholungen				
6 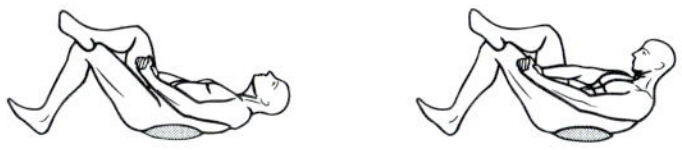					
7 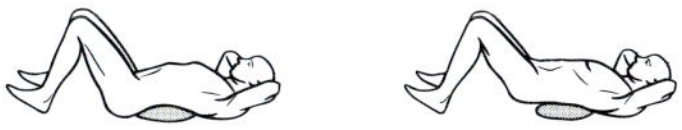					
8 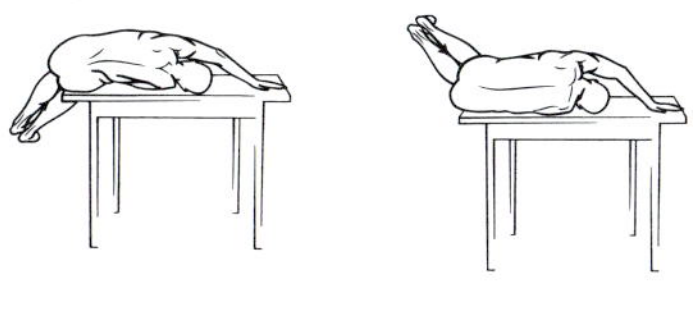					
9 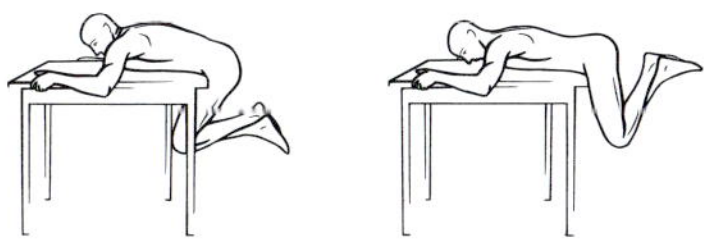					
10 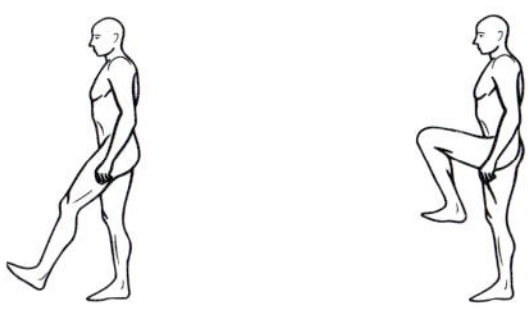					

1a+b Test 1

Testziel: Beweglichkeit der Halswirbelsäule und Kraftfähigkeit der Nackenmuskulatur

Wiederholungen (Norm): 50

Ausführung: Nehmen Sie den Vierfüßlerstand im Unterarmstütz ein. Bewegen Sie Ihren Kopf aus maximaler Streckstellung mit nach vorne gerichtetem Blick in die maximale Beugung, sodass sich das Kinn dem Brustbein möglichst weit nähert. Ein Beobachter kann erkennen, an welcher Stelle die Halswirbelsäule eingeschränkt oder überbeweglich ist.

2a+b Test 2

Testziel: Kraftfähigkeit der vorderen Halsmuskulatur

Wiederholungen (Norm): 18

Ausführung: Heben Sie in der Rückenlage Ihren Kopf bei gestreckter Halswirbelsäule nur wenig von der Unterlage ab. Nicken Sie langsam zustimmend mit dem Kopf, ohne diesen weiter von der Unterlage zu entfernen. Die Schultern bleiben am Boden. Zittern oder Schmerzen im oberen Nackenbereich sind Zeichen einer mangelhaften Muskelkoordination.

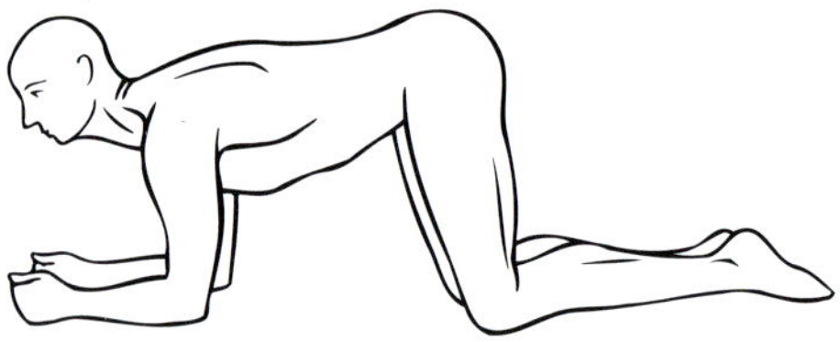

1a

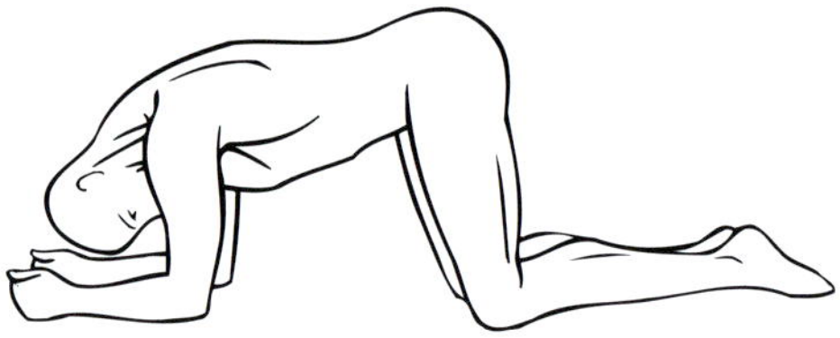

1b

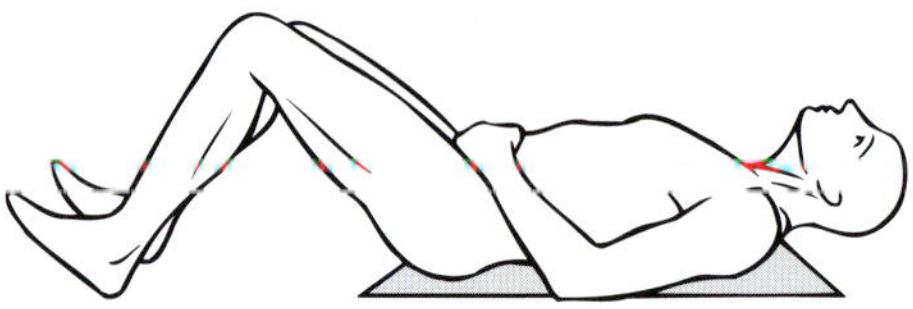

2a

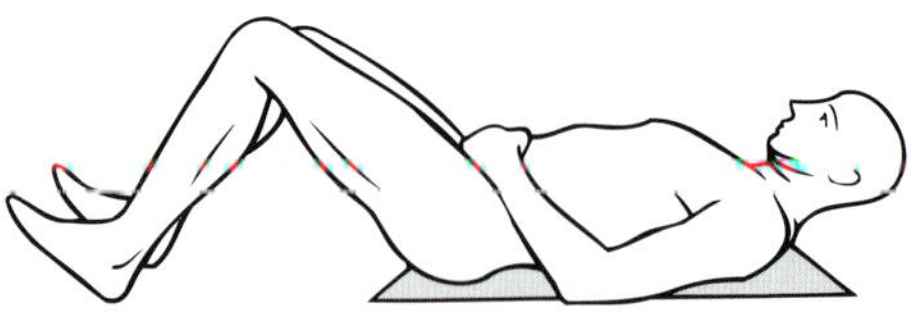

2b

3a+b Test 3

Testziel: Kraftfähigkeit der seitlichen Halsmuskulatur

Wiederholungen (Norm): 23

Ausführung: Legen Sie sich mit leicht angewinkelten Beinen auf die Seite. Die Hand des oben liegenden Armes ruht seitlich auf dem Oberschenkel. Den unten liegenden Arm strecken Sie nach vorne aus.

Bewegen Sie Ihren Kopf im Wechsel möglichst nah zur Schulter nach oben und anschließend wieder nach unten, ohne ihn abzulegen.

4a+b Test 4

Testziel: Kraftfähigkeit der Streckmuskulatur der Brustwirbelsäule

Wiederholungen (Norm): 23

Ausführung: Setzen Sie sich mit gespreizten Beinen an die Vorderkante eines Stuhls. Fixieren Sie ein Thera-Band® durch Einklemmen zwischen Oberschenkel und Becken. Legen Sie die Hände an die gleichseitigen Schultern, und machen Sie einen runden Rücken. Richten Sie Ihre Brustwirbelsäule wieder auf, ohne das Becken zu bewegen.

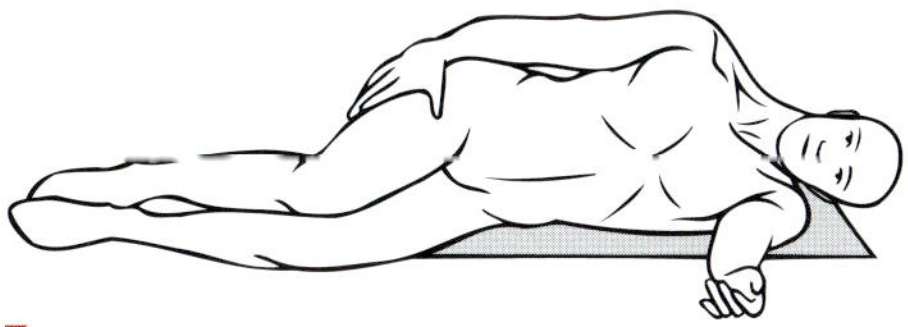

3a

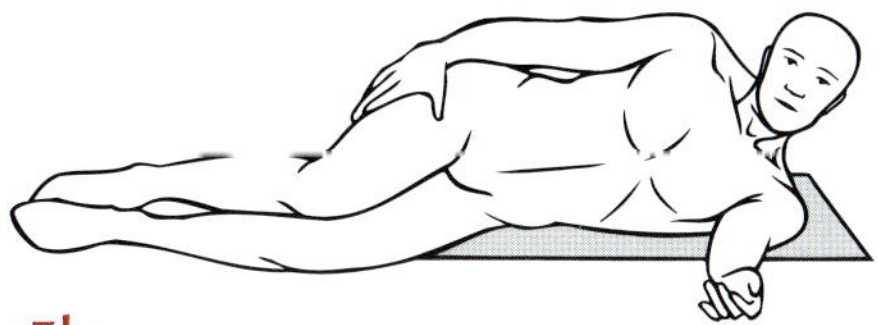

3b

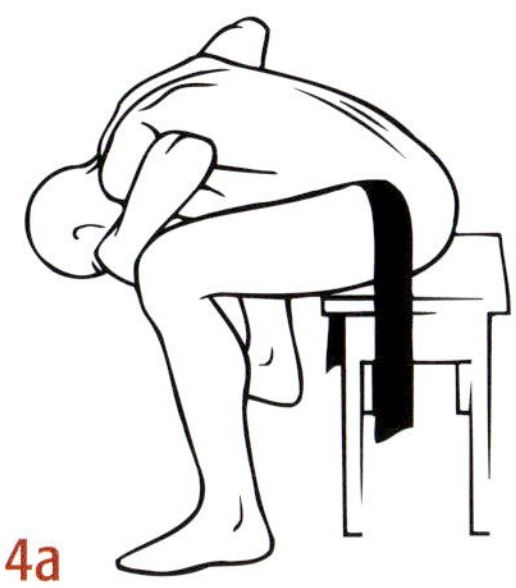

4a

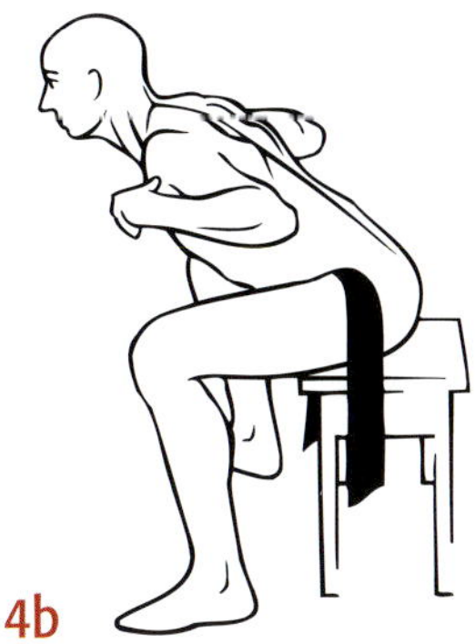

4b

5a+b Test 5

Testziel: statische Kraftfähigkeit der langen Rückenstreckmuskulatur, Kraftfähigkeit der tiefen Rückenmuskulatur

Wiederholungen (Norm): 25

Ausführung: Nehmen Sie den Kniestand mit vorgeneigtem und gestrecktem Oberkörper ein. Bringen Sie einen Arm in die direkte Verlängerung Ihrer Schulterachse, und kontrollieren Sie die Stellung durch Anlegen der anderen Hand auf die vordere Schulterpartie. Drehen Sie dann Ihren gesamten Oberkörper maximal um seine Längsachse nach oben.

6a+b Test 6

Testziel: Kraftfähigkeit der geraden und schrägen äußeren Bauchmuskulatur

Wiederholungen (Norm): 15

Ausführung: Legen Sie ein kleines, aber festes Kissen unter Ihre Lendenwirbelsäule. Platzieren Sie den Knöchel des einen, angewinkelten Beins auf dem anderen, auf die Ferse aufgestellten Bein. Führen Sie Ihre zusammengelegten Hände neben dem aufgestellten Bein möglichst weit nach vorne. Schultergürtel und Kopf dürfen in der Ausgangsstellung den Boden nicht berühren.

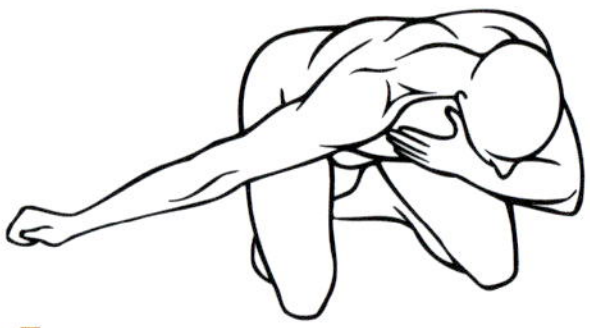

5a

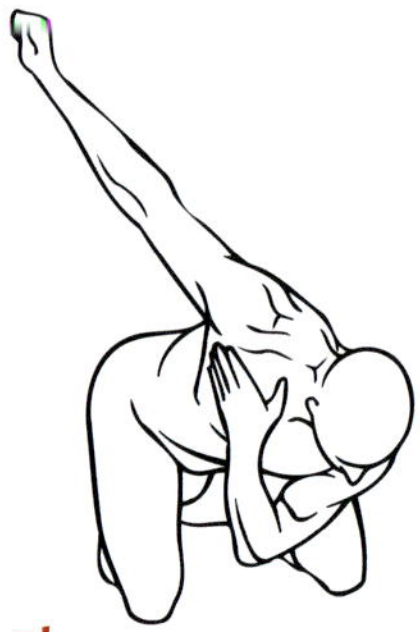

5b

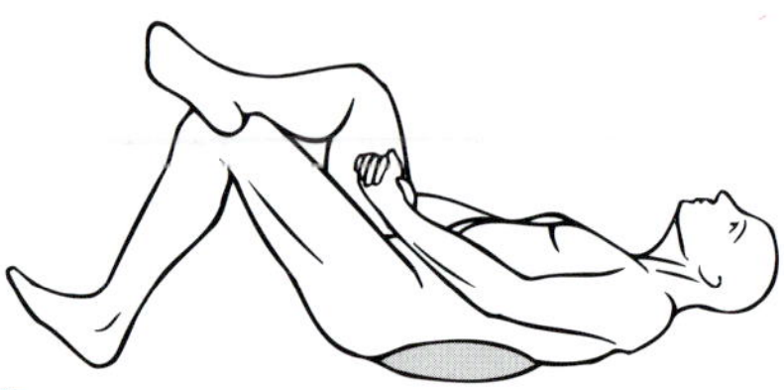

6a

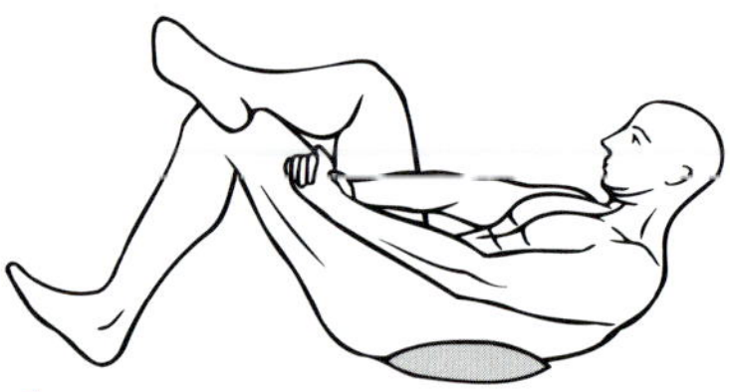

6b

7a+b Test 7

Testziel: Kraftfähigkeit der unteren Bauchmuskulatur

Wiederholungen (Norm): 22

Ausführung: Legen Sie sich ein kleines, aber festes Kissen unter die Lendenwirbelsäule, und stellen Sie die angezogenen Beine auf die Fersen.

Drücken Sie die Lendenwirbelsäule zunehmend stärker nach unten auf das Kissenpolster. Richten Sie Ihr Becken auf in der Vorstellung, das Steißbein einzuziehen, ohne dabei den Druck unter den Fersen zu erhöhen.

8a+b Test 8

Testziel: Kraftfähigkeit der seitlichen Rumpfmuskulatur

Wiederholungen (Norm): 20

Ausführung: Legen Sie sich mit im rechten Winkel gebeugten Hüft- und Kniegelenken seitlich auf einen Tisch; die Beine hängen dabei frei in der Luft.

Ziehen Sie Ihr Becken aus der Ausgangsstellung seitlich bis zum Rippenbogen maximal hoch. Die Füße beschreiben dabei einen kreisförmigen Bogen nach oben, bis die weiterlaufende Beckenbewegung ausgeschöpft ist.

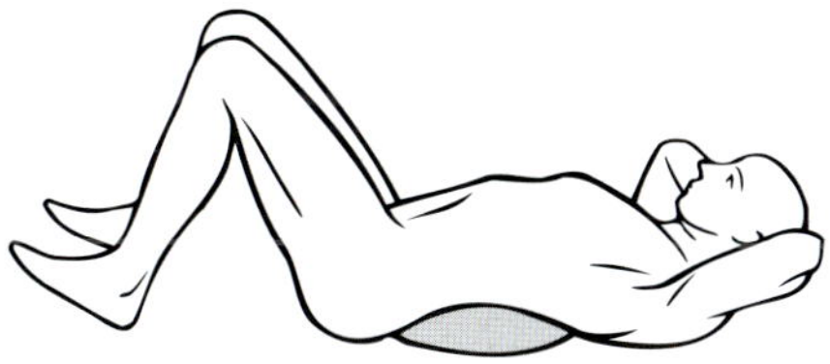

7a

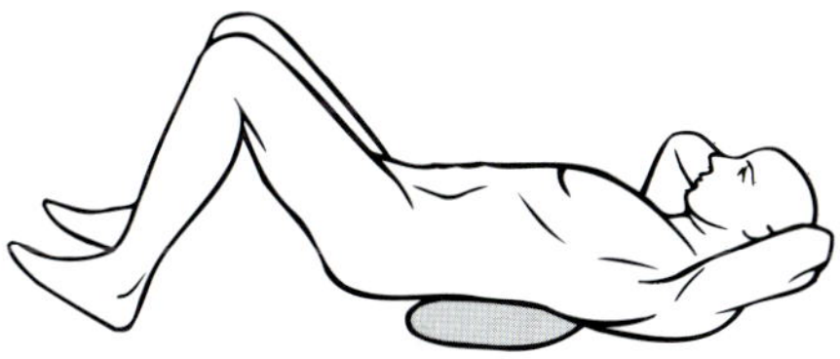

7b

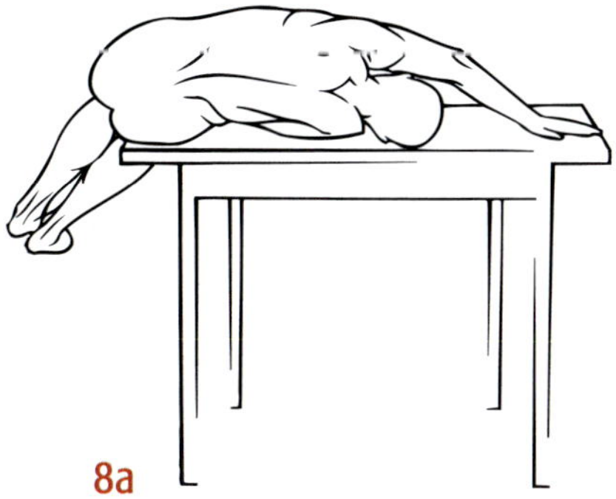

8a

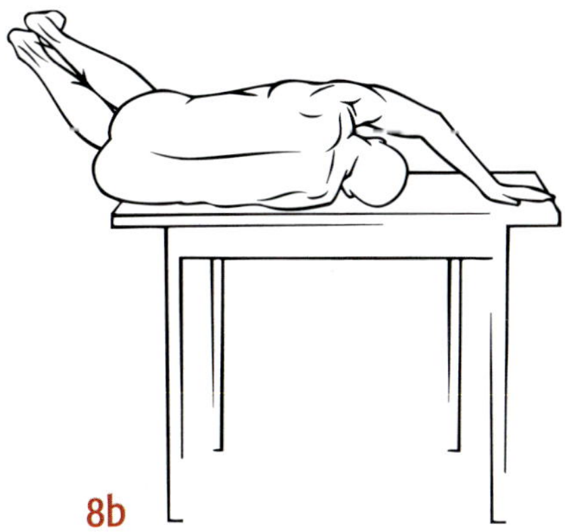

8b

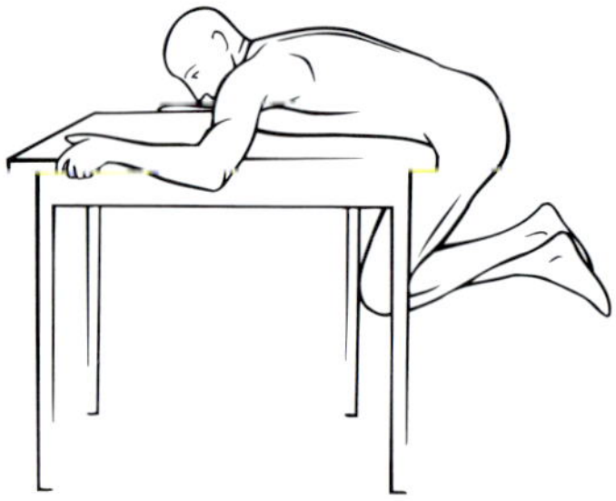
9a

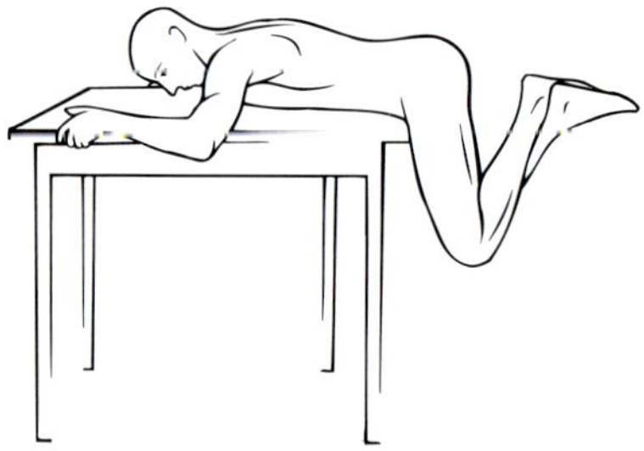
9b

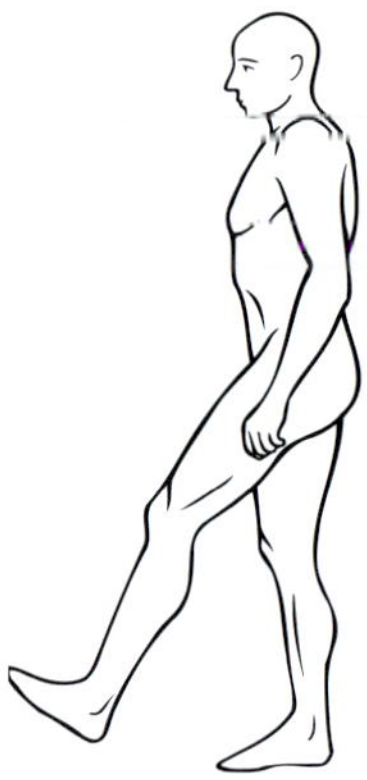
10a

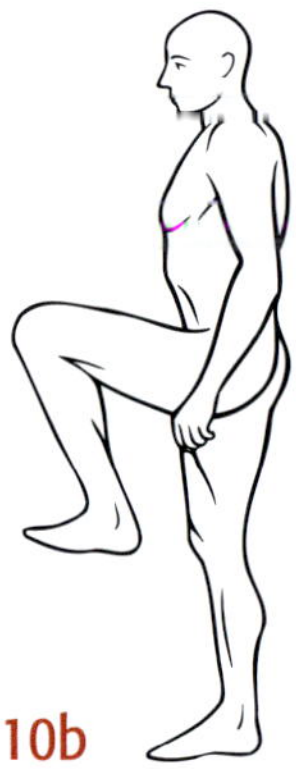
10b

9a+b Test 9

Testziel: Kraftfähigkeit der unteren Rückenmuskulatur

Wiederholungen (Norm): 20

Ausführung: Legen Sie sich auf einen Tisch, und halten Sie sich fest. Machen Sie ein Hohlkreuz in der Vorstellung, Ihr Steißbein nach hinten und oben zu bewegen. Vermeiden Sie dabei eine Streckbewegung der Hüft- und Kniegelenke.

10a+b Test 10

Testziel: Stabilisationsfähigkeit der Hüft-Becken-Lenden-Region

Wiederholungen (Norm): 22

Ausführung: Ziehen Sie Ihr Knie maximal nach vorne hoch, und strecken Sie es wieder nach vorne weg in der Vorstellung, gegen einen Widerstand zu drücken. Standbein, Becken und Lendenwirbelsäule dürfen sich nicht mit bewegen.

Trainingsprogramm für den Rumpf

1a+b Übung 1

Trainingsziel: statische Kräftigung der Nackenmuskulatur

Ausführung: Verlagern Sie das Gewicht vor und zurück, ohne dabei Ihre vertikale Körperhaltung aufzugeben.

Übungshinweise: Die Gewichtsverlagerung erfordert eine anpassende Kniebeugung im hinteren Bein.

Wiederholungen/Serien: 10–15/1

Bewegung: Endstellung halten

Bandstärke: ♂ schwarz ♀ blau

2a+b Übung 2

Trainingsziel: statische Kräftigung der vorderen Halsmuskulatur

Ausführung: Verlagern Sie das Gewicht vor und zurück, ohne dabei Ihre vertikale Körperhaltung aufzugeben.

Übungshinweise: Die Gewichtsverlagerung erfordert eine anpassende Kniebeugung im vorderen Bein.

Wiederholungen/Serien: 10–15/1

Bewegung: Endstellung halten

Bandstärke: ♂ blau ♀ grün

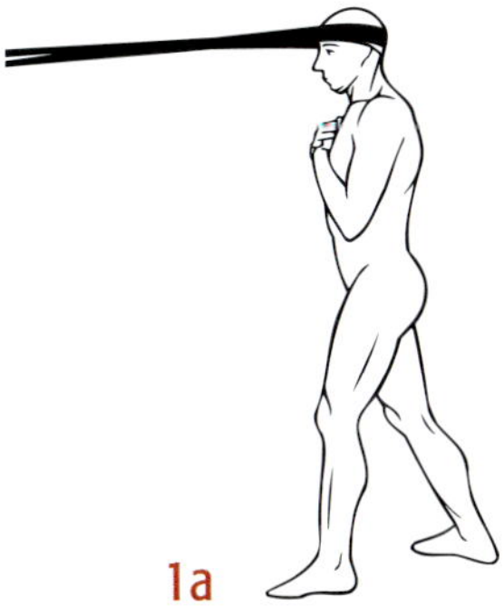

1a

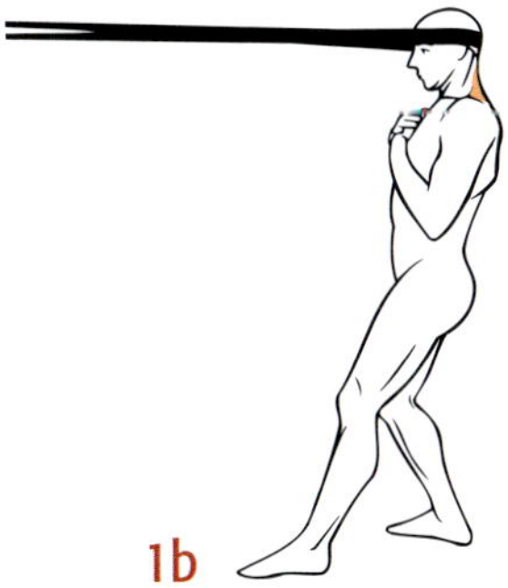

1b

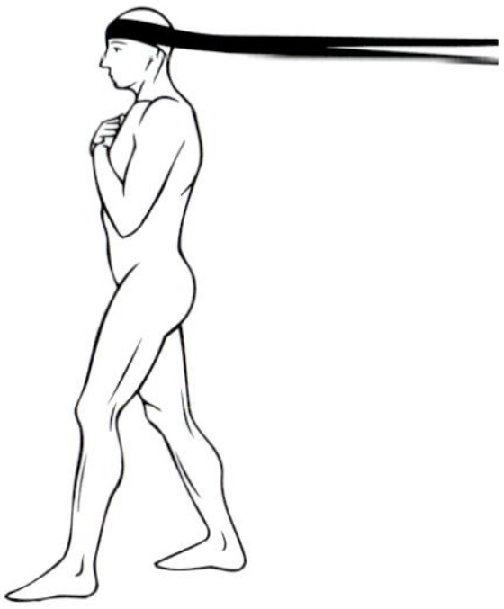

2a

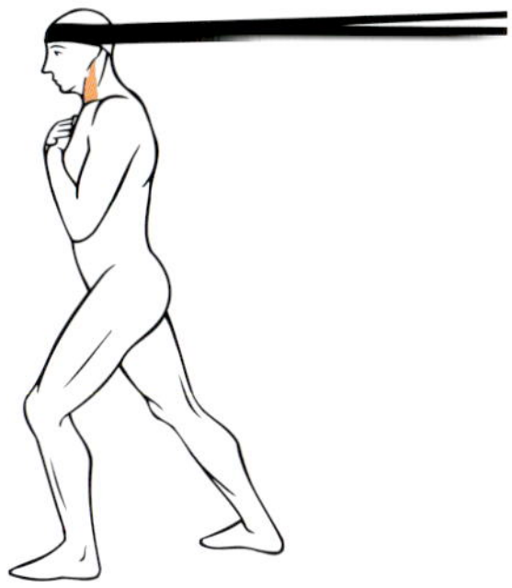

2b

3a+b Übung 3

Trainingsziel: statische Kräftigung der seitlichen Halsmuskulatur

Ausführung: Wählen Sie eine gut spürbare Vorspannung des Thera-Bandes®. Verlagern Sie das Gewicht seitlich von einem Bein auf das andere, ohne dabei Ihre vertikale Körperhaltung aufzugeben (beidseitige Ausführung).

Übungshinweise: Die Hände auf der Brust erhöhen die Rumpfstabilität. Die Gewichtsverlagerung erfordert eine anpassende Kniebeugung.

Wiederholungen/Serien: 10–15/1

Bewegung: Endstellung halten

Bandstärke: ♂ blau ♀ grün

4a+b Übung 4

Trainingsziel: Kräftigung der Nackenmuskulatur

Ausführung: Für die starke Nackenmuskulatur ist eine hohe Vorspannung erforderlich. Legen Sie das Thera-Band® breitflächig hinter den Kopf, und halten Sie es mit den Fingern seitlich fest. Führen Sie den Kopf aus der maximalen Beugestellung in einem großen Bogen in die Streckung.

Übungshinweise: Achten Sie auf einen stabilisierten, aufrechten Oberkörper. Die Übung kann auch im Sitzen ausgeführt werden.

Wiederholungen/Serien: 10–12/2–3

Bewegung: langsam

Bandstärke: ♂ schwarz ♀ blau

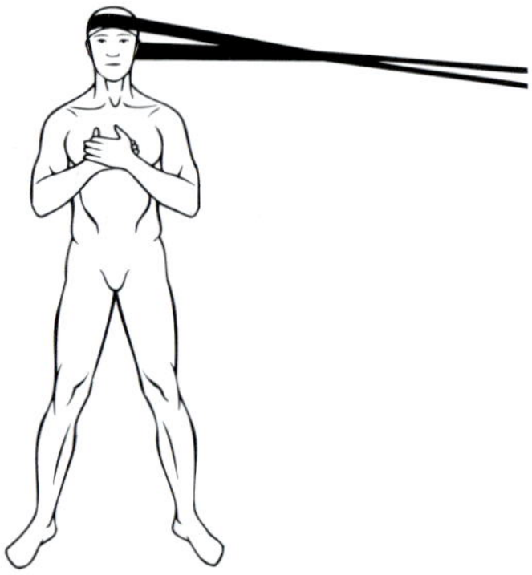

3a

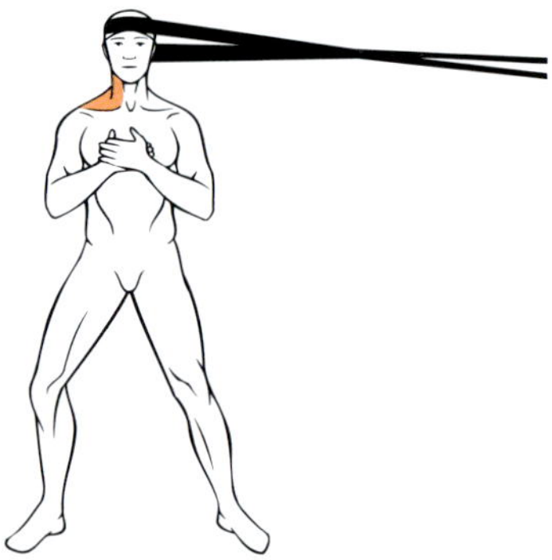

3b

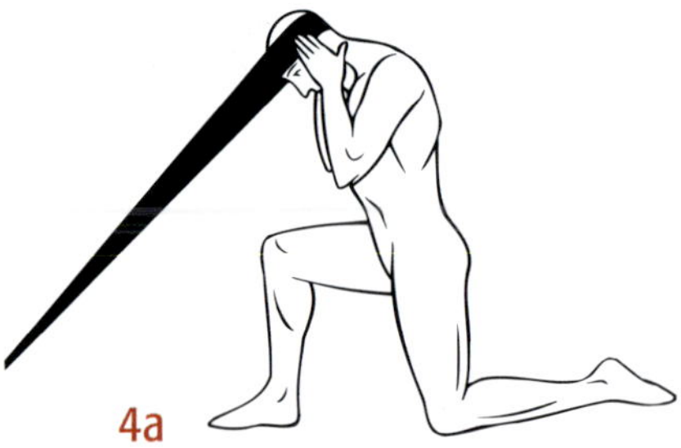

4a

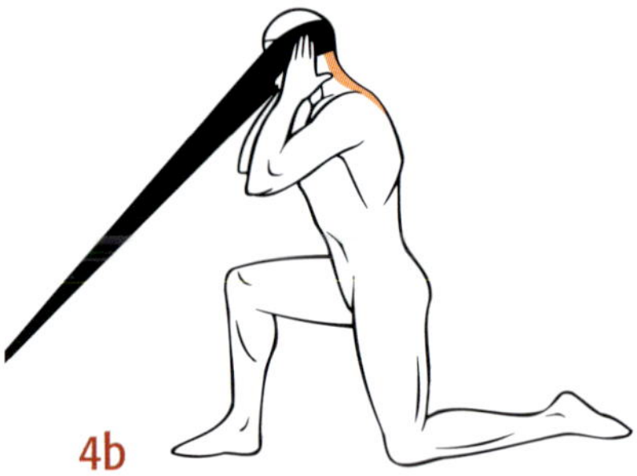

4b

5a+b Übung 5

Trainingsziel: Kräftigung der vorderen Halsmuskulatur

Ausführung: Legen Sie das Thera-Band® breitflächig unter das Kinn, und ziehen Sie es etwas zur Seite. Führen Sie das Kinn möglichst nah zum Brustbeingrübchen, ohne dabei den Kopf nach vorne zu schieben.

Übungshinweise: Die Übung kann auch an einem Tisch sitzend mit aufgestützten Ellenbogen durchgeführt werden.

Wiederholungen/Serien: 8–12/3

Bewegung: langsam, Endstellung halten

Bandstärke: ♂ blau ♀ grün

6a+b Übung 6

Trainingsziel: Kräftigung und Zusammenspiel der vorderen und hinteren Halsmuskulatur

Ausführung: Legen Sie das Thera-Band® breitflächig hinter den Kopf, und spannen Sie es bei Beugung der Ellenbogen im rechten Winkel vor.

Bewegen Sie Ihren Kopf waagerecht nach hinten.

Übungshinweise: Achten Sie auf einen stabilisierten, geraden Oberkörper.

Wiederholungen/Serien: 12–15/2

Bewegung: langsam, Endstellung halten

Bandstärke: ♂ blau ♀ grün

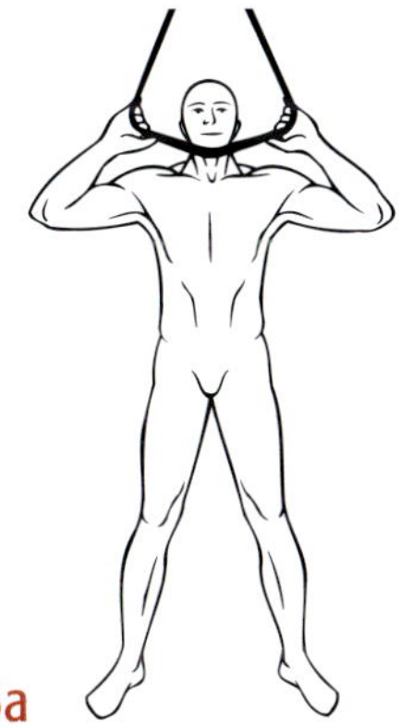

5a

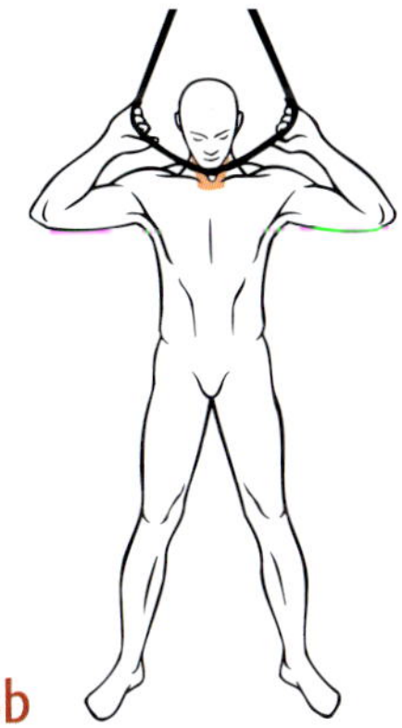

5b

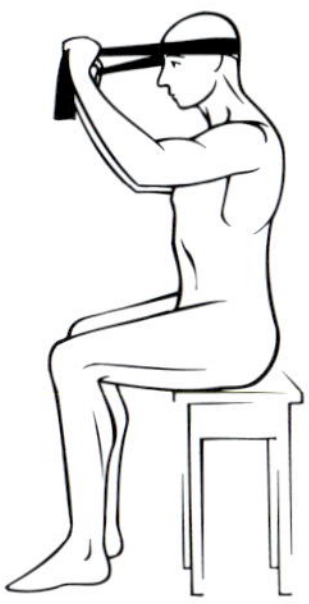

6a

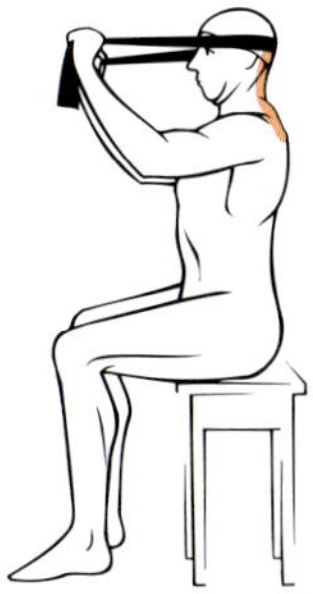

6b

7a+b Übung 7

Trainingsziel: Durchblutung der tiefen Hinterhauptmuskeln

Ausführung: Legen Sie das Thera-Band® breitflächig auf den Kopf, und spannen Sie es bei einer Beugung der Ellenbogen von weniger als 90° vor. Beugen Sie stark den Kopf und führen Sie kleine Nickbewegungen aus.

Übungshinweise: Achten Sie auf einen stabilisierten und aktiv, also bewusst, aufgerichteten Oberkörper.

Wiederholungen/Serien: 15–20/2

Bewegung: langsam

Bandstärke: ♂ schwarz ♀ blau

8a+b Übung 8

Trainingsziel: Kräftigung der seitlichen Halsmuskulatur

Ausführung: Legen Sie das Thera-Band® breitflächig seitlich am Kopf an, und halten Sie es mit den Fingern fest. Bewegen Sie Ihren Kopf seitlich um die Mittelstellung hin und her (beidseitig).

Übungshinweise: Achten Sie auf einen stabilisierten und aktiv, also bewusst, aufgerichteten Oberkörper.

Wiederholungen/Serien: 15–20/1–2

Bewegung: langsam, Endstellung halten

Bandstärke: ♂ blau ♀ grün

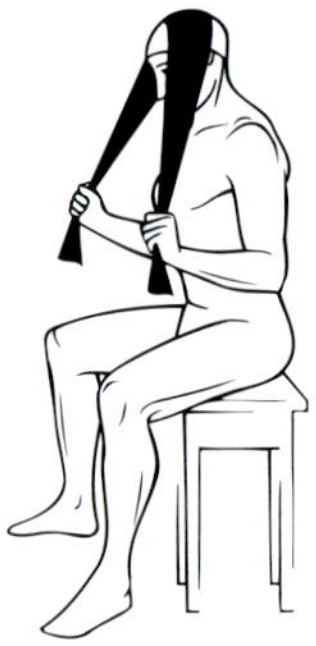
7a

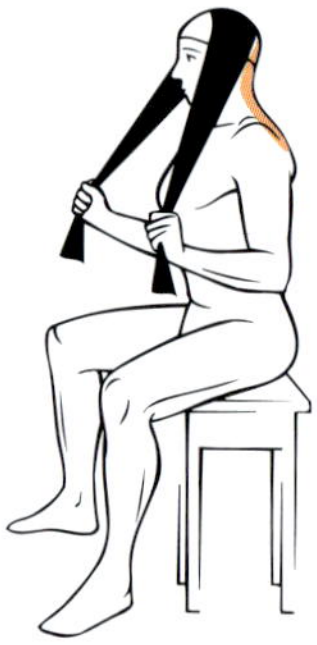
7b

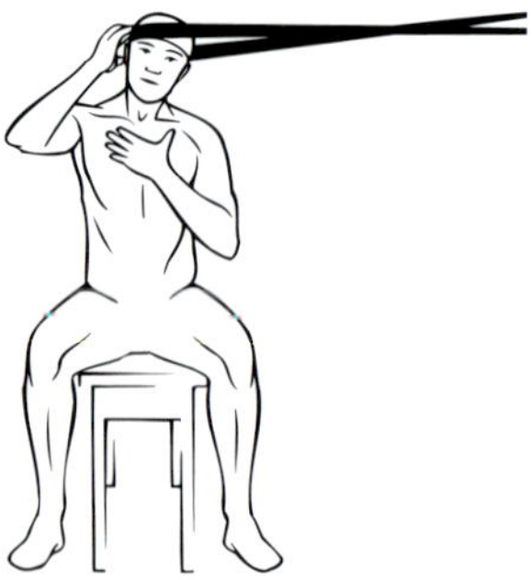
8a

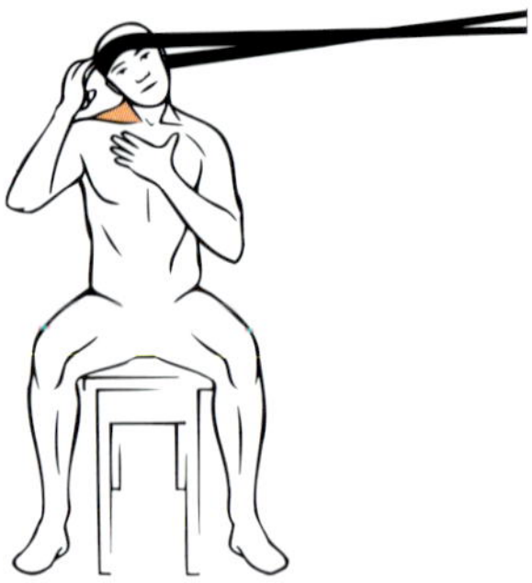
8b

9a+b Übung 9

Trainingsziel: rotatorische Beweglichkeit der Halswirbelsäule

Ausführung: Legen Sie das Thera-Band® breitflächig und unter Vorspannung um den Kopf. Halten Sie beide Enden vor dem Kopf gekreuzt fest. Drehen Sie Ihren Kopf aus der Mittelstellung zu einer Seite, danach zur anderen Seite.

Übungshinweise: Achten Sie auf eine aufgerichtete Körper- und Kopfhaltung.

Wiederholungen/Serien: 10–15/1

Bewegung: langsam

Bandstärke: ♂ blau ♀ grün

10a+b Übung 10

Trainingsziel: Verbesserung der Beweglichkeit der Kopfgelenke

Ausführung: Legen Sie das Thera-Band® breitflächig hinter den Kopf, und überkreuzen Sie es vor der Stirn. Beugen Sie den Kopf maximal nach vorne, und drehen Sie in dieser Stellung den Kopf langsam abwechselnd nach rechts und links.

Übungshinweise: Bewegen Sie Ihr Kinn möglichst nah am Hals entlang.

Wiederholungen/Serien: 10–12/1

Bewegung: langsam

Bandstärke: ♂ blau ♀ grün

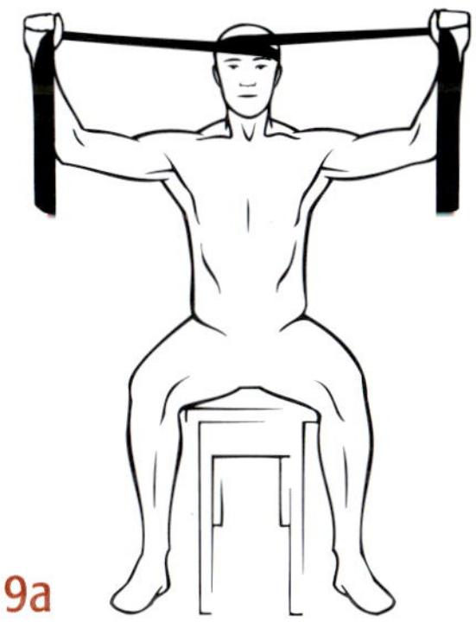

9a

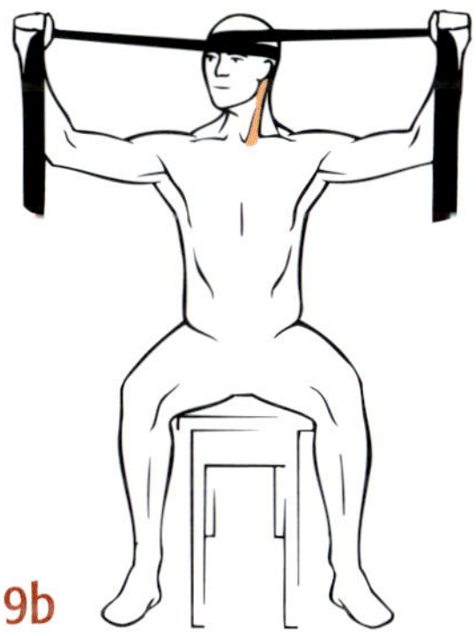

9b

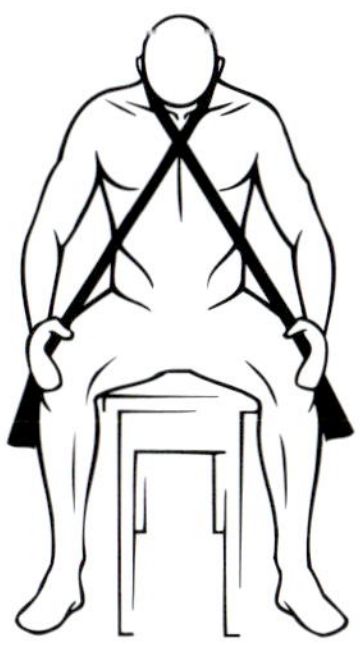

10a

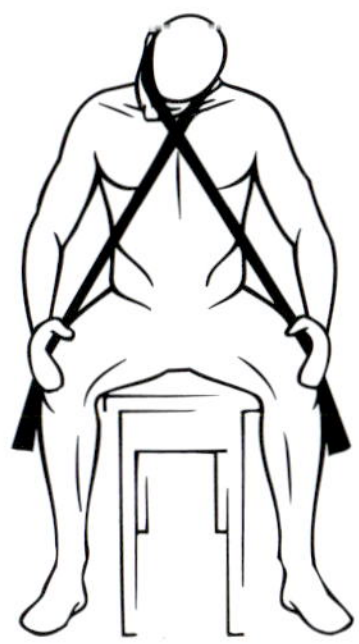

10b

11a+b Übung 11

Trainingsziel: Kräftigung der Streckmuskulatur der Brustwirbelsäule

Ausführung: Setzen Sie sich nach Bestimmung der Vorspannung auf die Enden des Thera-Bandes®, und legen Sie es, bevor Sie die Hände in den Nacken legen, über Ihre Ellenbogen. Lassen Sie sich in der Brustwirbelsäule zusammensinken, um diese anschließend aktiv wieder aufzurichten.

Übungshinweise: Die Bewegungsrichtung der Ellenbogen zielt nach vorne und oben. Achten Sie auf eine maximale Streckung der Brustwirbelsäule.

Wiederholungen/Serien: 8–12/2–3

Bewegung: langsam, Endstellung halten

Bandstärke: ♂ schwarz ♀ blau

12a+b Übung 12

Trainingsziel: Bücktraining

Ausführung: Stellen Sie sich in Schrittstellung auf das Thera-Band®. Während Sie die gestreckten Arme nach oben bewegen, beugen Sie gleichzeitig die Knie- und Hüftgelenke, ohne dabei die aktive Rückenspannung aufzugeben.

Übungshinweise: Das nach vorne gestellte Bein übernimmt in jeder Bewegungsphase das Hauptgewicht, während der Blick immer nach vorne zu richten ist. Das maximale Anheben der Arme muss zu einer vollständigen Streckung der Brust- und Lendenwirbelsäule führen.

Wiederholungen/Serien: 5–10/2–3

Bewegung: schnell, Endstellung halten

Bandstärke: ♂ blau ♀ grün

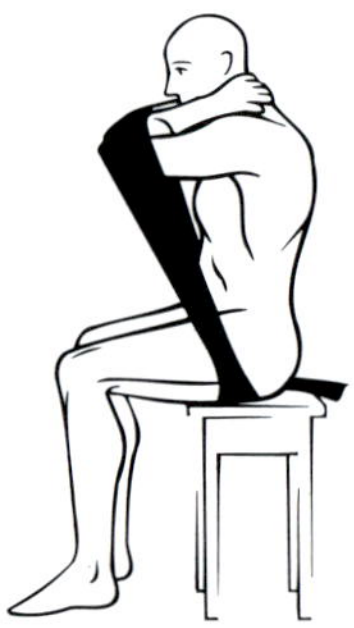

11a

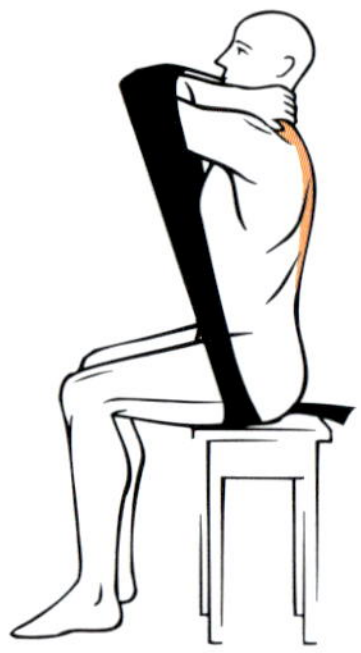

11b

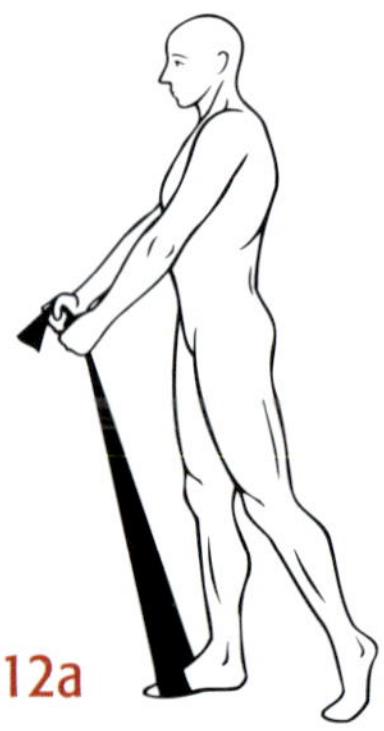

12a

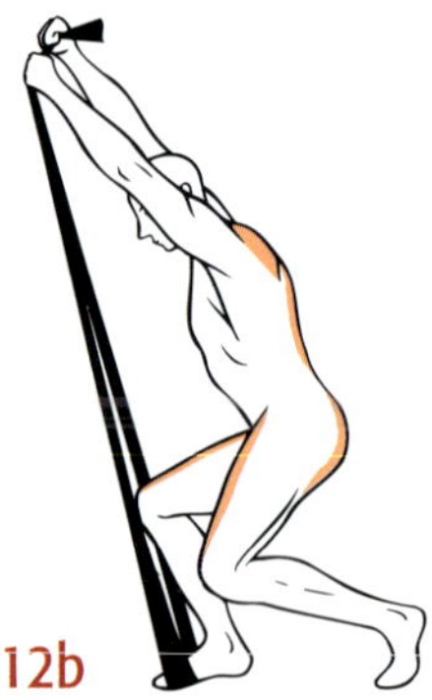

12b

13a+b Übung 13

Trainingsziel: Verbesserung der Rumpfstabilität und des Gleichgewichtes

Ausführung: Stellen Sie einen Fuß auf das Thera-Band®, halten Sie das zweite Bandende in der gleichseitigen Hand. Heben Sie das andere Bein 90° im Hüftgelenk und ziehen Sie das Band mit dem Arm nach vorne/oben.

Übungshinweise: Strecken Sie sich maximal, und versuchen Sie, Ihre Körperachse möglichst ruhig und vertikal zu halten. Vermeiden Sie beim Hochziehen eine Rückneigung des Oberkörpers.

Wiederholungen/Serien: 10–12/2

Bewegung: zügig nach oben, Endstellung kurz halten und langsam in Ausgangsstellung zurück

Bandstärke: ♂ blau ♀ grün

14a+b Übung 14

Trainingsziel: rotatorische Beweglichkeit der Brustwirbelsäule, Kräftigung der geraden Rückenstreckmuskulatur

Ausführung: Legen Sie das Thera-Band® breitflächig über die Schulterblätter, und halten Sie es zur Sicherung mit den Daumen. Die Wirbelsäule aus dem Fersensitz abwechselnd maximal nach rechts und links drehen.

Übungshinweise: Lassen Sie den Blick nach vorne gerichtet, und vermeiden Sie damit eine Mitdrehung des Kopfes. Diese Übung kann auch stehend ausgeführt werden.

Wiederholungen/Serien: 20–30/1

Bewegung: schnell

Bandstärke: ♂ schwarz ♀ blau

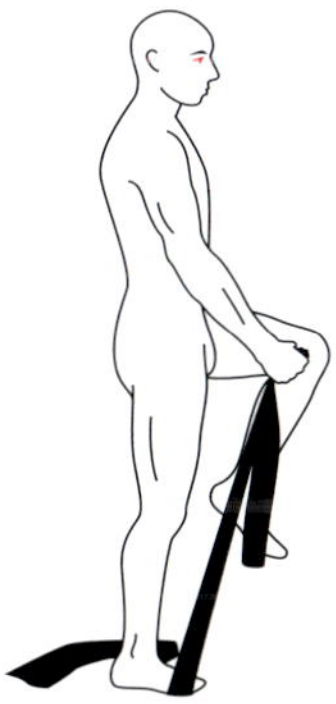

13a

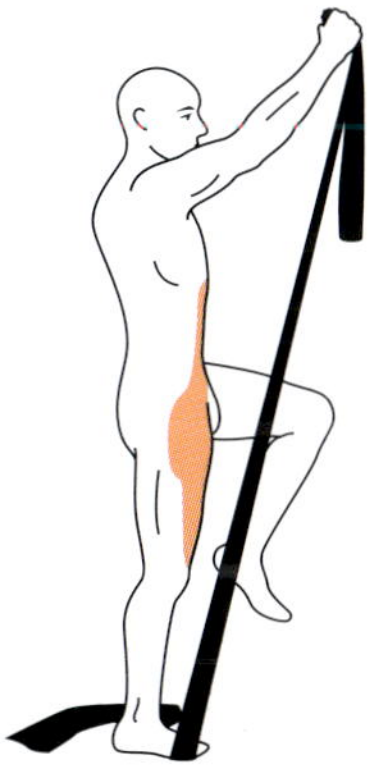

13b

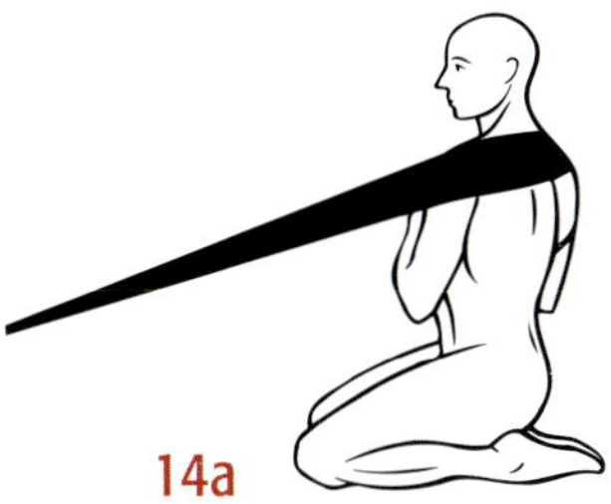

14a

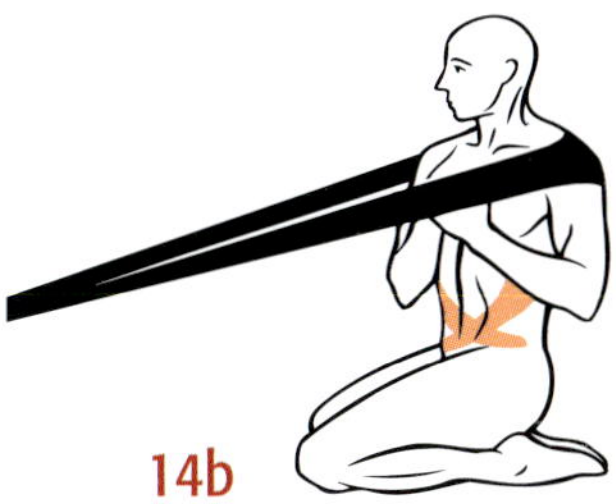

14b

15a+b Übung 15

Trainingsziel: Beweglichkeit der Lenden- und Brustwirbelsäule, Kräftigung der schrägen Bauchmuskulatur

Ausführung: Legen Sie das Thera-Band® um die Füße der leicht gebeugten Beine. Stützen Sie die Arme seitlich ab, der Kopf ist maximal angehoben. Die Beine in Verlängerung des Thera-Bandes® in Richtung Boden drücken.

Übungshinweise: Vermeiden Sie die Bildung eines Hohlkreuzes. Blick auf den Bauch richten und maximale Spannung halten.

Wiederholungen/Serien: 10–15/1–2

Bewegung: schnell, Endstellung halten

Bandstärke: ♂ blau ♀ grün

16a+b Übung 16

Trainingsziel: Kräftigung der schrägen Bauchmuskulatur

Ausführung: Halten Sie das Ende des Thera-Bandes® mit beiden Händen vor das Brustbein, und drehen Sie den Oberkörper über die Arme in die entsprechende Drehrichtung (beidseitige Ausführung).

Übungshinweise: Mit zunehmender Streckung der Arme erhöhen Sie bei gleicher Bandlänge den Anstrengungsgrad. Vermeiden Sie ein Mitdrehen des Beckens.

Wiederholungen/Serien: 10–15/2–3

Bewegung: schnell, Endstellung halten

Bandstärke: ♂ blau ♀ grün

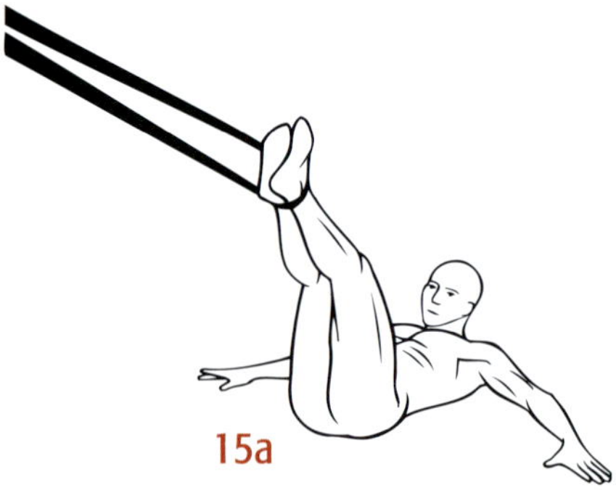

15a

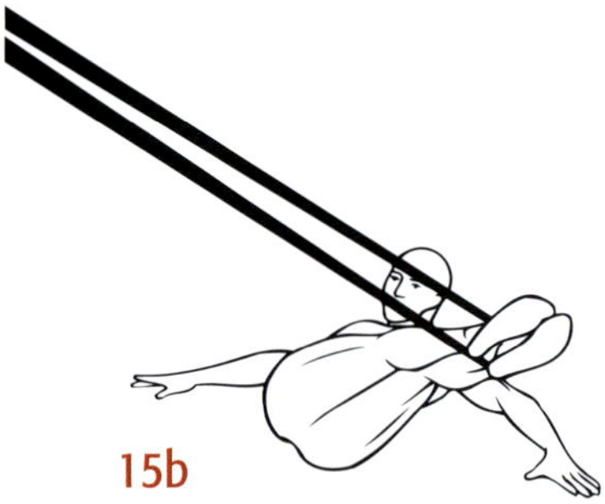

15b

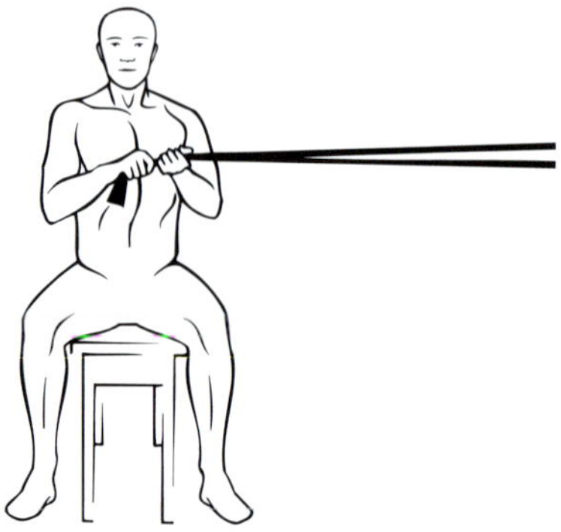

16a

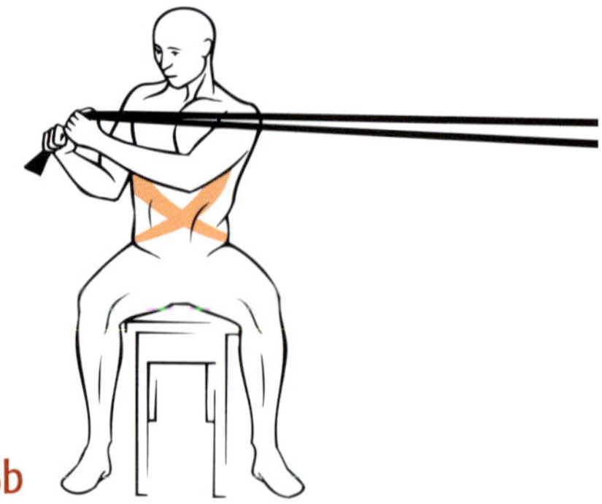

16b

17a+b Übung 17

Trainingsziel: Verbesserung der rotatorischen Rumpfstabilität

Ausführung: Stellen Sie Ihre Füße nebeneinander, strecken Sie sich maximal, und ziehen Sie das Band mit horizontal ausgestreckten Armen zur Seite.

Übungshinweise: Drehen Sie möglichst nur den Oberkörper, und halten Sie dabei die Hände vor der Brust ausgestreckt; der Blick bleibt geradeaus gerichtet.

Wiederholungen/Serien: 10–12/2

Bewegung: zügig in die Endstellung, 2 Sekunden halten und langsam wieder zurück

Bandstärke: ♂ schwarz ♀ blau

18a+b Übung 18

Trainingsziel: Kräftigung der Rücken- und Rumpfmuskulatur

Ausführung: Setzen Sie sich nach Bestimmung der Vorspannung auf die Enden des Thera-Bandes®, und legen Sie es, bevor Sie die Hände in den Nacken legen, gekreuzt über Ihre Ellenbogen. Drehen Sie Ihren Rumpf abwechselnd maximal nach rechts und links.

Übungshinweise: Die Oberarme bleiben während der gesamten Übung immer horizontal ausgerichtet.

Wiederholungen/Serien: 15–20/1–2

Bewegung: langsam

Bandstärke: ♂ blau ♀ grün

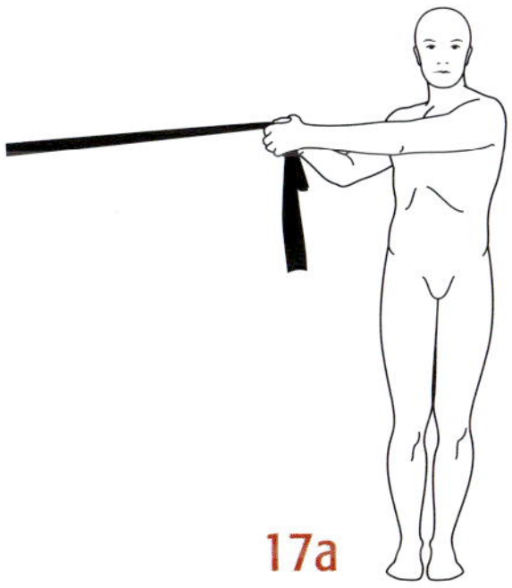

17a

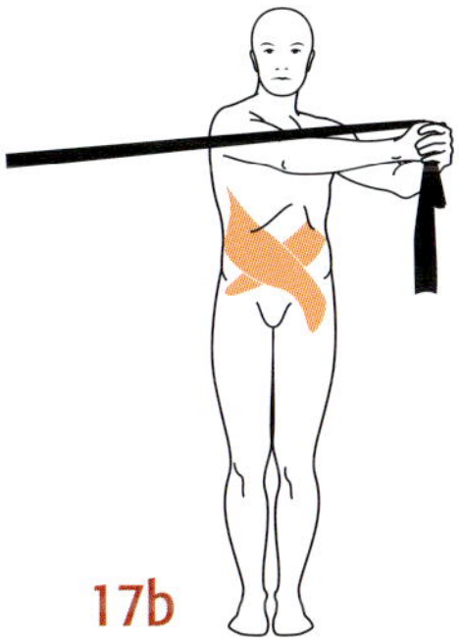

17b

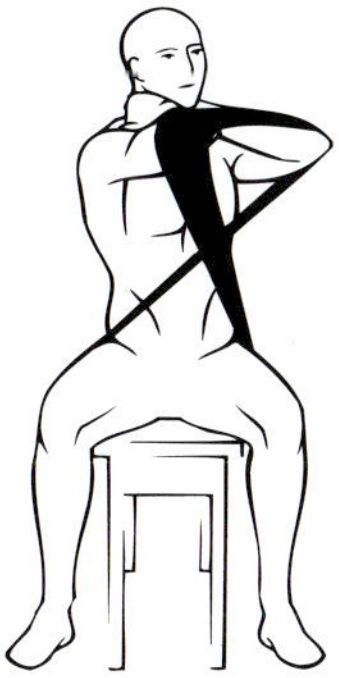

18a

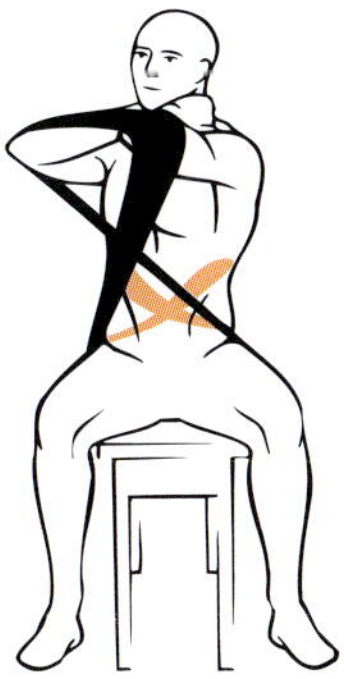

18b

19a+b Übung 19

Trainingsziel: Kräftigung der Rumpf- und Rückenmuskulatur
Ausführung: Legen Sie das Thera-Band® unter die Unterschenkel, und ziehen Sie es aus dem Fersensitz über den Kopf. Drehen Sie den Rumpf abwechselnd nach rechts und links. Die Übung kann auch sitzend ausgeführt werden.
Übungshinweise: Lassen Sie den Blick nach vorne gerichtet, und vermeiden Sie damit ein Mitdrehen des Kopfes.
Wiederholungen/Serien: 10–15/1–2
Bewegung: langsam
Bandstärke: ♂ schwarz ♀ blau

20a+b Übung 20

Trainingsziel: Kräftigung der Rumpfmuskulatur und Verbesserung der Rumpfstabilität
Ausführung: Halten Sie den Körper im seitlichen Unterarmstütz stabil und ziehen das Band mit angewinkeltem Arm nach hinten.
Übungshinweise: Halten Sie das Becken oben und die Hüftgelenke gestreckt, während die Drehung um die Längsachse des am Körper anliegenden Oberarmes erfolgt.
Wiederholungen/Serien: 8–10/2
Bewegung: gleichmäßig kontrolliert ziehen und nachgeben ohne Bewegungsunterbrüche
Bandstärke: ♂ grün ♀ rot (grün)

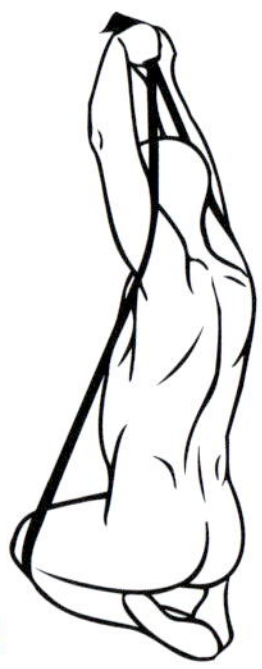

19a

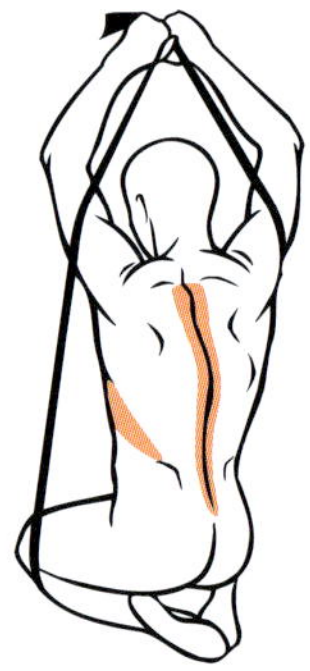

19b

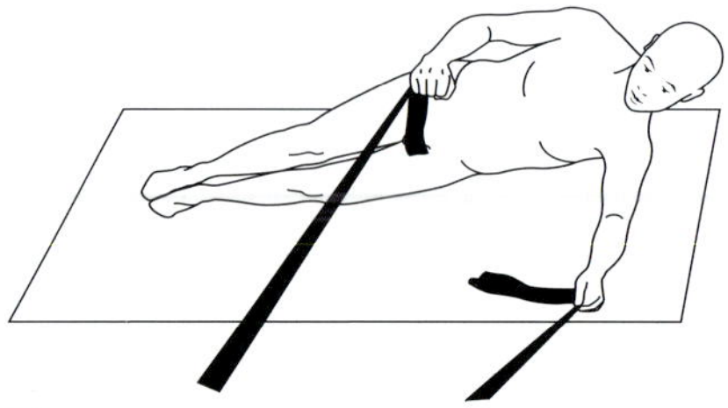

20a

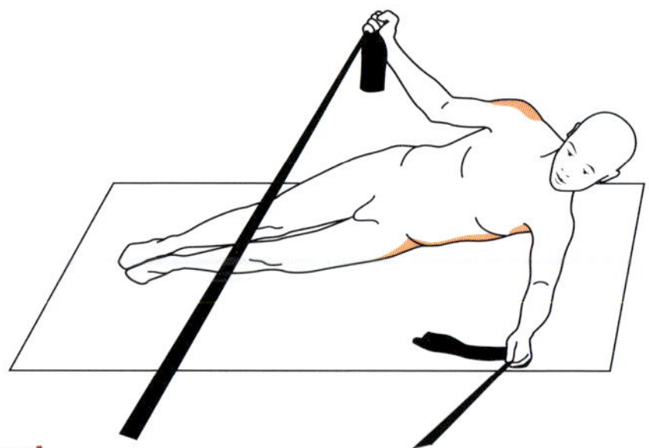

20b

21a+b Übung 21

Trainingsziel: Bücktraining
Ausführung: Spannen Sie das Thera-Band® hinter dem Nacken mit gestreckten Armen, und nehmen Sie eine leichte Grätschstellung ein. Gehen Sie in die Knie, ohne dabei den Abstand zwischen den Händen zu verändern.
Übungshinweise: Belasten Sie die ganzen Fußsohlen, während Sie das Gesäß unter guter Rückenspannung nach hinten und unten bewegen.
Wiederholungen/Serien: 5–10/3–4
Bewegung: langsam, Endstellung halten
Bandstärke: ♂ blau ♀ grün

22a+b Übung 22

Trainingsziel: Bückschulung als Geschicklichkeitstraining
Ausführung: Ziehen Sie das vorgehaltene Thera-Band® während einbeiniger Kniebeugen bis an die Brust auseinander, ohne die aktive Rückenspannung aufzugeben (beidseitige Ausführung).
Übungshinweise: Einwärtsdrehung des Knies und Absinken des Beckens auf der Spielbeinseite vermeiden.
Wiederholungen/Serien: 5–10/3–4
Bewegung: langsam, Endstellung halten
Bandstärke: ♂ blau ♀ grün

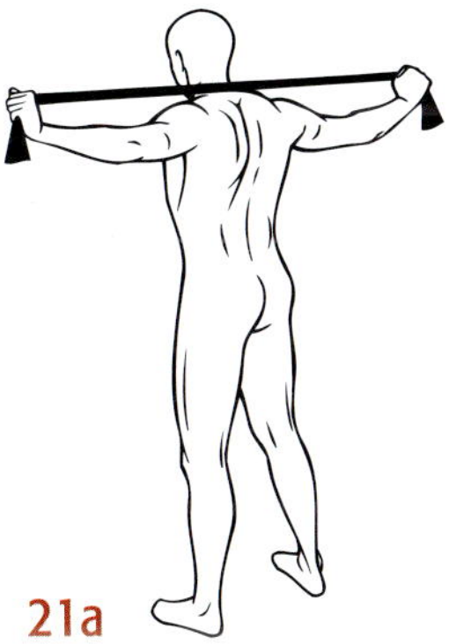
21a

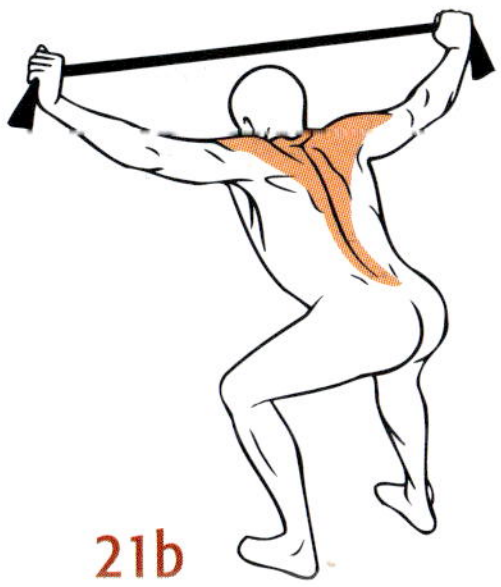
21b

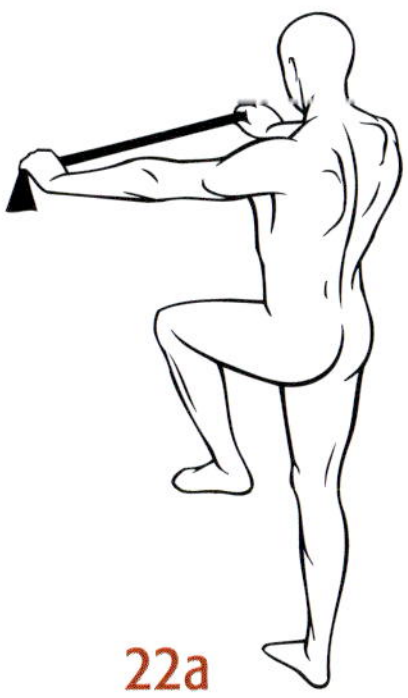
22a

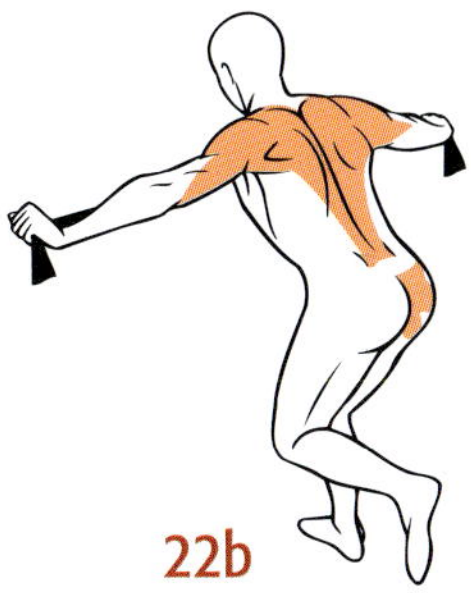
22b

23a+b Übung 23

Trainingsziel: Kräftigung der unteren Rückenmuskulatur

Ausführung: Das Thera-Band® um die Schultern legen und mit den Händen festhalten. Den Oberkörper maximal vorbeugen, dann aus der Lendenwirbelsäule aktiv aufrichten. Hierzu müssen Sie ins Hohlkreuz gehen!

Übungshinweise: Achtung – den Rumpf aus der Lendenwirbelsäule und nicht durch das Becken aufrichten! Diese Übung kann auch aus sitzender Position durchgeführt werden.

Wiederholungen/Serien: 8–12/3–4

Bewegung: langsam, Endstellung halten

Bandstärke: ♂ schwarz ♀ blau

24a+b Übung 24

Trainingsziel: Kräftigung der Rückenstrecker

Ausführung: Fixieren Sie die Bandenden mit den Händen, die Sie fest vor der Stirn halten, und strecken Sie aus runder Haltung die Wirbelsäule maximal.

Übungshinweise: Knie- und Beckenstellung dürfen bei der Übung nicht verändert werden; die Beuge- und Streckbewegung muss auf die Wirbelsäule beschränkt sein.

Wiederholungen/Serien: 12–15/2–3

Bewegung: zügig in die Endstellung, 2 Sekunden halten und langsam in Ausgangsstellung zurück

Bandstärke: ♂ schwarz ♀ blau

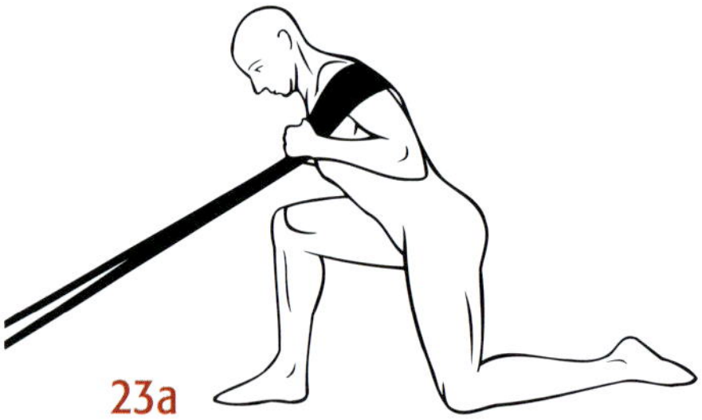

23a

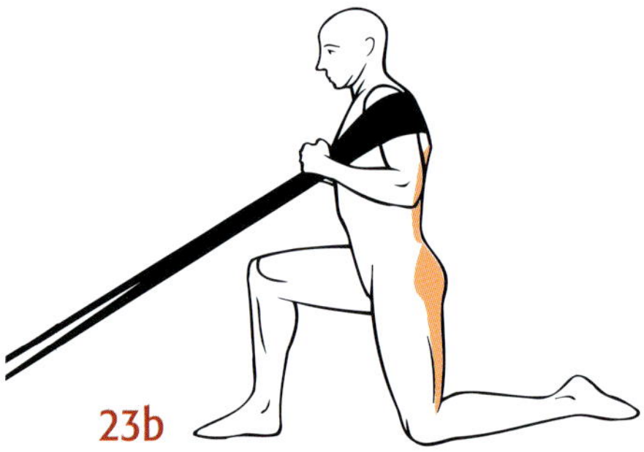

23b

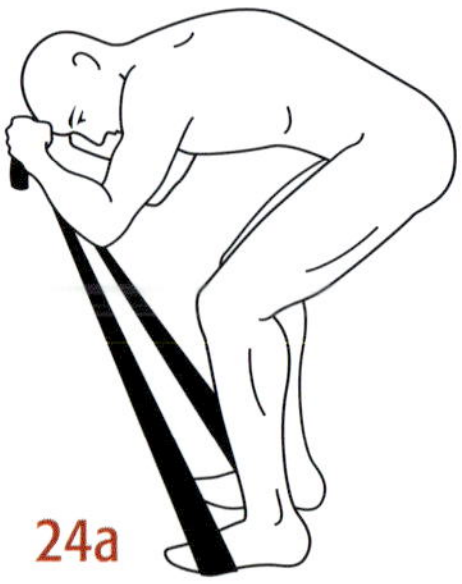

24a

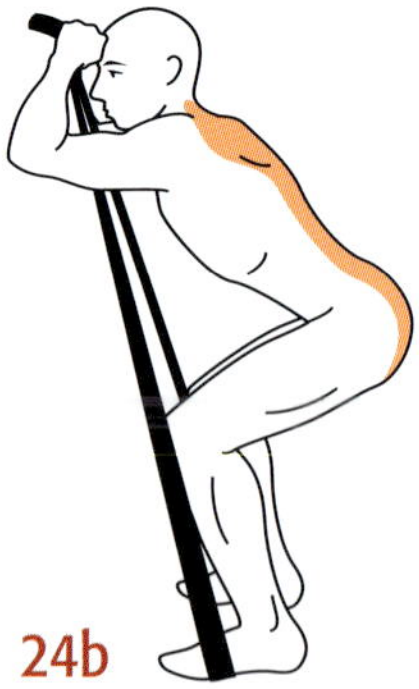

24b

25a+b Übung 25

Trainingsziel: Kräftigung und Stabilisation der Rückenstrecker

Ausführung: Die Bandenden mit den Händen im Nacken fixieren. Richten Sie sich aus gestreckter Oberkörpervorlage um ca. 45° auf.

Übungshinweise: Die Kniegelenke bleiben gestreckt und das Becken wird etwas nach hinten geschoben; halten Sie bei der Auf- und Abbewegung die Wirbelsäule immer maximal gestreckt.

Wiederholungen/Serien: 12–15/2–3

Bewegung: gleichmäßig kontrolliert hoch und runter ohne Bewegungsunterbrüche

Bandstärke: ♂ schwarz ♀ blau

26a+b Übung 26

Trainingsziel: Stabilisation des Beckens und der Lendenwirbelsäule

Ausführung: Legen Sie das Thera-Band® nach Bestimmung der Vorspannung über das Knie. Beugen Sie das Hüftgelenk so weit wie möglich an, ohne dabei die Stellung des Beckens und der Lendenwirbelsäule zu beeinflussen (beidseitige Ausführung).

Übungshinweise: Eine bewusste Anspannung der Gesäß- und Bauchmuskulatur erhöht die gewünschte Stabilität.

Wiederholungen/Serien: 5–10/1–2

Bewegung: langsam, Endstellung halten

Bandstärke: ♂ blau ♀ grün

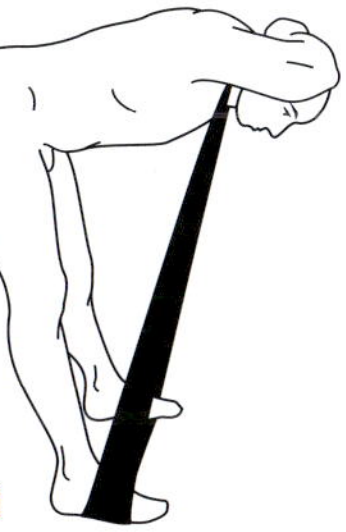

25a

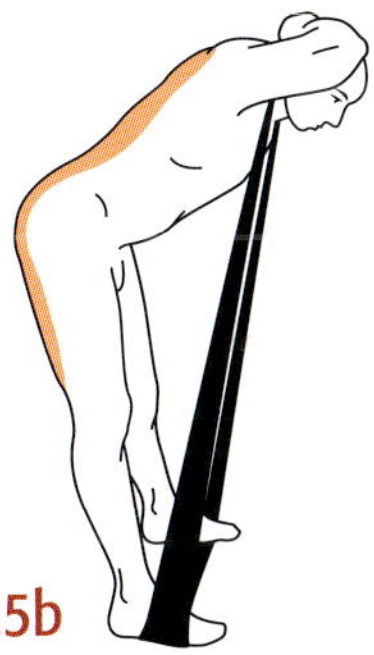

25b

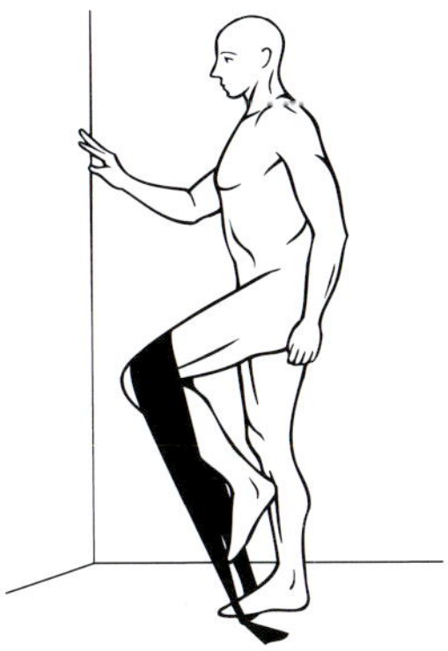

26a

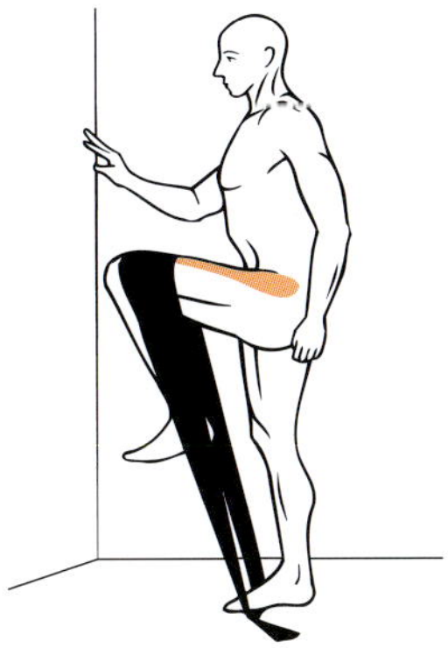

26b

27a+b Übung 27

Trainingsziel: Kräftigung der schrägen Bauchmuskulatur

Ausführung: Setzen Sie sich breitbeinig auf einen stabilen Stuhl. Ziehen Sie das Thera-Band® in einer großen, bogenförmigen Bewegung von oben diagonal nach unten zur Innenseite des Oberschenkels, um dort für 1 Sek. zu verweilen (beidseitige Ausführung).

Übungshinweise: Vermeiden Sie während der Rotationsbewegung eine übermäßige Krümmung der Wirbelsäule.

Wiederholungen/Serien: 15–20/2

Bewegung: schnell

Bandstärke: ♂ blau ♀ grün

28a+b Übung 28

Trainingsziel: Kräftigung der seitlichen Rumpfmuskulatur

Ausführung: Stellen Sie sich mit einem Fuß auf das Band, während der andere Fuß seitlich auf einen kniehohen stabilen Gegenstand gelegt wird. Den Oberkörper seitlich aufrichten, bis Sie diesen über die vertikale Stellung hinaus bewegt haben (beidseitige Ausführung).

Übungshinweise: Achten Sie auf eine Streckstellung der Hüftgelenke und eine frontal ausgerichtete Rumpfbewegung.

Wiederholungen/Serien: 10–12/1–2

Bewegung: langsam, Endstellung halten

Bandstärke: ♂ blau ♀ grün

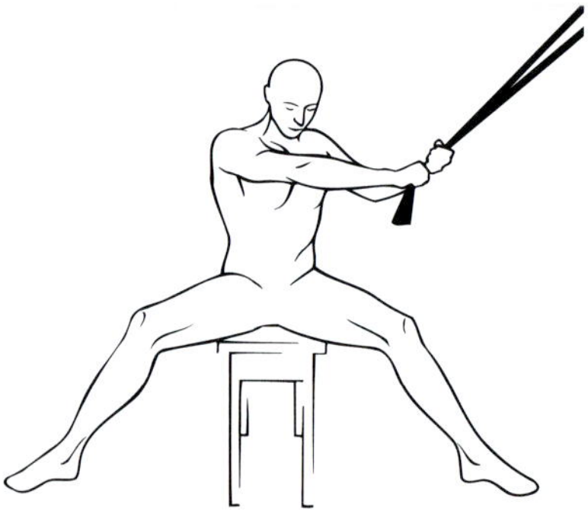

27a

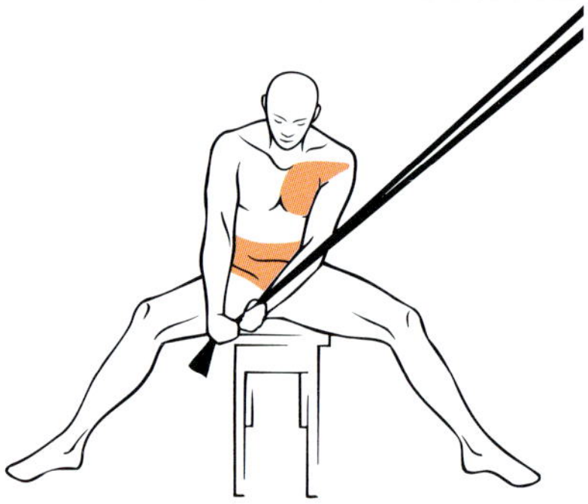

27b

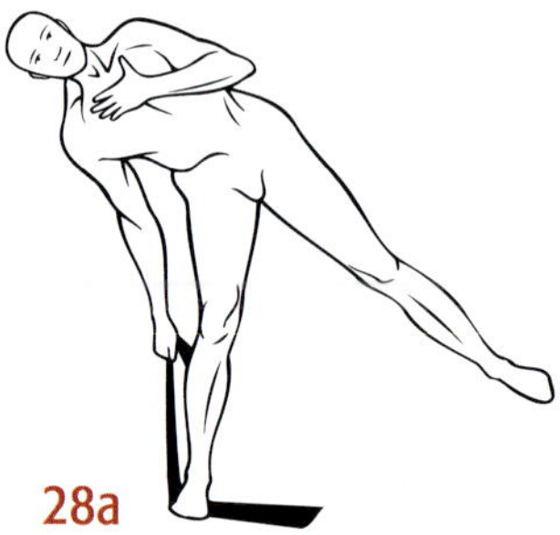

28a

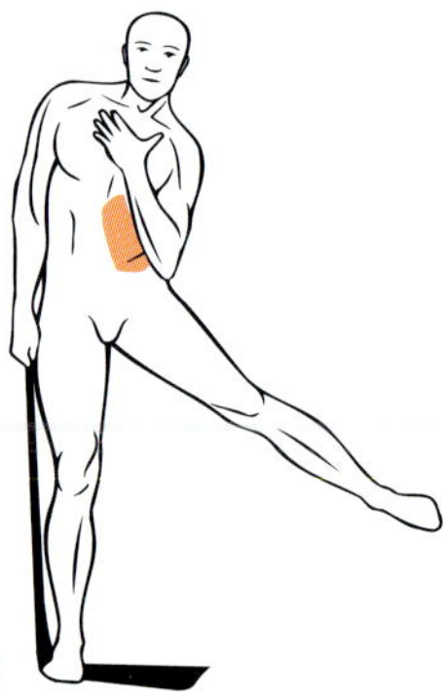

28b

29a+b Übung 29

Trainingsziel: Training der seitlichen Rumpfstabilität und des Standgleichgewichtes
Ausführung: Heben Sie ein Bein 90° im Hüftgelenk, und ziehen Sie das Band mit dem gegenseitigen Arm seitlich nach oben.
Übungshinweise: Strecken Sie sich maximal, und versuchen Sie Ihre Körperlängsachse möglichst ruhig und vertikal zu halten. Vermeiden Sie ein seitliches Neigen des Oberkörpers.
Wiederholungen/Serien: 10–12/2
Bewegung: zügig nach oben in die Endstellung, 2 Sekunden halten und langsam in die Ausgangsstellung zurück
Bandstärke: ♂ blau ♀ grün

30a+b Übung 30

Trainingsziel: Bück- und Hebetraining
Ausführung: Richten Sie sich auf, indem Sie, auf den Fußballen drehend, durch Streckung von Knie- und Hüftgelenk das Gewicht vom gebeugten Bein zur Hälfte auf das andere Bein verlagern (beidseitige Ausführung).
Übungshinweise: Stellen Sie sich einen Punkt vor, den Sie in der Endstellung mit den Händen erreichen wollen, und behalten Sie ihn im Auge während der Streckbewegung. Vermeiden Sie ein Überdrehen des Oberkörpers.
Wiederholungen/Serien: 5–10/2–3
Bewegung: schnell, Endstellung halten
Bandstärke: ♂ blau ♀ grün

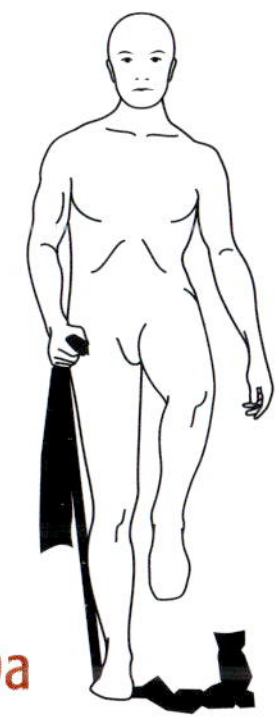
29a

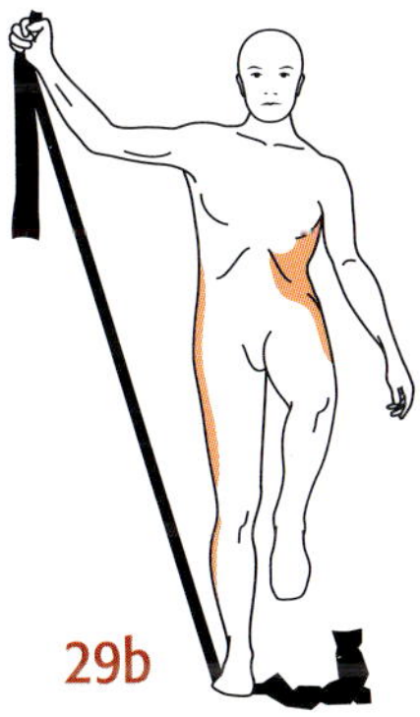
29b

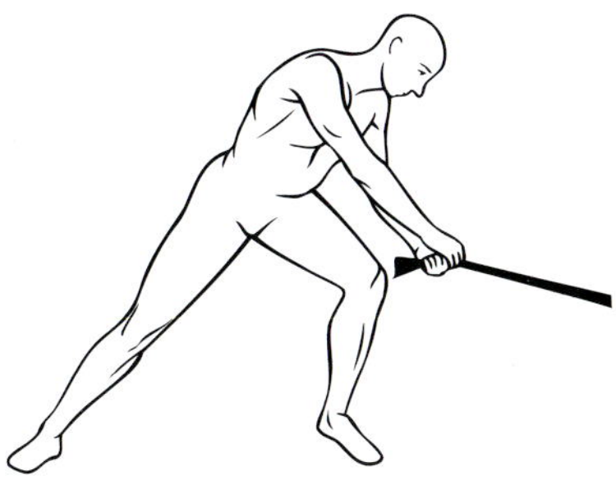
30a

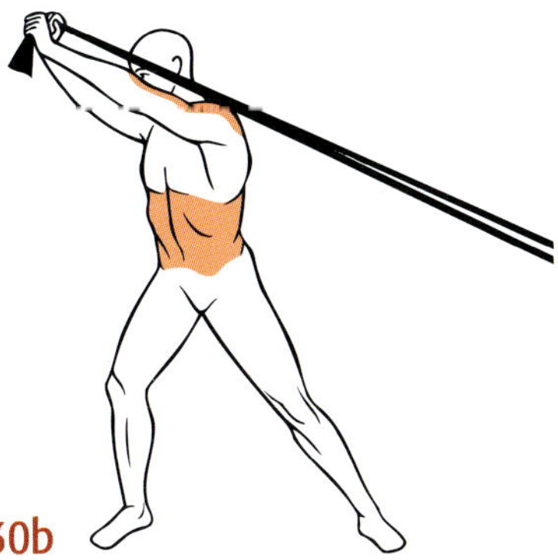
30b

31a+b Übung 31

Trainingsziel: Beweglichkeit der Lendenwirbelsäule, Kräftigung der seitlichen Rumpfmuskulatur

Ausführung: Setzen Sie sich auf das Thera-Band®, und strecken Sie es mit den Armen bis über den Kopf. Abwechselnd die Arme zur Mitte nach oben und die andere Beckenhälfte aktiv zu den Rippen hochziehen.

Übungshinweise: Versuchen Sie, den Kopf während der Übung möglichst ruhig und hoch zu halten.

Wiederholungen/Serien: 15–20/1–2

Bewegung: langsam

Bandstärke: ♂ schwarz ♀ blau

32a+b Übung 32

Trainingsziel: Kräftigung der geraden und schrägen Bauchmuskulatur

Ausführung: Legen Sie sich auf den Rücken, stützen Sie sich mit den Armen seitlich ab, und beugen Sie Hüft- und Kniegelenke im rechten Winkel. Bewegen Sie die geschlossenen Füße bogenförmig zur Seite (beidseitige Ausführung). Die Knie stehen dabei über den Hüftgelenken.

Übungshinweise: Vermeiden Sie durch maximales Anheben des Kopfes die Bildung eines Hohlkreuzes.

Wiederholungen/Serien: 5–10/1–2

Bewegung: schnell, Endstellung halten

Bandstärke: ♂ grün ♀ rot

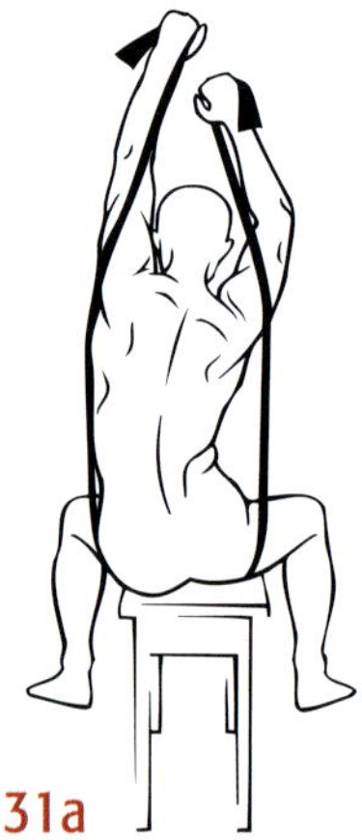

31a

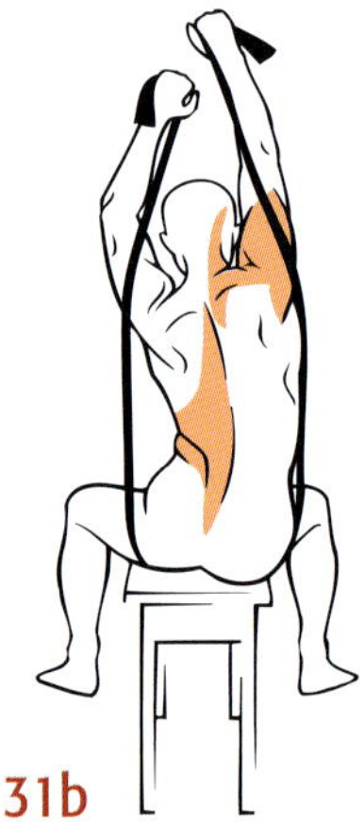

31b

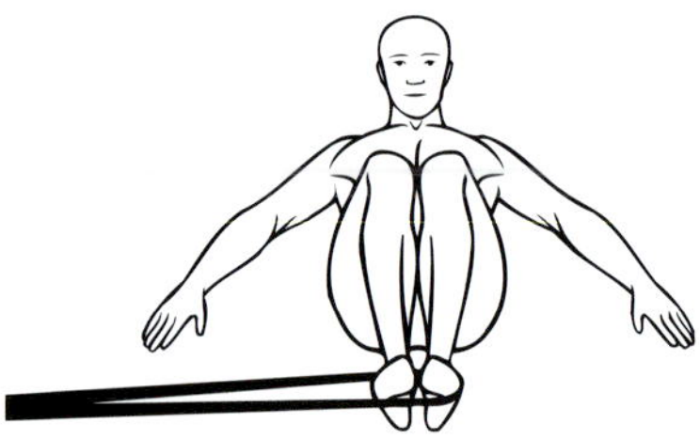

32a

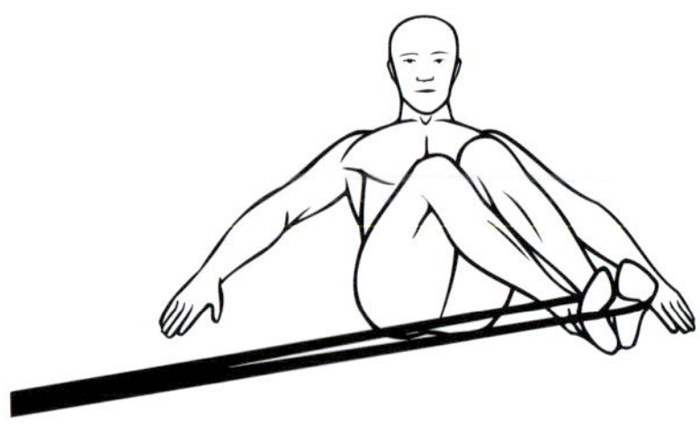

32b

33a+b Übung 33

Trainingsziel: Bücktraining

Ausführung: Stellen Sie einen Fuß vor auf das Thera-Band®, den hinteren Fuß auf den Ballen. Richten Sie den Blick nach vorne, und spannen Sie die Rückenmuskulatur an. Führen Sie die Hüften zum Band, und richten Sie gleichzeitig den Oberkörper nach hinten auf.

Übungshinweise: Drücken Sie gedanklich beim Aufrichten den Standfuß mit der ganzen Sohle zum Boden. Beinstreckung und Armbeugung erfolgen gleichzeitig.

Wiederholungen/Serien: 5–10/3–4

Bewegung: langsam

Bandstärke: ♂ schwarz ♀ blau

34a+b Übung 34

Trainingsziel: Bücktraining

Ausführung: Ziehen Sie das Thera-Band® mit einer Hand seitlich nach hinten, während Sie gleichzeitig sowohl die Knie- als auch die Hüftgelenke beugen.

Übungshinweise: Belasten Sie beide Füße flächig und gleichmäßig, und vermeiden Sie durch Anspannung der Rücken- und Bauchmuskulatur eine Drehung des Oberkörpers. Achten Sie darauf, dass die Schulter nicht nach vorne oder oben ausweicht.

Wiederholungen/Serien: 5–10/3–4

Bewegung: schnell, Endstellung halten

Bandstärke: ♂ blau ♀ grün

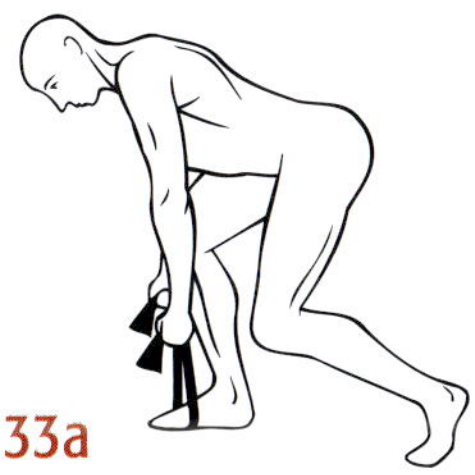

33a

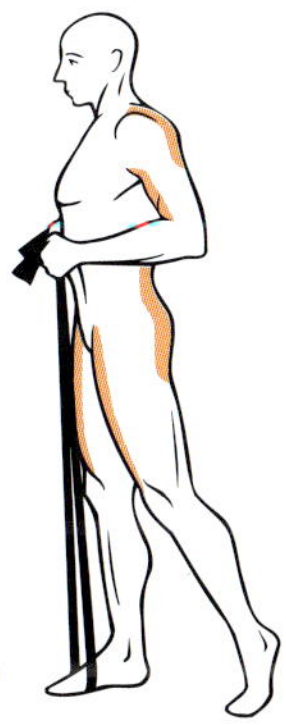

33b

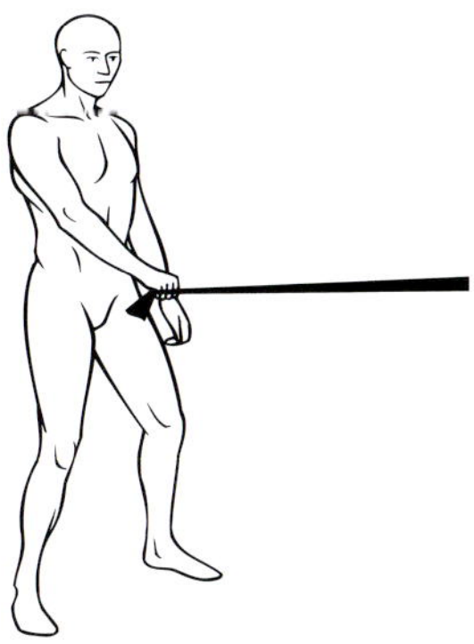

34a

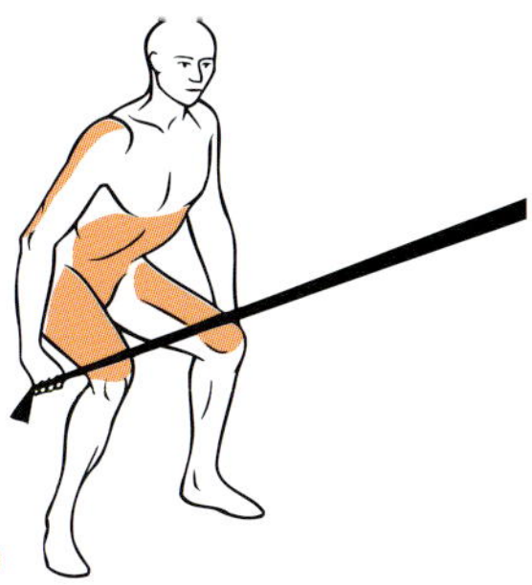

34b

35a+b Übung 35

Trainingsziel: Kräftigung der geraden und schrägen Bauchmuskulatur

Ausführung: Legen Sie sich ein kleines festes Kissen unter die Lendenwirbelsäule, und stellen Sie das angezogene Bein auf die Ferse. Ziehen Sie das Thera-Band® mit gestreckten Armen diagonal so weit wie möglich seitlich am Oberschenkel vorbei (beidseitig).

Übungshinweise: Kopf und Schultern dürfen in der Ausgangsstellung den Boden nicht berühren.

Wiederholungen/Serien: 8–12/2–3

Bewegung: schnell, Endstellung halten

Bandstärke: ♂ blau ♀ grün

36a+b Übung 36

Trainingsziel: Kräftigung der tiefen Bauchmuskulatur

Ausführung: Heben Sie aus dem Vierfüßlerstand Knie und Fuß wenige Millimeter vom Boden ab.

Übungshinweise: Halten Sie den Rücken beim Abheben des Beines in seiner geraden Stellung stabilisiert. Hören Sie in sich hinein und erspüren Sie die Bauchspannung ganz bewusst.

Wiederholungen/Serien: 8–10/2

Bewegung: Versuchen Sie beim Abheben jegliche Körperbewegung zu vermeiden; halten Sie dabei die Stellung während 5 Sekunden.

Bandstärke: ♂ blau ♀ blau

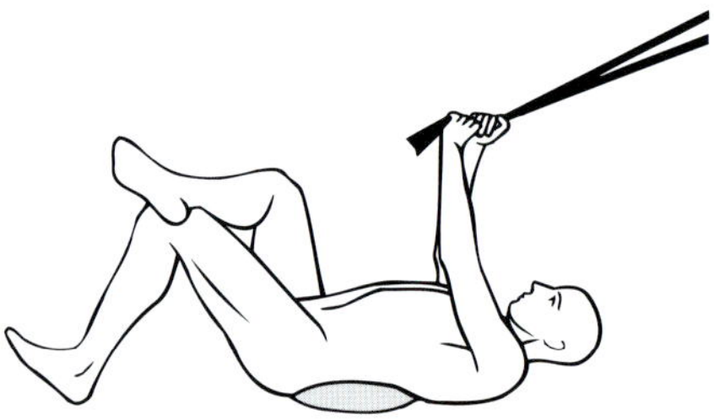

35a

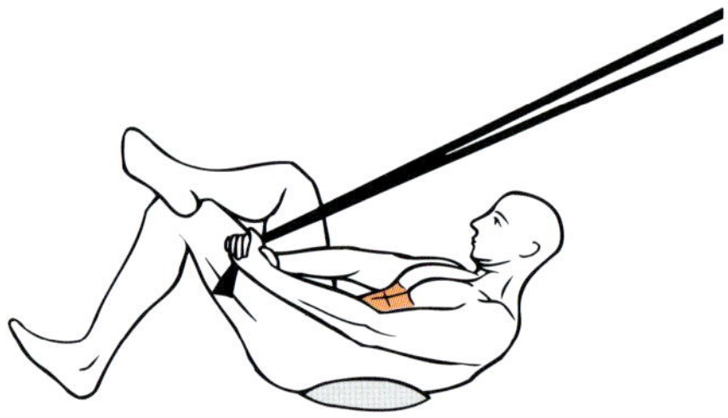

35b

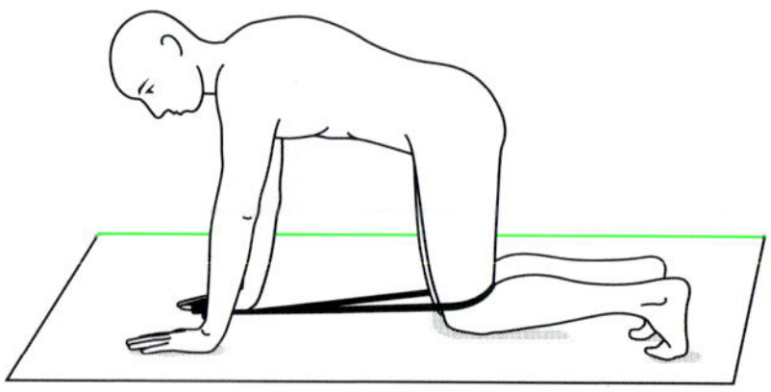

36a

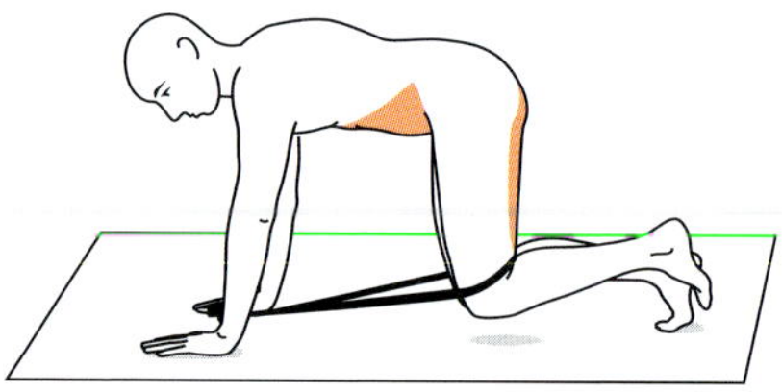

36b

Beine – tragende Pfeiler und Garanten für Mobilität

Innenseite des Beines **Außenseite des Beines**

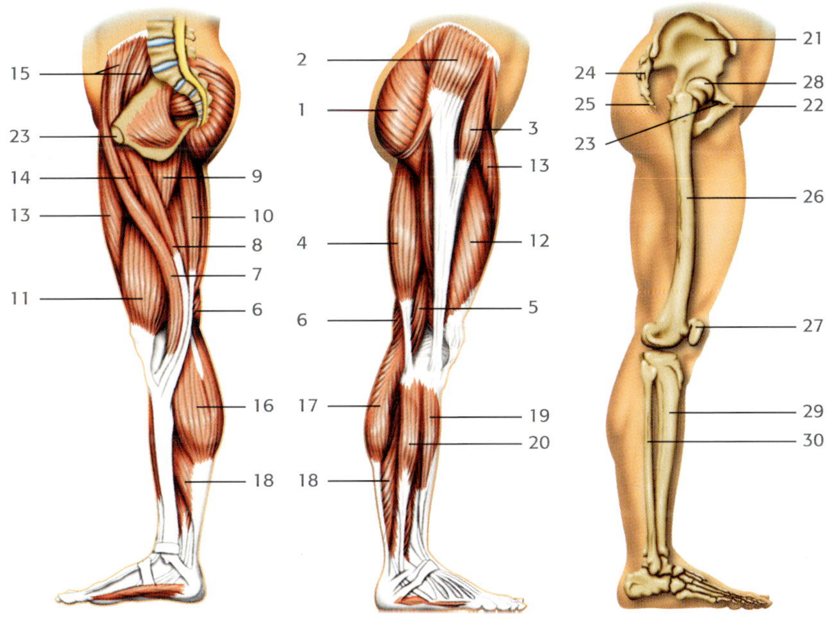

1 großer Gesäßmuskel
2 mittlerer Gesäßmuskel
3 Schenkelbindenspanner
4 langer Kopf des zweiköpfigen Schenkelmuskels
5 kurzer Kopf des zweiköpfigen Schenkelmuskels
6 Plattsehnenmuskel
7 Schneidermuskel
8 schlanker Muskel
9 großer Schenkelanzieher
10 Halbsehnenmuskel
11 innerer Schenkelmuskel
12 äußerer Schenkelmuskel
13 gerader Schenkelmuskel
14 langer Schenkelanzieher
15 Lenden-Darmbein-Muskel
16 innerer Kopf des Zwillingswadenmuskels
17 äußerer Kopf des Zwillingswadenmuskels
18 Schollenmuskel
19 vorderer Schienbeinmuskel
20 langer Wadenbeinmuskel
21 Darmbeinschaufel
22 Schambein
23 Schambeinfuge
24 Kreuzbein
25 Steißbein
26 Oberschenkelknochen
27 Kniescheibe
28 Hüftgelenk
29 Schienbein
30 Wadenbein

Die Muskulatur der Beine

Die Beine sind die tragenden Säulen des Körpers. Wir können mit ihnen stehen, gehen, laufen und springen. Diese vielfältigen Bewegungsvarianten werden durch kräftige Hüft- und Beinmuskeln möglich. Neben Fuß- und Kniegelenken sind die Hüftgelenke eine wichtige Schaltstelle zwischen Beinen und Rumpf. Hier im Beckenbereich werden die von den Beinen eintreffenden Kräfte abgeschwächt, damit sie das vertikale Gleichgewicht des Rumpfes nicht gefährden.

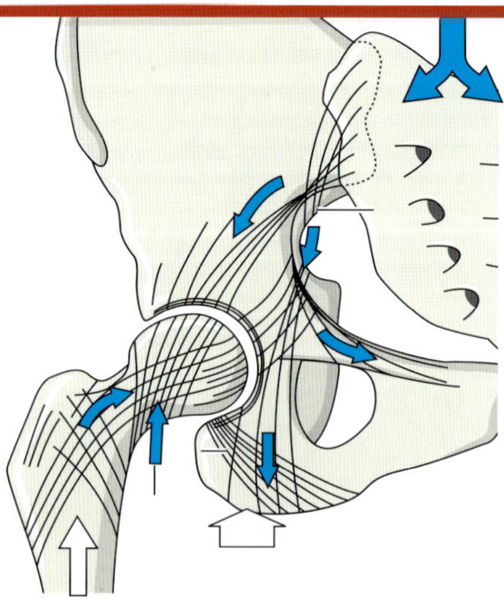

Hüftgelenk und Kreuzbein-Darmbein-Gelenk. Die weißen Pfeile zeigen die Krafteinwirkung beim Stehen und Sitzen und der blaue Doppelpfeil jene durch das Oberkörpergewicht; die kleinen blauen Pfeile zeigen die Ableitung dieser Kräfte entlang der Wabenstruktur (Trabekeln) des Knochens zum Schenkelhals, Sitzbein, Schambein und Darmbein-Kreuzbein-Gelenk.

Das Hüftgelenk

Das Hüftgelenk wird gebildet durch die seitlich am Becken gelegene Hüftpfanne und den Gelenkkopf des Oberschenkelknochens. Das Gelenk hält ein starker Bandapparat zusammen, sodass aufrechtes Stehen und Gehen mit nur geringer muskulärer Aktivität möglich sind. Im Hüftgelenk findet also die Kraftübertragung von unten und von oben auf den Beckenring statt (siehe Grafik).

Als Kugelgelenk hat das Hüftgelenk eine große Beweglichkeit. Neben einer ausgeprägten Hüftbeugung sind auch Rotationen und Abspreizbewegungen gut möglich. Im Vergleich zu diesen Bewegungen ist die Streckung der Hüfte sehr gering. Hier zeigt sich häufig eine Bewegungseinschränkung darin, dass vorzeitig eine unerwünschte weiterlaufende Mitbewegung des Beckens und damit der Wirbelsäule erfolgt, eine sogenannte Ausweichbewegung. Gerade bei den Beinübungen ist deshalb darauf zu achten, dass solche Ausweichbewegungen auf Becken- und Lendenbereich vermieden werden. Für die Stabilität des Beckens auf dem Standbein sind die großen und kleinen Gesäßmuskeln verantwortlich. Eine muskuläre Schwäche wird durch ein typisches Hinken sichtbar. Legen Sie deshalb auf das Training der hinteren und seitlichen Hüftmuskulatur besonderen Wert. Denn oft sind die Gesäßmuskeln nach Verletzungen der unteren Extremität abgeschwächt und in ihrer Funktion nicht mehr voll leistungsfähig.

Das Kniegelenk

Das Kniegelenk ist das größte, aber auch das komplizierteste Gelenk des menschlichen Körpers. Das Kniegelenk hat kaum eine knöcherne Führung, weil das gelenkbildende Ende des Unterschenkels keine Pfanne bildet, sondern eine plateauartige Fläche. Die Sicherung erfolgt ausschließlich durch Bänder und primär durch die Oberschenkelmuskulatur. Die kleine Kontaktzone der beiden ungleichen Gelenkflächen von Ober- und Unterschenkel wird zur Verbesserung der Stabilität und zum Schutz des Gelenkknorpels durch die beiden Menisken vergrößert. Sie führen die Kniebewegung, gleichen die Inkongruenz aus und dämpfen bedingt auch Stöße ab. Bei ungünstigen Scherbewegungen können diese durch Einklemmung verletzt werden.
Auf der Vorderseite des Kniegelenkes liegt die schützende Kniescheibe. Sie bietet der an ihr ansetzenden Oberschenkelstreckmuskulatur einen größeren Wirkungsgrad.
Die Bänder des Kniegelenkes sind wegen der Inkongruenz der Gelenkkörper für dessen Biomechanik von größter Bedeutung. Es sind dies das innere und äußere Seitenband sowie das vordere und hintere Kreuzband. Die Seitenbänder verstärken die Gelenkkapsel auf der Innen- und der Außenseite des Knies. Sie sind in Streckstellung des Knies gespannt und verhüten dadurch seitliche Bewegungen des gestreckten Standbeins. In Beugestellung des Knies werden die Seitenbänder entspannt und ermöglichen so Drehbewegungen des Knies.
Die Kreuzbänder liegen im Inneren des Kniegelenks. Sie bilden die wichtigste Bandverbindung und sichern seine passive Stabilität in Beugestellung. Weil das Kniegelenk besonders im Sport extremen Beanspruchungen ausgesetzt wird, sind Verletzungen vor allem des vorderen Kreuzbandes keine Seltenheit. Risse entstehen meist beim abrupten Strecken des in Beugung rotierten Kniegelenkes unter Vollbelastung.

Strecker und Beuger

Der Hauptstrecker des Kniegelenkes, der gleichzeitig auch verhindert, dass beim Stehen das Knie »einsackt«, ist der vordere vierköpfige Oberschenkelmuskel. Er setzt sich aus vier Muskelanteilen zusammen, die sich oberhalb der Kniescheibe zu einer Sehne vereinen. Mit dem Kniescheibenband führt diese zu einem Höcker an der Schienbeinvorderseite. Die auffälligsten Muskelanteile sind der innere und der äußere Kopf. Beide Muskelköpfe müssen synchron arbeiten, da sonst die Kniescheibe nicht optimal in ihrem Gleitlager läuft. Häufig findet sich ein abgeschwächter innerer Muskel, wodurch sich die Kniescheibe tendenziell nach außen verlagert. Dies kann zu vorderen Knieschmerzen

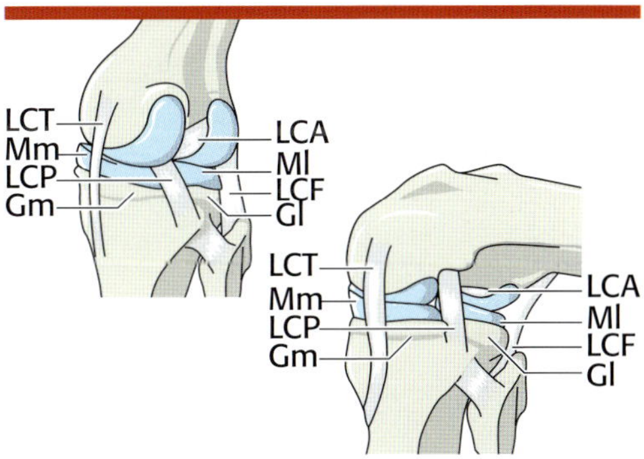

Kniegelenk in Streckung und Beugung von hinten/innen: LCT = inneres Seitenband, Mm = Innenmeniskus, Ml = Außenmeniskus, LCP = hinteres Kreuzband, LCA = vorderes Kreuzband, Gm/Gl = Gelenkfläche

führen, die meist durch ein gezieltes Muskeltraining behoben werden können.
Die Muskulatur, die das Knie beugt, liegt auf der Rückseite des Oberschenkels. Die drei Beuger haben ihren Ursprung am Sitzbein und führen auf der Innen- und Außenseite des Knies zum Unterschenkel.
Es sind zweigelenkige Muskeln, die im Hüftgelenk eine Streckung und im Kniegelenk eine Beugung auslösen können. Durch häufiges und langes Sitzen neigen diese tonischen Muskeln gerne zur Verkürzung und müssen daher, genauso wie die Strecker auf der Vorderseite des Oberschenkels, regelmäßig gedehnt werden. Wir empfehlen dazu eine dynamisch langsame, rhythmische Dehnungsmethode.

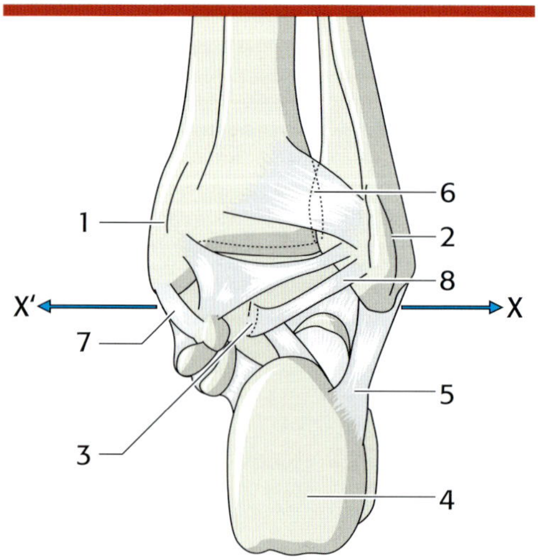

Fußgelenk von hinten: Bewegungsachse (X), Innenknöchel (1), Außenknöchel (2), Sprungbein (3), Fersenbein (4), äußeres Knöchelband (5), Verbindungsband der Malleolengabeln (6), Lig. tibiotalare posterior (7), Lig. talofibulare posterior (8). Am häufigsten von Distorsionsverletzungen betroffen ist das äußere Knöchelband (5).

Das Fußgelenk

Das Fußgelenk, auch oberes Sprunggelenk genannt, verbindet den Unterschenkel mit dem Fuß. Schienbein (Tibia) und Wadenbein (Fibula) – durch eine bindegewebige Membran miteinander verbunden – bilden dort eine Gabel, die das Sprungbein (Talus) vom Fuß zangenartig umschließt. Diese sogenannte Malleolengabel endet am Innenknöchel (Malleolus medialis) des Schienbeins und am Außenknöchel (Malleolus lateralis) des Wadenbeins.
Diese Gelenkkonstruktion lässt ausschließlich Scharnierbewegungen zu (Heben und Senken des Fußes). Die beiden Knöchel sind mit dem Fuß durch fächerförmig angelegte Bänder verbunden (siehe Grafik).
Beim Übertreten des Fußes durch seitliches Abknicken kann es zu Bandverletzungen kommen. Unmittelbar nach einer solchen Verstauchung des Fußes kann nicht mit Sicherheit gesagt werden, ob Bänder betroffen sind oder nicht. Die Verletzung kann von einer Überdehnung der Gelenkkapsel über einen partiellen Einriss eines Bandes bis hin zur vollständigen Ruptur mehrerer Bänder gehen.
Als Vorbeugung ist deshalb die Kräftigung der Fuß- und Unterschenkelmuskulatur besonders wichtig. Auch nach einer solchen Fußverletzung hat ein aufbauendes Kräftigungstraining dieser Muskeln hohe Priorität im Rehabilitationsprozess. Viele Übungen mit stabilisierender und gleichgewichtserhaltender Komponente stehen zur Auswahl.

Die Unterschenkelmuskulatur

Die Wadenmuskulatur mit ihren beiden auffälligen Köpfen liegt auf der Rückseite des Unterschenkels und geht sich verjüngend in die Achillessehne über, die ihrerseits in das Fersenbein einstrahlt. Diese sichtbare Wadenmuskulatur (Gastrocnemius) wird durch den darunter liegenden Schollenmuskel (Soleus) verstärkt. Der Gastrocnemius erlaubt einen kräftigen Zehenstand, während der Soleus im Einbeinstand das Gleichgewicht im Fußgelenk garantiert. Unter der Wadenmuskulatur liegen weitere Unterschenkelmuskeln, die ihre Kraftentfaltung über lange Sehnen auf den Fuß und primär auf die Zehen übertragen. Alle diese Muskeln beugen Fuß und Zehen. Auf der Vorderseite des Unterschenkels, seitlich neben dem Schienbein, liegt ein starker Muskel (Tibialis), der den Fuß hebt bzw. streckt.

Die Fußknochen

Das Knochengerüst des Fußes besteht aus 28 Knochen. Diese sind unterteilt in Zehenknochen, Mittelfußknochen, Fußwurzelknochen, Fersen- und Sprungbein. Die Konstruktion des Fußes erlaubt eine hohe Stabilität und Standfestigkeit, bleibt dabei aber anpassungsfähig an unebenen Untergrund. Ein komplexer Bandapparat hält die vielen Knochen fest zusammen. Am Fußabdruck erkennen Sie die brückenartige Gewölbekonstruktion des Fußes; auf der Innenseite besteht deshalb normalerweise kein Bodenkontakt. Wenn diese innere Aussparung fehlt, spricht man von einem Knick-Senk-Fuß (siehe Grafik, Abb. III).

Dieses Längsgewölbe, aber auch das Quergewölbe an der Zehenbasis wird passiv durch Bänder und aktiv durch viele Fuß- bzw. Zehenmuskeln auf der Fußsohle zusammengehalten, ohne dass dadurch Elastizität und Verformbarkeit verloren gehen.

Geschwächte Fuß- und Unterschenkelmuskeln führen häufig – durch die andauernde Einwirkung der Schwerkraft im Stehen – zu einer Überlastung des Bandapparates und zu Fußschmerzen.

Die Bildung eines Fersensporns ist dann oft die Folge von lang anhaltenden muskulären Verspannungen im Bereich der Fußsohle. Eine genaue Analyse des Gangbildes sowie eine Überprüfung der Funktion der Fußgelenke und der einzelnen Gelenke des Mittelfußes sind dann oft sehr hilfreich, um eine adäquate Behandlung folgen zu lassen.

Die gute Funktion des Fußes ist Voraussetzung für ein richtiges muskuläres Training der Fuß- und Beinmuskulatur.

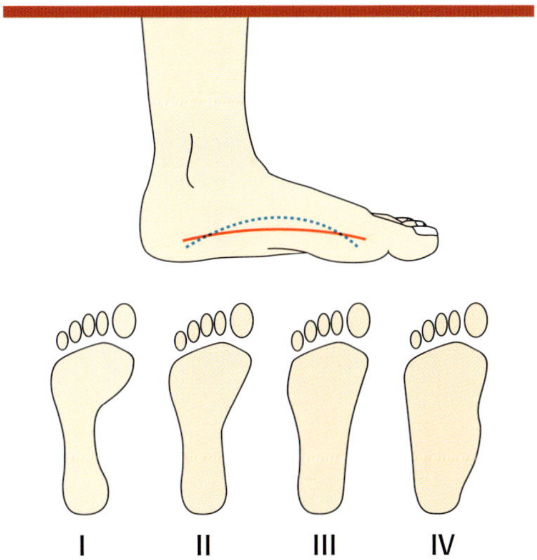

Fußansicht von innen: Die gestrichelte Linie zeigt die Längswölbung, die durchgezogene Linie, wenn die Längswölbung aufgehoben ist. I = normaler Abdruck, III = Knick-Senk-Fuß, IV = ausgeprägter Plattfuß, wenn zwischen Vorfuß- und Fersenabdruck nur noch eine dünne oder keine Verbindung besteht, handelt es sich um einen Hohlfuß.

Testübungen für die Beinmuskulatur

Übungen	Datum / Anzahl der Wiederholungen				
1 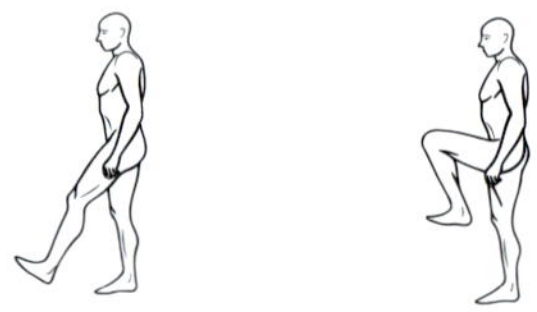					
2 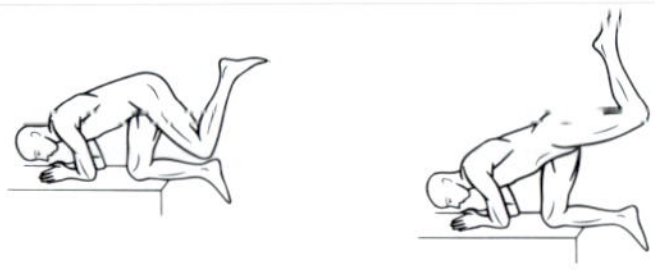					
3 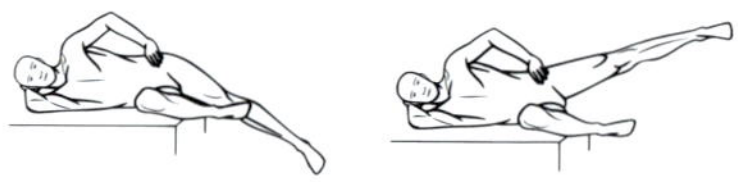					
4 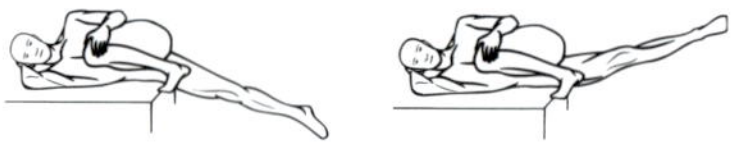					
5 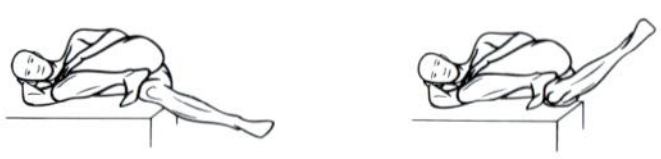					

Übungen	Datum / Anzahl der Wiederholungen				
6 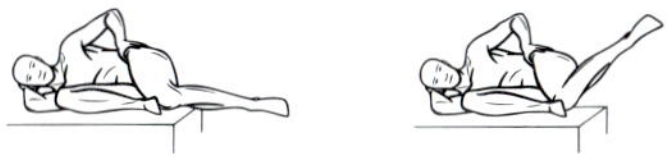					
7 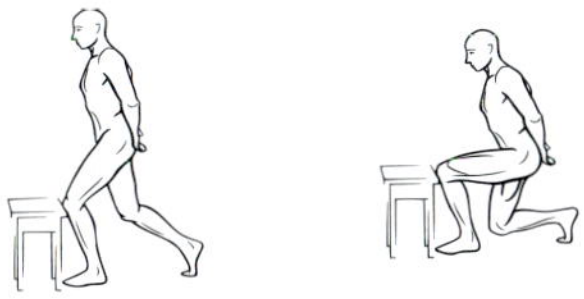					
8 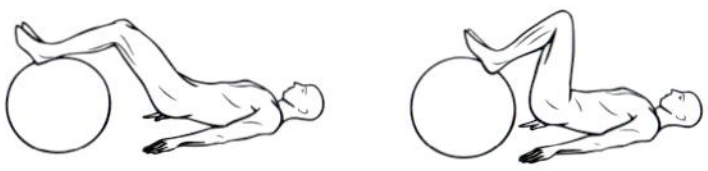					
9 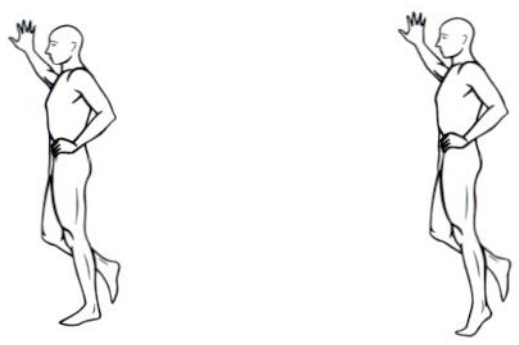					
10 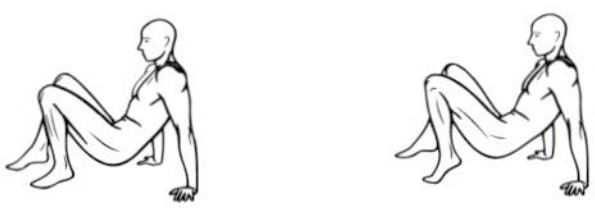					

1a+b Test 1

Testziel: Kraftfähigkeit der Hüftbeuger
Wiederholungen (Norm): 25
Ausführung: Stellen Sie sich auf ein Bein, und stützen Sie sich leicht mit der Hand an der Wand ab. Halten Sie ein Bein ausgestreckt vor den Körper. Heben und senken Sie das Spielbein so weit wie möglich, ohne dabei den aufrechten Stand zu verlieren. Testen Sie beide Beine.

2a+b Test 2

Testziel: Kraftfähigkeit der Hüftstrecker
Wiederholungen (Norm): 29
Ausführung: Nehmen Sie den Knie- und Unterarmstütz ein. Heben Sie nun ein im Knie gebeugtes Bein bis zur vollen Hüftstreckung. Halten Sie dabei die Wirbelsäule gerade – gehen Sie nicht ins Hohlkreuz, und halten Sie den Kopf gesenkt in Verlängerung der Wirbelsäule. Testen Sie beide Beine.

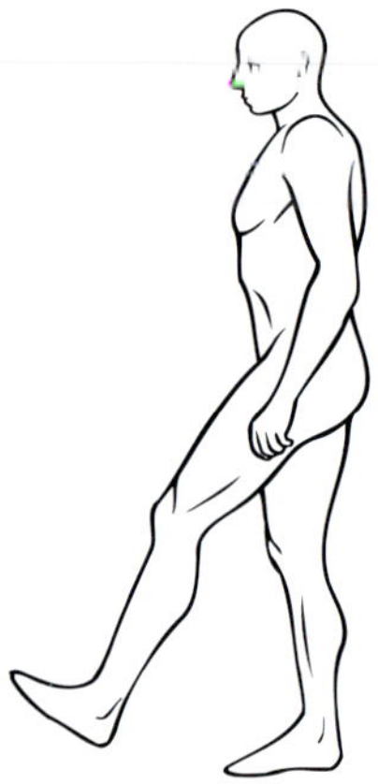
1a

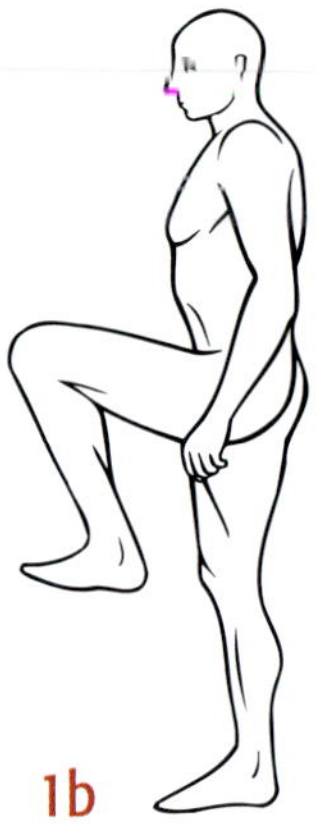
1b

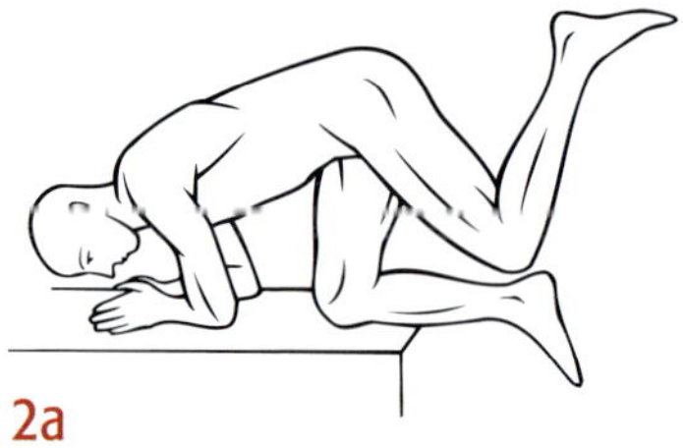
2a

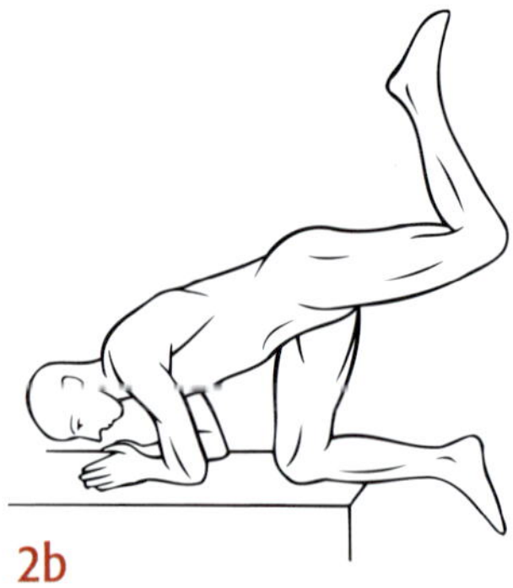
2b

3a+b Test 3

Testziel: Kraftfähigkeit der äußeren seitlichen Hüftmuskulatur

Wiederholungen (Norm): 26

Ausführung: Legen Sie sich auf die Seite, und beugen Sie das untere Bein.

Heben und senken Sie das obere, gestreckte Bein bis zur Horizontalen.

Wechseln Sie die Seite, und testen Sie beide Beine.

4a+b Test 4

Testziel: Kraftfähigkeit der inneren Hüftmuskulatur

Wiederholungen (Norm): 28

Ausführung: Legen Sie sich auf die Seite, und beugen Sie das obere Bein.

Heben Sie das untere Bein so weit wie möglich an; legen Sie es nicht auf den Boden ab.

Wechseln Sie die Seite, und testen Sie beide Beine.

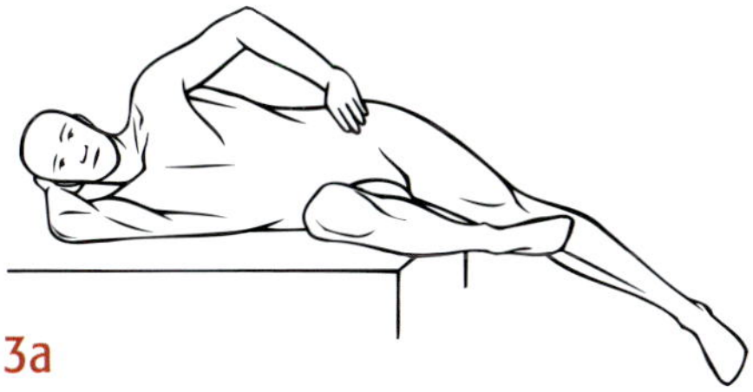

3a

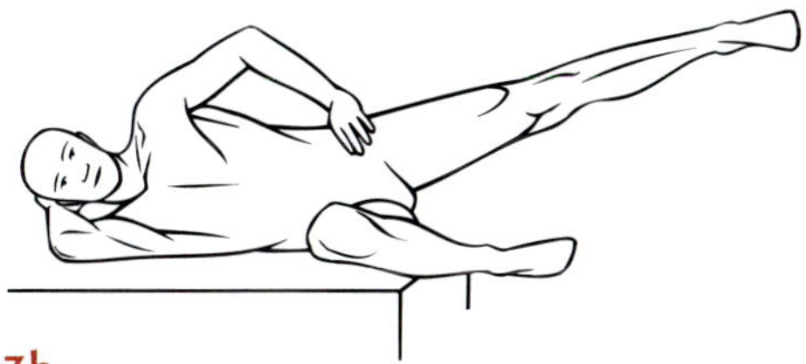

3b

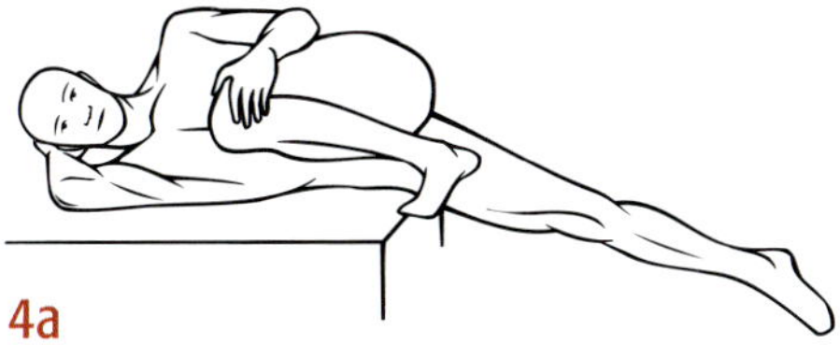

4a

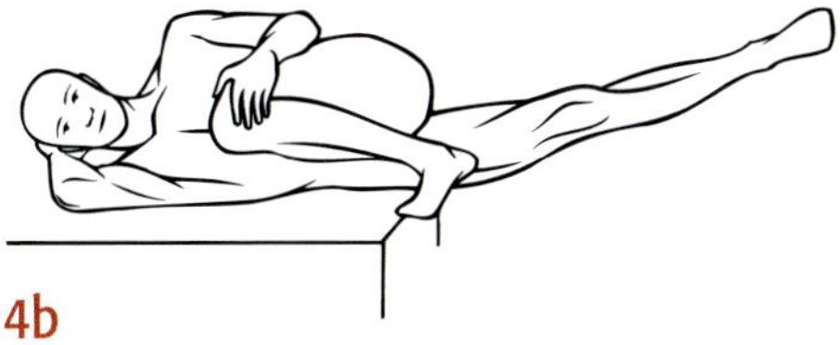

4b

5a+b Test 5

Testziel: Kraftfähigkeit der Hüftaußenrotatoren
Wiederholungen (Norm): 28
Ausführung: Legen Sie sich auf die Seite auf den Boden, und ziehen Sie das obere Bein vollständig an.
Beugen Sie das unten liegende Bein sowohl im Knie- als auch im Hüftgelenk, und heben und senken Sie in dieser Position den Unterschenkel. Testen Sie beide Beine und vergleichen Sie das jeweilige Bewegungsausmaß.

6a+b Test 6

Testziel: Kraftfähigkeit der Hüftinnenrotatoren
Wiederholungen (Norm): 23
Ausführung: Legen Sie sich auf die Seite auf den Boden, und ziehen Sie das untere Bein vollständig an.
Beugen Sie das obere Bein sowohl in der Hüfte als auch im Kniegelenk leicht, und drehen Sie den Unterschenkel aus dieser Stellung nach oben. Testen Sie beide Beine und vergleichen Sie das jeweilige Bewegungsausmaß.

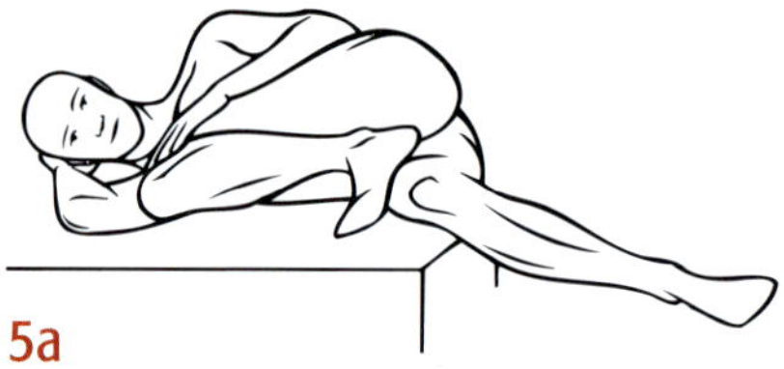
5a

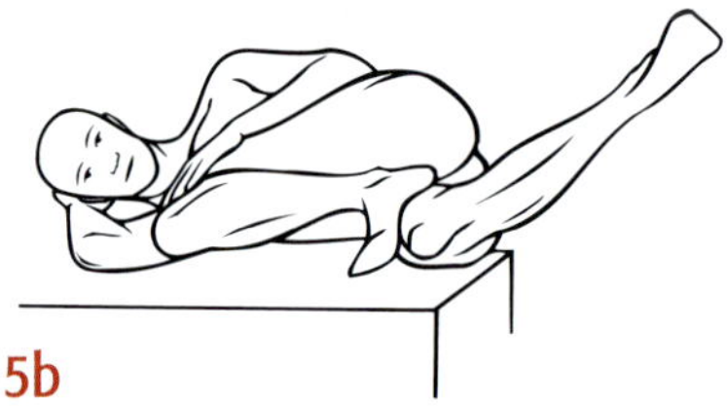
5b

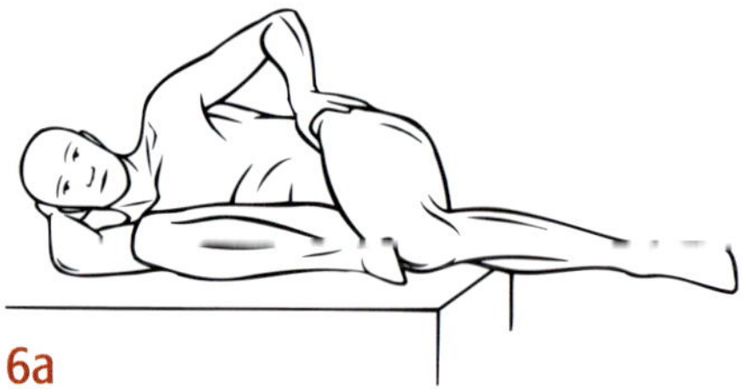
6a

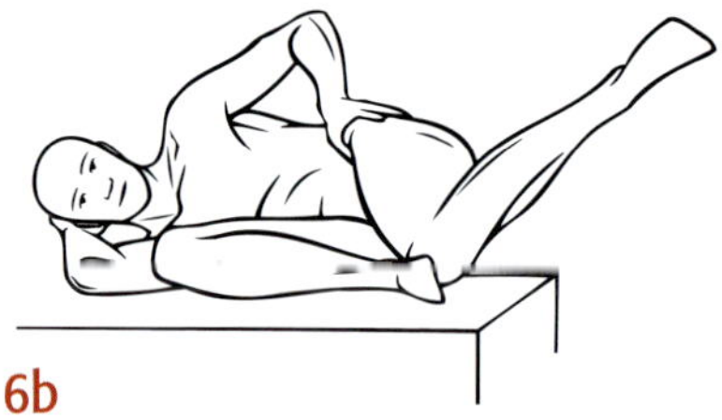
6b

7a+b Test 7

Testziel: Kraftfähigkeit der Kniestrecker
Wiederholungen (Norm): 15
Ausführung: Stellen Sie sich auf das vordere Bein, und berühren Sie mit der Kniespitze einen Stuhl. Das hintere Bein darf nicht auf dem Boden abgestemmt werden. Beugen Sie nun den Oberschenkel, so weit Sie können, ohne das Gewicht auf das hintere Bein zu verlagern. Testen Sie beide Beine. Halten Sie den Oberkörper aktiv gestreckt.

8a+b Test 8

Testziel: Kraftfähigkeit der Kniebeuger
Wiederholungen (Norm): 30
Ausführung: Gehen Sie in die Rückenlage mit seitlich neben dem Körper abgelegten Armen. Legen Sie die Fersen und den unteren Teil der Unterschenkel auf einem Gymnastikball ab. Ziehen Sie nun den Ball mit den Fersen zum Gesäß hin und drücken Sie ihn wieder weg. Halten Sie dabei das Becken in der angehobenen Position möglichst stabil und ruhig.

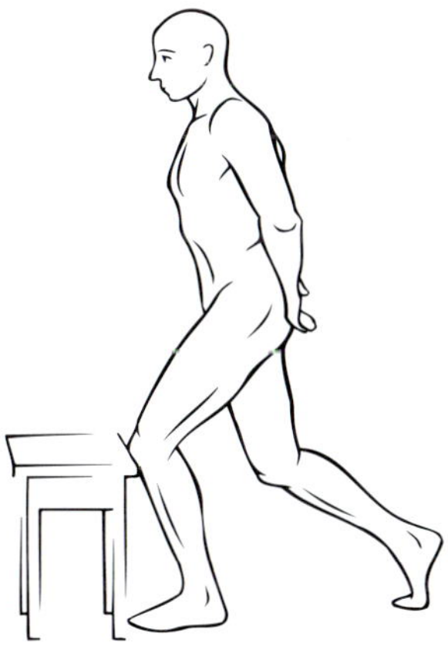

7a

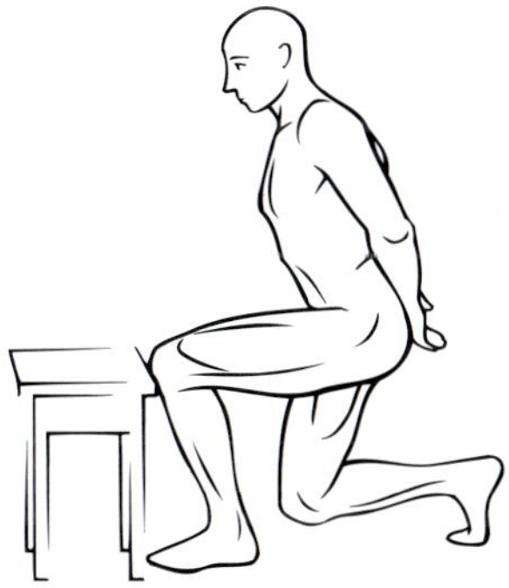

7b

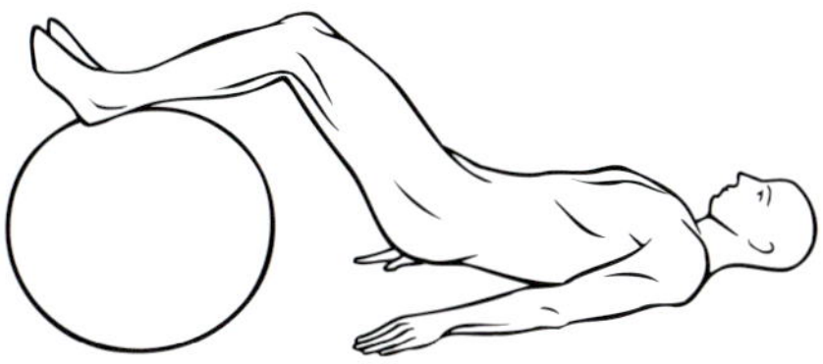

8a

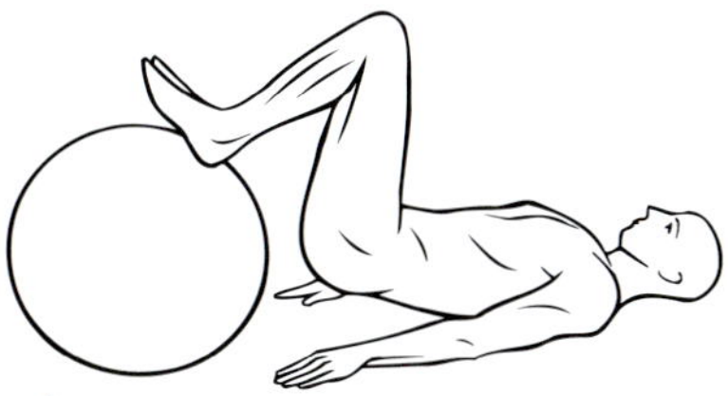

8b

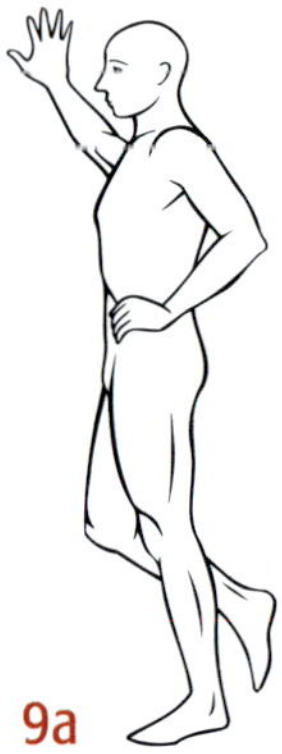

9a

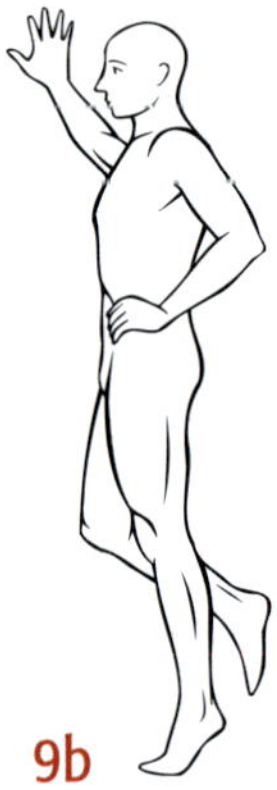

9b

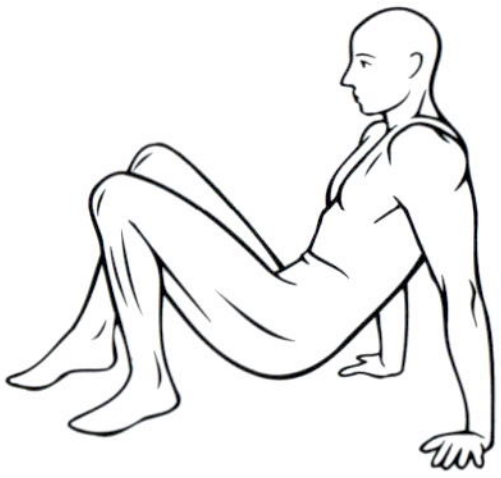

10a

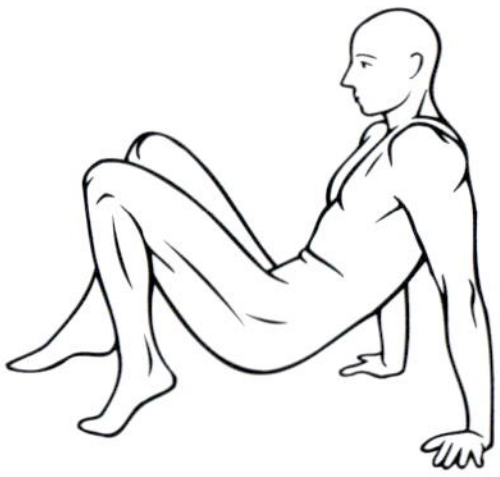

10b

9a+b Test 9

Testziel: Kraftfähigkeit der Wadenmuskulatur

Wiederholungen (Norm): 29

Ausführung: Stellen Sie sich in aufrechter Haltung auf einem Bein hin, und stützen Sie sich mit der gegenüberliegenden Hand leicht an der Wand ab. Drücken Sie sich in den Zehenstand hinauf, und lassen Sie sich wieder ab, ohne dass die Ferse dazwischen den Boden berührt. Testen Sie beide Beine. Achten Sie dabei auf Unterschiede beim Grad der Anstrengung.

10a+b Test 10

Testziel: Kraftfähigkeit der tiefen Wadenmuskulatur

Wiederholungen (Norm): 21

Ausführung: Setzen Sie sich auf den Boden, und stützen Sie sich mit den Händen hinter dem Rücken ab.

Stellen Sie sich auf einen Fuß, und drücken Sie sich im Zehenstand auf und ab, ohne mit der Ferse dazwischen den Boden zu berühren. Testen Sie beide Beine.

Trainingsprogramm für die Beine

1a+b Übung 1

Trainingsziel: Kräftigung der Hüftbeuger
Ausführung: Fixieren Sie das Thera-Band® am Fußgelenk, stellen Sie sich im Abstand von 50 cm vor einen Stuhl, und stützen Sie sich mit den Händen ab. Ziehen Sie das Knie so weit wie möglich bis zur Brust.
Übungshinweise: Der Fuß des Spielbeins wird während der gesamten Bewegung immer knapp über dem Boden bewegt.
Wiederholungen/Serien: 15–20/2–3
Bewegung: langsam
Bandstärke: ♂ schwarz ♀ blau

2a+b Übung 2

Trainingsziel: Kräftigung der Hüftbeugemuskulatur
Ausführung: Ziehen Sie das sich beugende Knie maximal weit nach oben.
Übungshinweise: Ziehen Sie den Fuß ganz nach oben, damit die Bandschlaufe nicht wegrutschen kann.
Wiederholungen/Serien: 8–10/2
Bewegung: Knie zügig nach oben ziehen, 2 Sekunden in der Endstellung halten und sehr langsam wieder zurück.
Bandstärke: ♂ blau ♀ grün (blau)

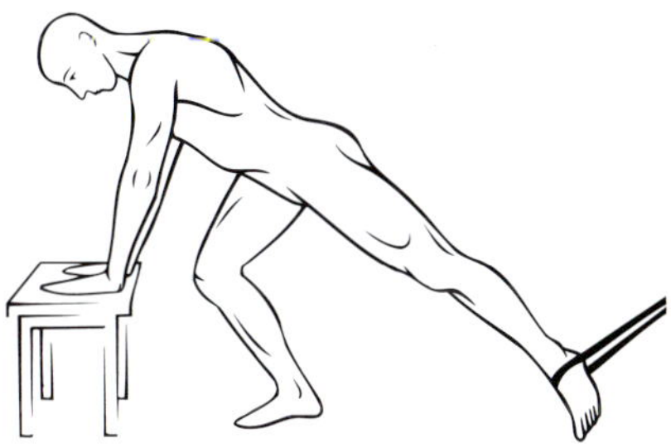
1a

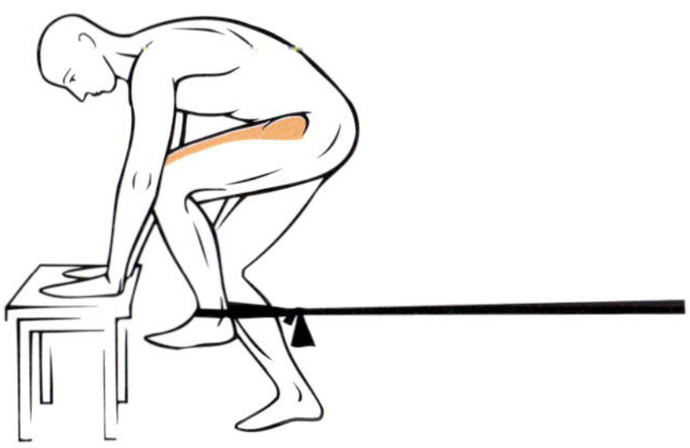
1b

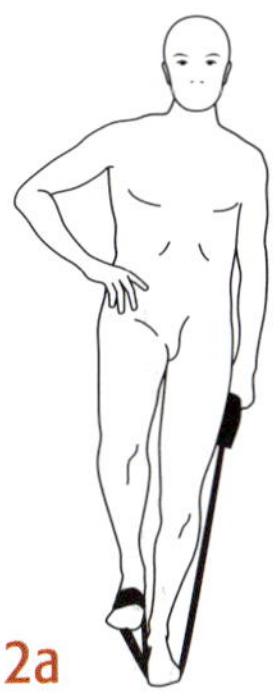
2a

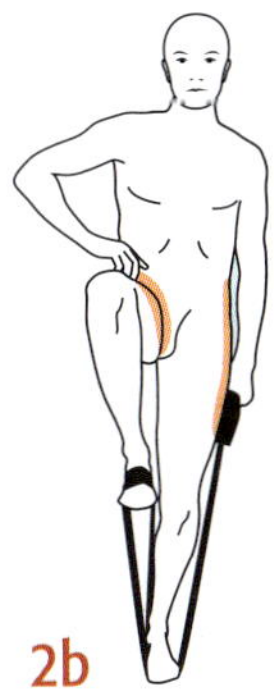
2b

3a+b Übung 3

Trainingsziel: Kräftigung der hinteren Oberschenkelmuskulatur

Ausführung: Befestigen Sie das Thera-Band® mit der Halteschlaufe am Fußgelenk, und legen Sie sich auf den Rücken. Das Band wird vorgespannt. Ziehen Sie Ihren Unterschenkel so weit wie möglich zum Gesäß.

Übungshinweise: Führen Sie den Fuß stets knapp über dem Boden und halten Sie den Fuß in angezogener Stellung stabil.

Wiederholungen/Serien: 15–20/2–3

Bewegung: langsam

Bandstärke: ♂ blau ♀ blau

4a+b Übung 4

Trainingsziel: Kräftigung der Hüftstrecker

Ausführung: Fixieren Sie das Thera-Band® an Ihrem Fußgelenk, stellen Sie sich im Abstand von 30 cm vor den Stuhl, und stützen Sie sich darauf ab. Strecken Sie das Bein nach hinten.

Übungshinweise: Das Spielbein wird knapp über dem Boden bis in die Hüftstreckung geführt; spannen Sie dabei Gesäß- und hintere Oberschenkelmuskulatur bewusst an.

Wiederholungen/Serien: 12–15/2–3

Bewegung: langsam, in späteren Zyklen zur Variation schnell, Endstellung halten

Bandstärke: ♂ schwarz ♀ blau

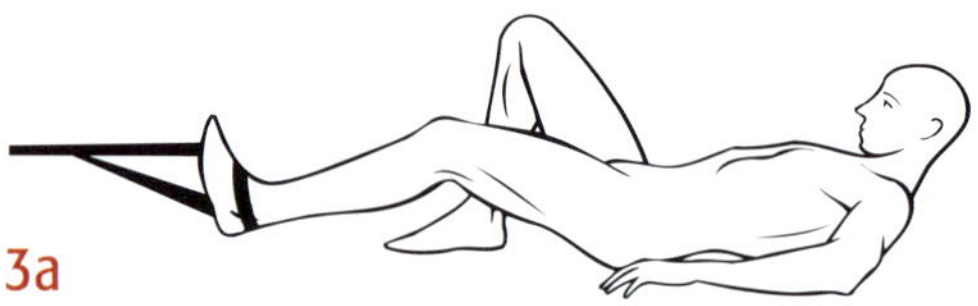

3a

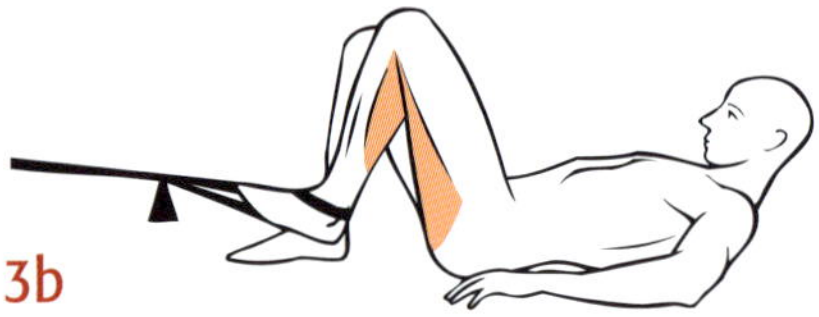

3b

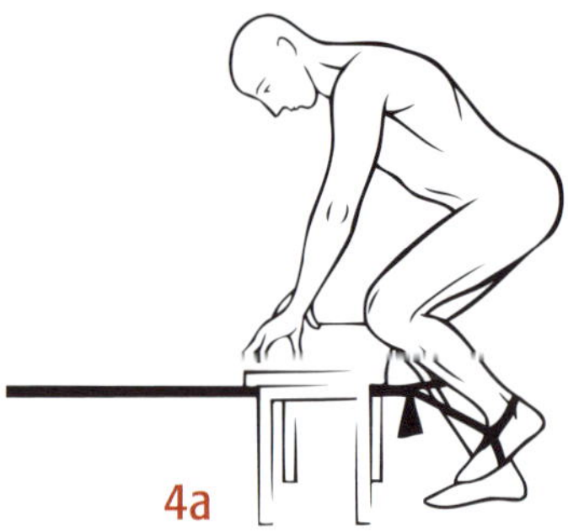

4a

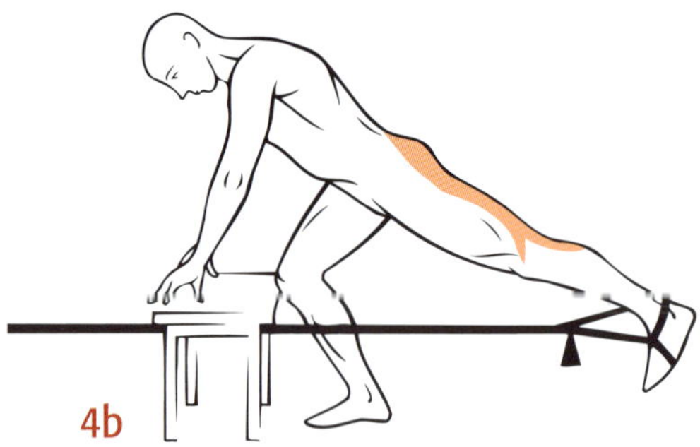

4b

5a+b Übung 5

Trainingsziel: Kräftigung der Gesäßmuskulatur
Ausführung: Legen Sie das Thera-Band® in die Kniekehle, und stehen Sie auf einem Bein. Halten Sie sich leicht an der Wand fest, und strecken Sie das Hüftgelenk gegen den Widerstand nach hinten durch; spannen Sie dabei Gesäß- und hintere Oberschenkelmuskulatur bewusst an.
Übungshinweise: Das Standbein und das Becken müssen stabil bleiben; die Bewegung darf sich nicht bis in die Lendengegend auswirken.
Wiederholungen/Serien: 6–8/3–4
Bewegung: langsam
Bandstärke: ♂ schwarz ♀ blau

6a+b Übung 6

Trainingsziel: Kräftigung der Oberschenkel- und Gesäßmuskulatur
Ausführung: Halten Sie beide Enden des Thera-Bandes®, und bauen Sie Ihre ideale Bandvorspannung auf, die es ermöglicht, sicher in die Hocke zu gehen. Hüpfen Sie vor- und rückwärts, wobei Sie stets in der Hocke bleiben.
Übungshinweise: Bleiben Sie während des Trainings auf dem Vorfuß. Es kann auch in der Endstellung nur gewippt werden.
Wiederholungen/Serien: 8–10/2–3
Bewegung: langsam, zur Variation schnell
Bandstärke: ♂ grau ♀ schwarz

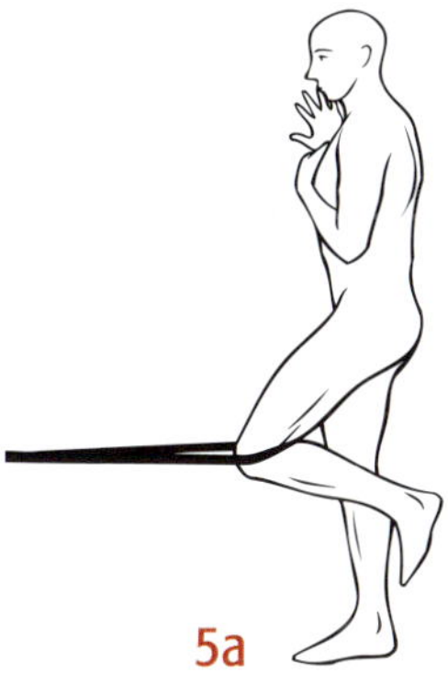
5a

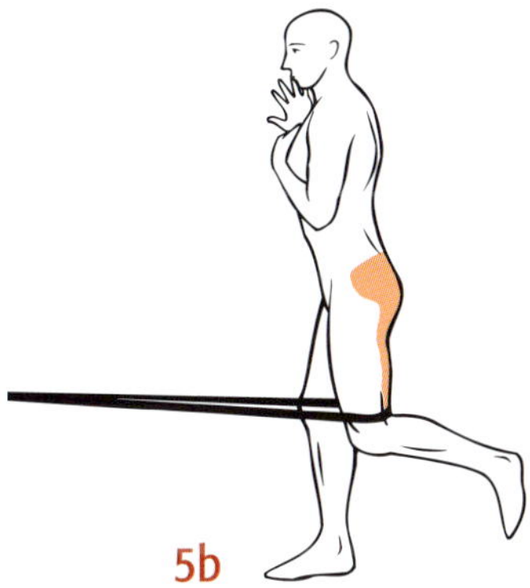
5b

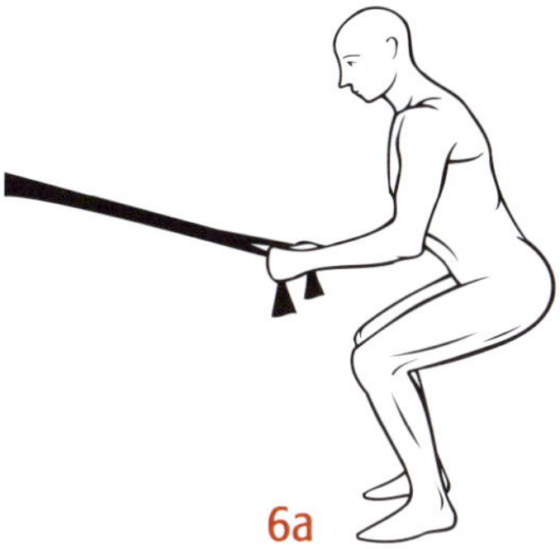
6a

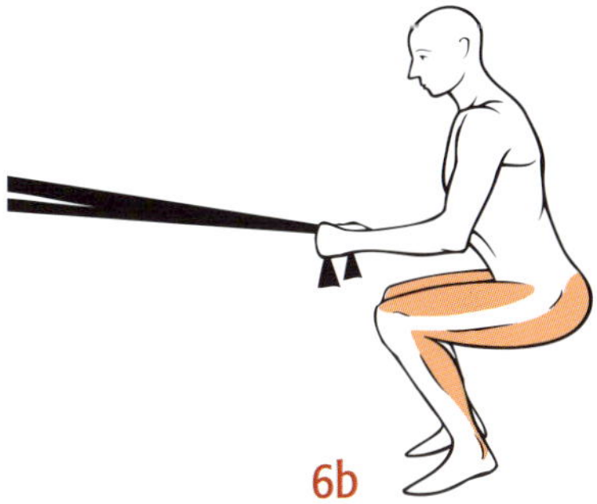
6b

7a+b Übung 7

Trainingsziel: Verbesserung der Sprungkraft und der Stabilisationsfähigkeit der Beinmuskulatur

Ausführung: Legen Sie das Thera-Band® um Ihr Becken, bauen Sie Ihre ideale Bandvorspannung auf, und hüpfen Sie dann auf einem Bein. Achten Sie darauf, dass Fuß-, Knie- und Hüftgelenk des Sprungbeines vertikal übereinander stehen (keine Einwärtsdrehung des Knies).

Übungshinweise: Variieren Sie die Sprunghöhe und auch die Vorspannung des Thera-Bandes®.

Wiederholungen/Serien: > 20/2–3

Bewegung: langsam, zur Variation schnell

Bandstärke: ♂ schwarz ♀ blau

8a+b Übung 8

Trainingsziel: Kräftigung der vorderen Oberschenkelmuskulatur

Ausführung: Das Thera-Band® wird durch eine Halteschlaufe in der Mitte am Fußgelenk befestigt. Ziehen Sie in Rückenlage ein Bein an, danach strecken Sie es wieder bis zur 90°-Stellung.

Übungshinweise: Der Oberschenkelstrecker bleibt immer unter Spannung, auch wenn das Knie ganz gebeugt ist.

Wiederholungen/Serien: 8–10/3–4

Bewegung: langsam, zur Variation schnell, Endstellung halten

Bandstärke: ♂ blau ♀ blau

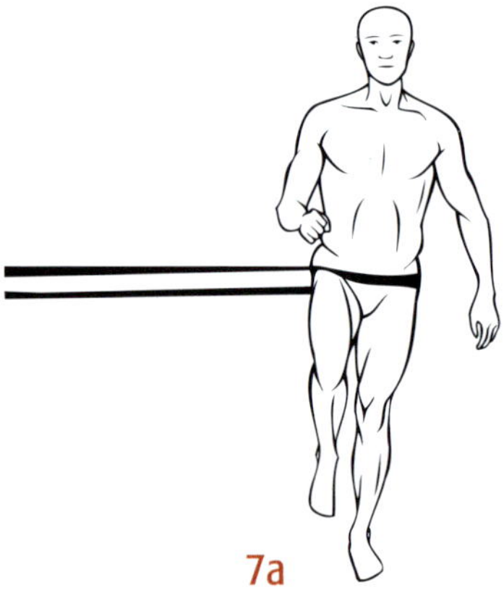

7a

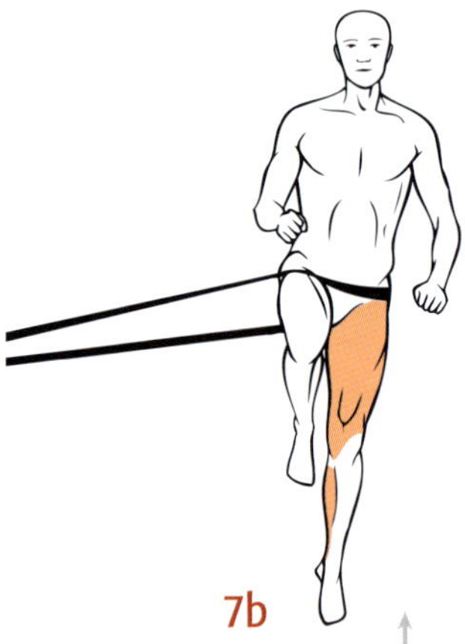

7b

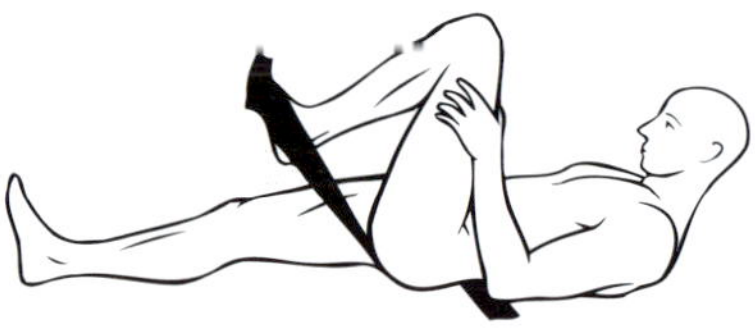

8a

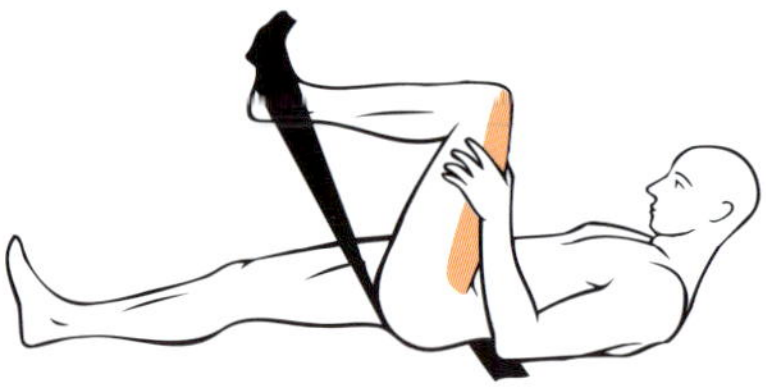

8b

9a+b Übung 9

Trainingsziel: Kräftigung der vorderen Oberschenkelmuskulatur

Ausführung: Das Thera-Band® wird durch eine Halteschlaufe in der Mitte am Fußgelenk befestigt. In Rückenlage die Beine aufstellen. Ziehen Sie das Thera-Band® unter Ihrem Rücken durch, und strecken Sie Ihr Bein nach schräg oben durch.

Übungshinweise: Lassen Sie die Knie zusammen, die Unterschenkel nicht ablegen.

Wiederholungen/Serien: 15–20/2–3

Bewegung: langsam, zur Variation schnell, Endstellung halten

Bandstärke: ♂ blau ♀ blau

10a+b Übung 10

Trainingsziel: Kräftigung der Oberschenkelmuskulatur

Ausführung: Verknüpfen Sie das Thera-Band® mit der Halteschlaufe, und stellen Sie sich in die Schlaufe des Thera-Bandes®. Spannen Sie das Band in ausreichendem Maß vor, und stellen Sie das andere Bein auf einen Stuhl. Beugen und strecken Sie das Knie gegen den Widerstand.

Übungshinweise: Versuchen Sie, das Hüftgelenk gestreckt zu lassen.

Wiederholungen/Serien: 12–20/3–4

Bewegung: langsam, Endstellung halten

Bandstärke: ♂ schwarz ♀ blau

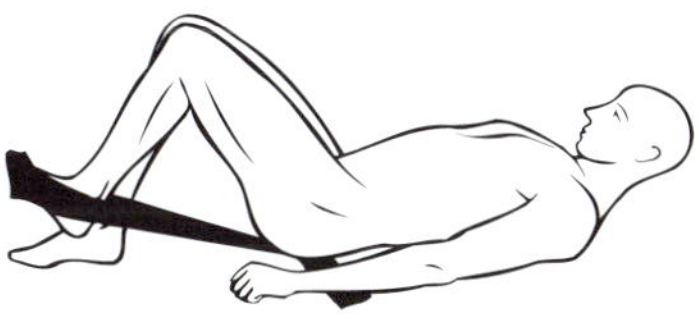

9a

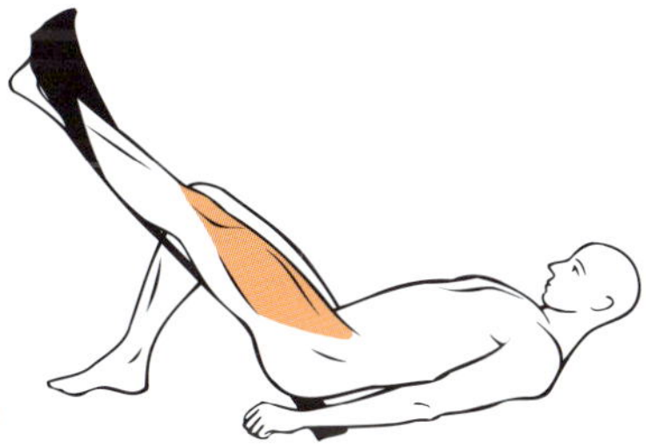

9b

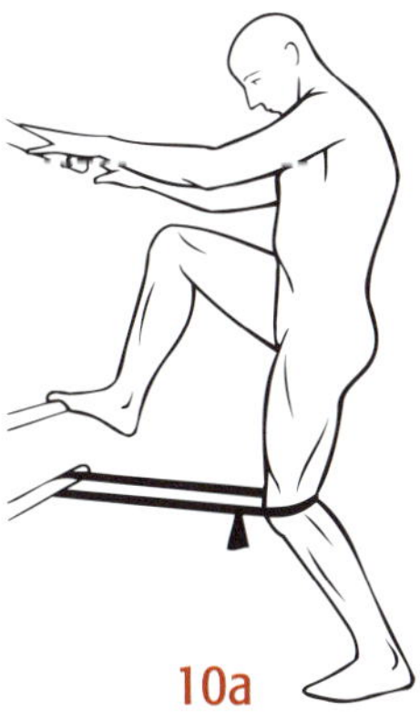

10a

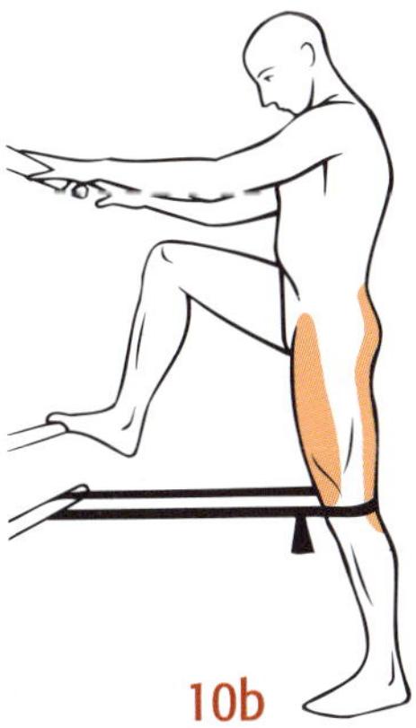

10b

11a+b Übung 11

Trainingsziel: Verbesserung der Sprungkraft und der Kraftausdauer der Beinmuskulatur

Ausführung: Legen Sie das Thera-Band® um das Becken, und suchen Sie Ihre ideale Bandvorspannung. Hüpfen Sie auf einem Bein, und halten Sie dabei stets die Spannung des Bandes aufrecht.

Übungshinweise: Variieren Sie gelegentlich die Sprunghöhe, und erhöhen Sie nach und nach die Vorspannung des Thera-Bandes®. Nicht empfohlen bei Fuß- oder Kniebeschwerden.

Wiederholungen/Serien: > 20/2–3

Bewegung: langsam, zur Variation schnell

Bandstärke: ♂ schwarz ♀ blau

12a+b Übung 12

Trainingsziel: Kräftigung der hinteren Oberschenkelmuskulatur

Ausführung: Befestigen Sie das Thera-Band® mit der Halteschlaufe am Fußgelenk, und stellen Sie sich mit dem Standbein auf das Thera-Band®. Sie sollten von Anfang an eine gute Vorspannung spüren. Beugen Sie den Unterschenkel gegen den Widerstand.

Übungshinweise: Lassen Sie das Hüftgelenk immer gestreckt. Die Kniegelenke bleiben innenseitig in Berührungskontakt.

Wiederholungen/Serien: 12–15/2–3

Bewegung: langsam, zur Variation schnell

Bandstärke: ♂ blau ♀ blau

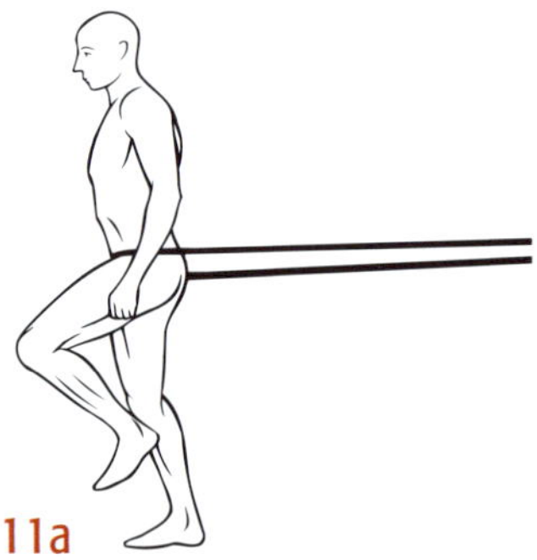

11a

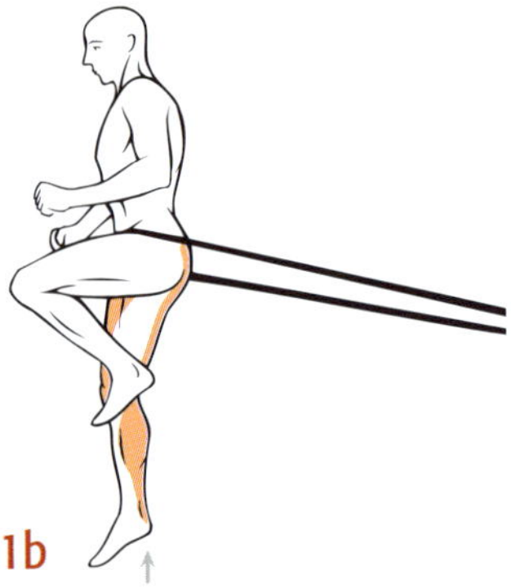

11b

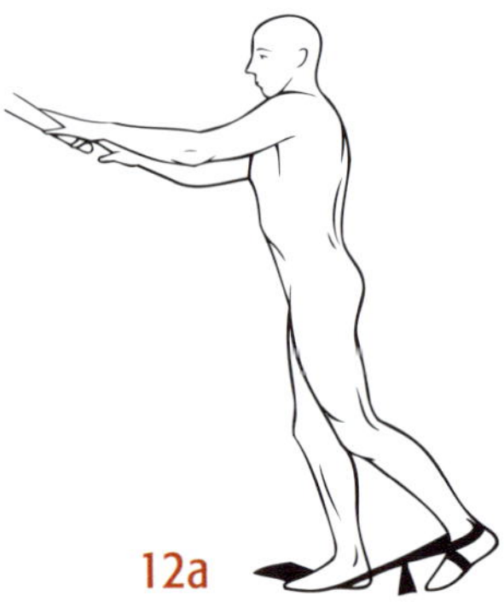

12a

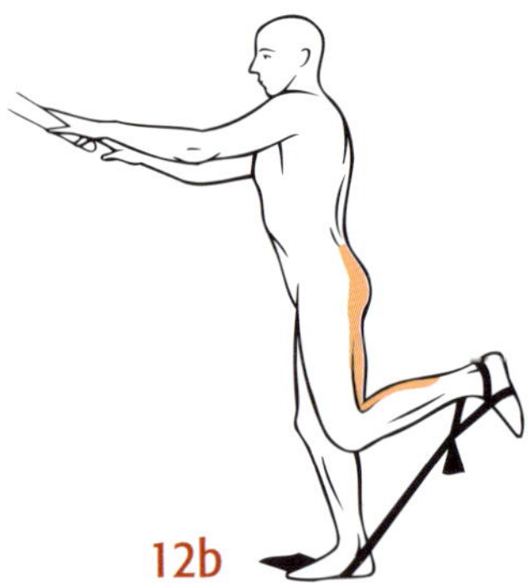

12b

13a+b Übung 13

Trainingsziel: Kräftigung der hinteren Oberschenkelmuskulatur

Ausführung: Befestigen Sie das Thera Band® mit der Halteschlaufe am Fußgelenk, und legen Sie sich auf den Bauch.

Suchen Sie Ihre ideale Vorspannung, und ziehen Sie den Unterschenkel gegen den Widerstand zum Gesäß hin an.

Übungshinweise: Vermeiden Sie unbedingt ein Mitbewegen des Beckens und eine Hohlkreuzstellung.

Wiederholungen/Serien: 5–10/3–4

Bewegung: langsam

Bandstärke: ♂ blau ♀ blau

14a+b Übung 14

Trainingsziel: Kräftigung der äußeren Hüftmuskulatur im Stand- und Spielbein

Ausführung: Befestigen Sie das Thera-Band® mit der Halteschlaufe an Ihrem Fußgelenk, und führen Sie das Bein gegen den Widerstand nach außen. Sie können sich dabei an der Wand leicht abstützen.

Übungshinweise: Die Bewegung sollte nur aus dem Spielbein erfolgen, der Oberkörper muss während der gesamten Übung stabilisiert bleiben.

Wiederholungen/Serien: 15–20/2

Bewegung: langsam, Endstellung halten

Bandstärke: ♂ blau ♀ blau

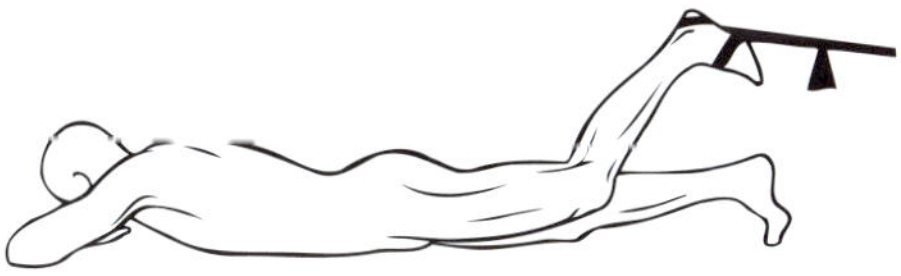

13a

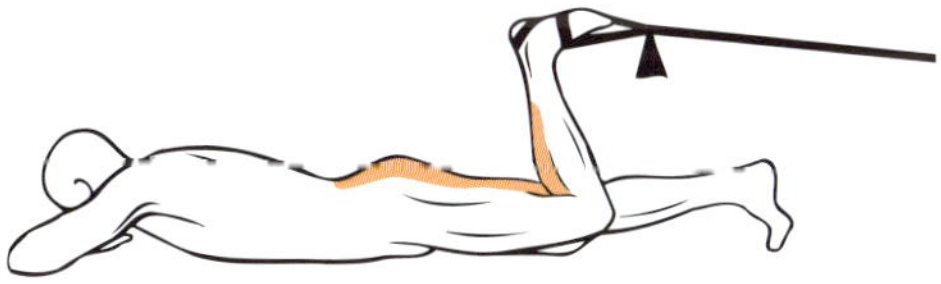

13b

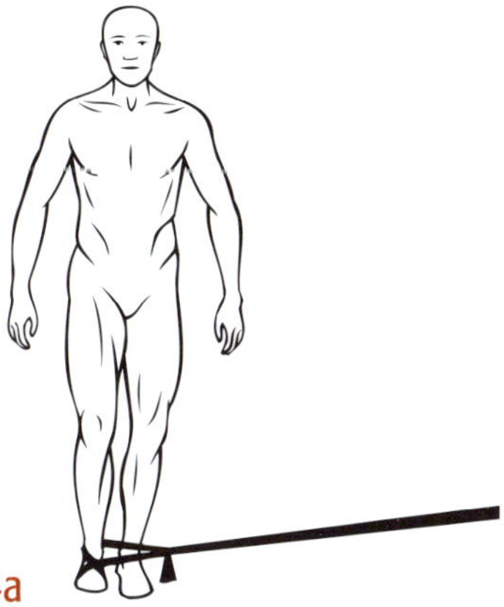

14a

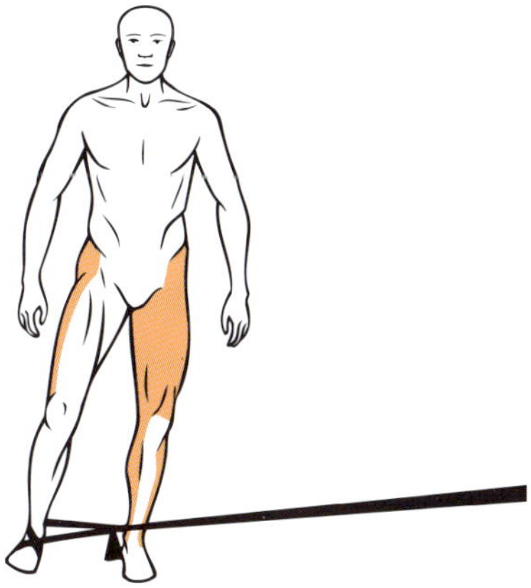

14b

15a+b Übung 15

Trainingsziel: Kräftigung der äußeren Hüft- und Gesäßmuskulatur

Ausführung: Befestigen Sie das Thera-Band® mit der Halteschlaufe am Fußgelenk, und führen Sie das Band bei gestrecktem Bein hinter Ihrem Standbein durch nach außen.

Übungshinweise: Halten Sie sich leicht an der Wand fest. Die Bewegung des Spielbeines darf groß sein. Als Variante darf das »Hinterkreuzen« so vergrößert werden, dass eine Beckenrotation erforderlich ist.

Wiederholungen/Serien: 10–12/2–3

Bewegung: langsam, Endstellung halten

Bandstärke: ♂ blau ♀ blau

16a+b Übung 16

Trainingsziel: Kräftigung der seitlichen Hüftmuskulatur, Stabilisation des Beckens

Ausführung: Verlagern Sie den Körper möglichst vertikal so weit nach einer Seite, bis sich das Bein vom Boden abheben lässt.

Übungshinweise: Halten Sie das Spielbein abgespreizt, beim Standbein bleibt das Knie direkt über dem Fuß; Seitenwechsel.

Halten Sie den Oberkörper trotz seitlicher Verlagerung möglichst vertikal.

Wiederholungen/Serien: 15–20/1–2

Bewegung: moderat, rhythmische Seitenwechsel mit Verzögerung zur Endstellung

Bandstärke: ♂ blau ♀ grün (blau)

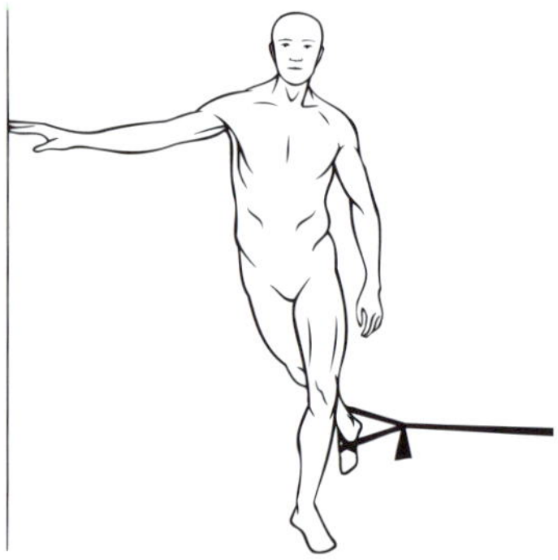

15a

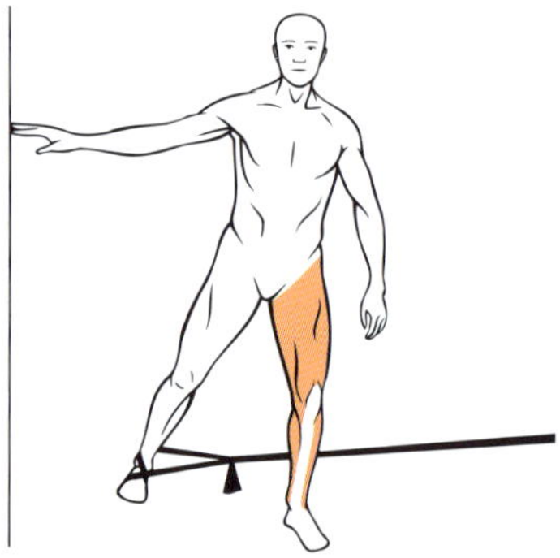

15b

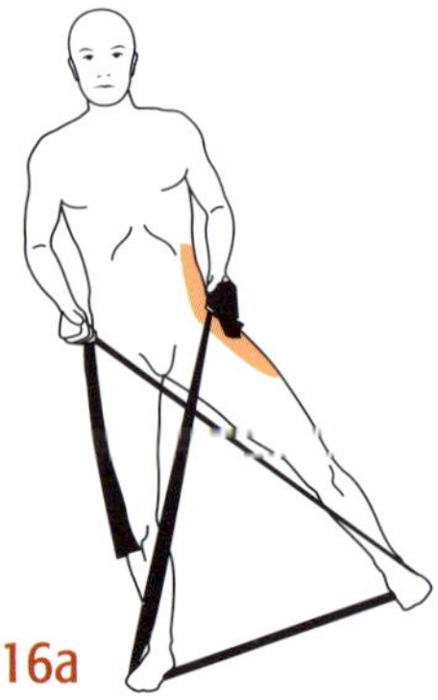

16a

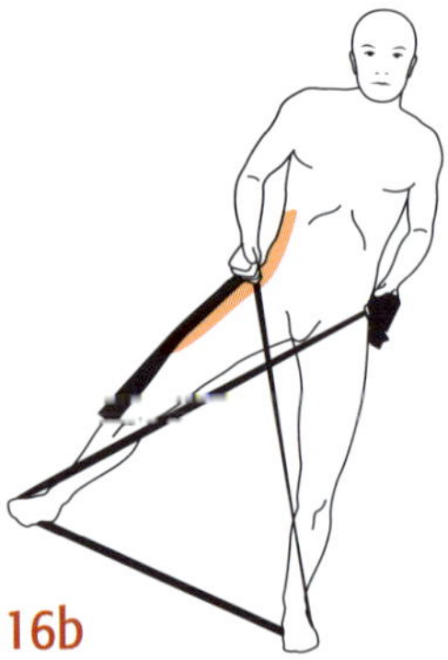

16b

17a+b Übung 17

Trainingsziel: Kräftigung der äußeren Hüftmuskulatur im Standbein

Ausführung: Stellen Sie sich mit einem Bein auf die Bandenden. Legen Sie die Schlaufe nahe am Hüftgelenk über den Oberschenkel des anderen, rechtwinklig gebeugten Beines. An der Wand abstützen, Becken hochziehen.

Übungshinweise: Lassen Sie das Becken nach dem Hochziehen kontrolliert wieder nach unten sinken.

Wiederholungen/Serien: 6–8/2–3

Bewegung: langsam, in späteren Zyklen zur Variation schnell

Bandstärke: ♂ blau ♀ blau

18a+b Übung 18

Trainingsziel: Verbesserung von Sprungkraft und Stabilisationsfähigkeit der Beinmuskeln

Ausführung: Legen Sie die Bandschlaufe ums Becken. Suchen Sie die ideale Vorspannung. Hüpfen Sie seitlich von einem Bein auf das andere.

Übungshinweise: Versuchen Sie, die Kontrolle über Ihre Fuß- und Kniegelenke zu behalten. Das Thera-Band® darf sich während der Übung nie entspannen.

Wiederholungen/Serien: > 20/2–3

Bewegung: langsam, zur Variation schnell, Endstellung halten

Bandstärke: ♂ schwarz ♀ blau

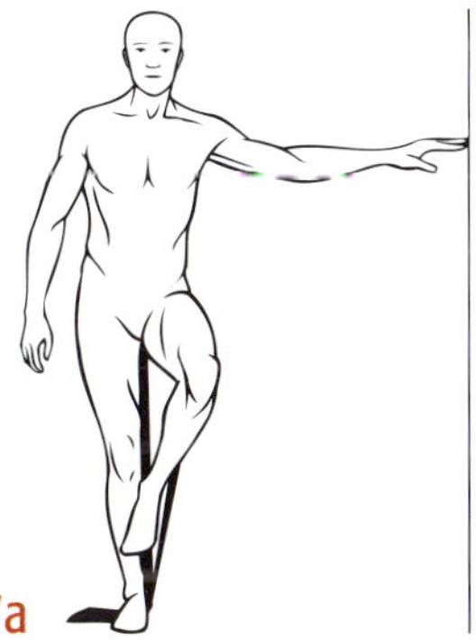

17a

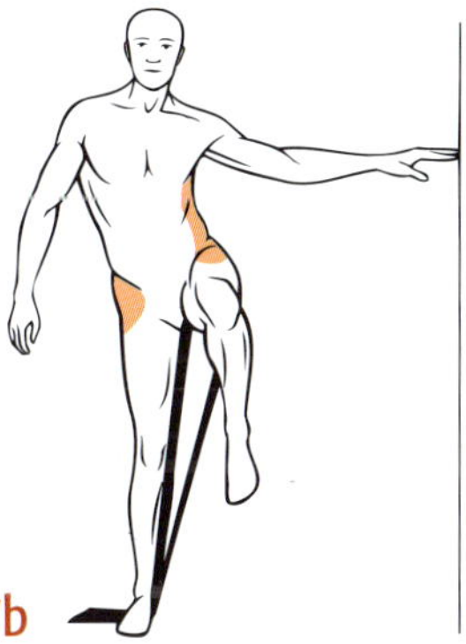

17b

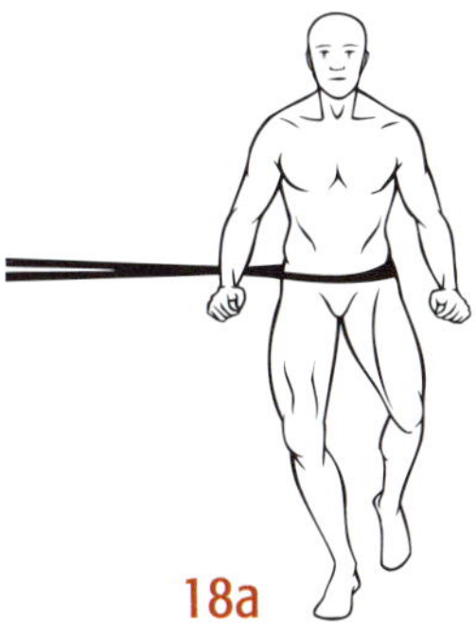

18a

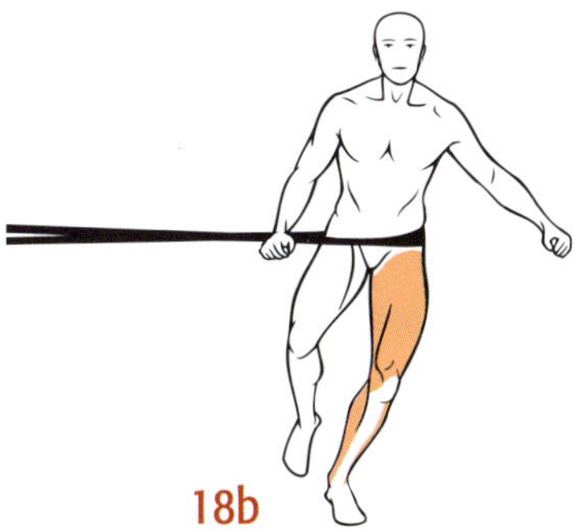

18b

19a+b Übung 19

Trainingsziel: Kräftigung der Innenrotation des Hüftgelenks

Ausführung: Befestigen Sie das Thera-Band® mit der Halteschlaufe an Ihrem Fußgelenk, und gehen Sie in den einbeinigen Kniestand. Lassen Sie das Bein ganz nach innen nachgeben, und arbeiten Sie dann gegen den Widerstand nach außen.

Übungshinweise: Das Hüftgelenk sollte stets gestreckt bleiben, die Rotationsbewegung gleichmäßig sein.

Wiederholungen/Serien: 8–10/3–4

Bewegung: langsam

Bandstärke: ♂ blau ♀ grün

20a+b Übung 20

Trainingsziel: Kräftigung der Außenrotatoren des Hüftgelenks

Ausführung: Befestigen Sie das Thera-Band® mit der Halteschlaufe an Ihrem Fußgelenk, und legen Sie sich auf den Bauch. Beugen Sie das Knie im rechten Winkel, und lassen Sie sich vom Band langsam nach außen ziehen. Ziehen Sie dann Ihren Unterschenkel gegen den Widerstand nach innen.

Übungshinweise: Das Becken bleibt während der Bewegung am Boden.

Wiederholungen/Serien: 15–20/2

Bewegung: langsam

Bandstärke: ♂ blau ♀ blau

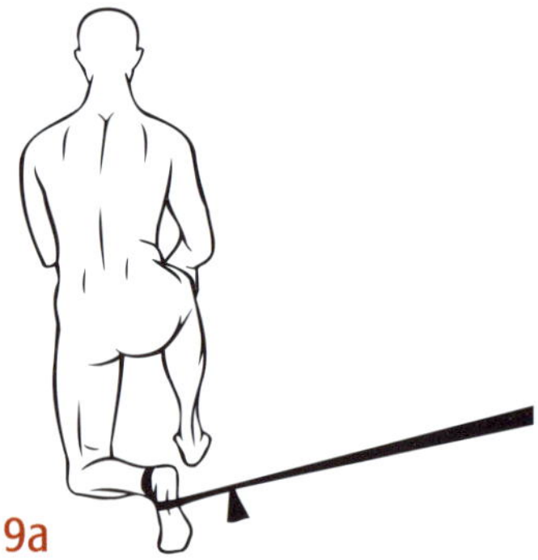

19a

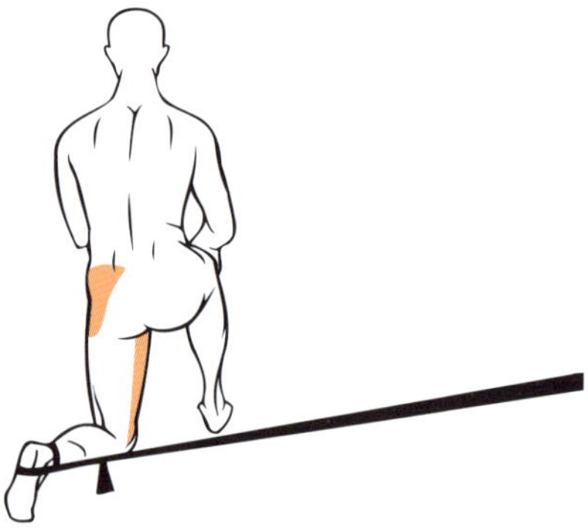

19b

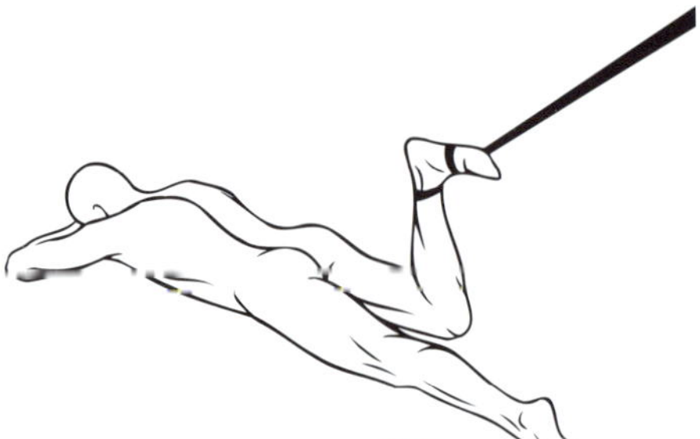

20a

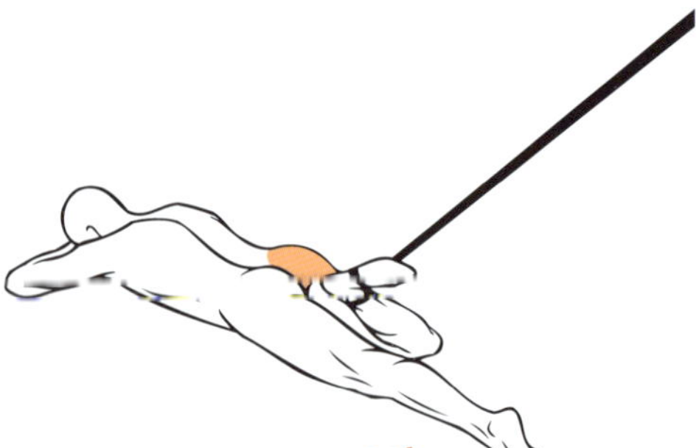

20b

21a+b Übung 21

Trainingsziel: Kräftigung der Innenrotatoren des Hüftgelenks

Ausführung: Befestigen Sie das Thera-Band® mit der Halteschlaufe an Ihrem Fußgelenk, und legen Sie sich auf den Bauch. Beugen Sie das Knie im rechten Winkel, und lassen Sie sich vom Band langsam nach innen ziehen. Dann den Unterschenkel nach außen ziehen.

Übungshinweise: Das Becken bleibt während der Bewegung am Boden. Die Konzentration richtet sich auf die tiefe Gesäßmuskulatur.

Wiederholungen/Serien: 8–10/3–4

Bewegung: langsam

Bandstärke: ♂ blau ♀ blau

22a+b Übung 22

Trainingsziel: Kräftigung der inneren Oberschenkelmuskulatur und Verbesserung des Einbeinstandes

Ausführung: Ziehen Sie das Spielbein zum Standbein und wieder zurück in maximale Abspreizung. Variante: Drücken Sie den Fuß des Spielbeines kurz gegen den des Standbeines.

Übungshinweise: Vermeiden Sie, wenn möglich, Bodenkontakt mit dem Fuß.

Wiederholungen/Serien: 15–20/1–2

Bewegung: Bein in zügigem Tempo anziehen, Stellung 2 Sekunden halten und langsam wieder nach außen führen.

Bandstärke: ♂ blau ♀ grün (blau)

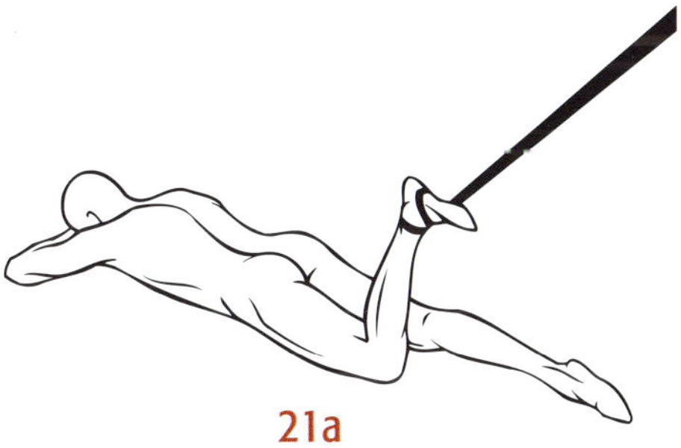

21a

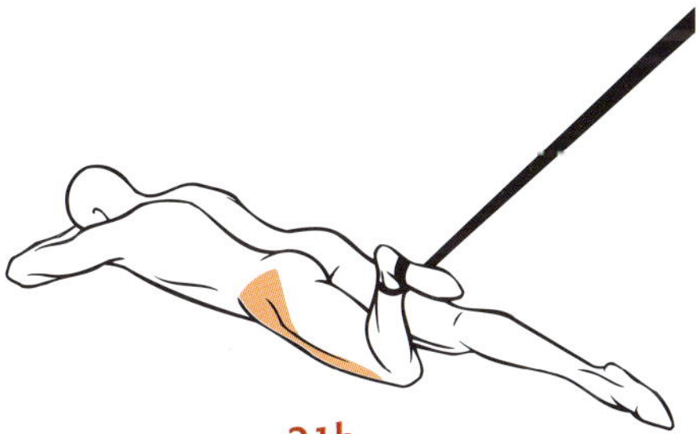

21b

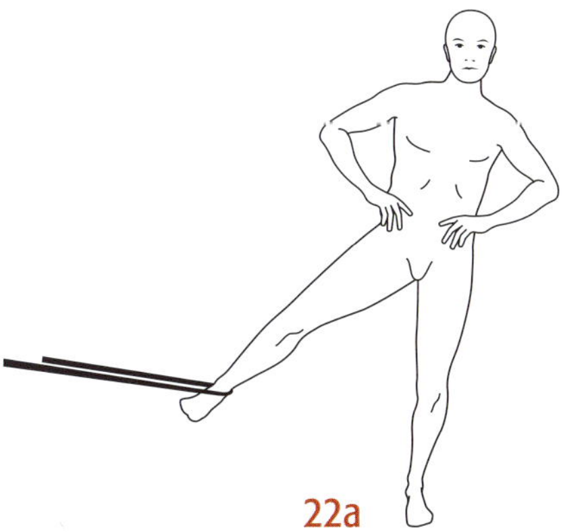

22a

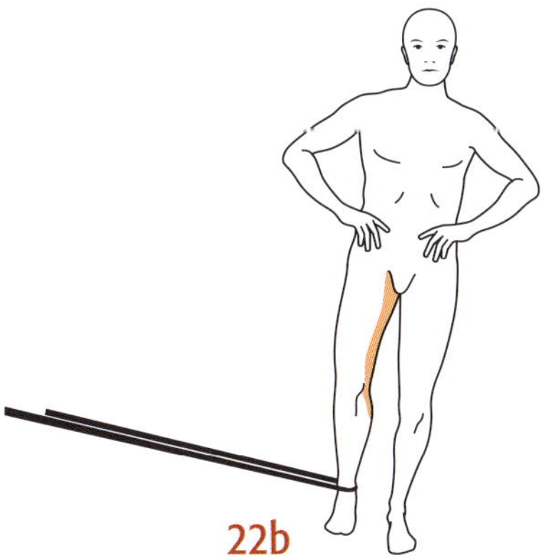

22b

23a+b Übung 23

Trainingsziel: Kräftigung der inneren Oberschenkelmuskulatur
Ausführung: Befestigen Sie das Thera-Band® mit der Halteschlaufe am Fußgelenk, und setzen Sie sich auf den Boden. Die Unterarme aufstützen, ein Bein beugen, das gestreckte Bein gegen den Widerstand zur Mitte ziehen.
Übungshinweise: Wenn Sie Ihr Bein vom Thera-Band® sanft nach außen ziehen lassen, wirkt dies als Dehnübung.
Wiederholungen/Serien: 6–8/2–3
Bewegung: langsam, Endstellung halten
Bandstärke: ♂ schwarz ♀ blau

24a+b Übung 24

Trainingsziel: Kräftigung der inneren Oberschenkel- und Gesäßmuskulatur
Ausführung: Legen Sie sich auf den Bauch, und stützen Sie sich seitlich mit den Händen am Boden ab. Ziehen Sie das Bein aus der vollen Abspreizstellung zurück zum anderen Bein.
Übungshinweise: Vermeiden Sie durch Anspannung der Gesäßmuskulatur eine Hohlkreuzhaltung.
Wiederholungen/Serien: 6–8/2–3
Bewegung: langsam, Endstellung halten
Bandstärke: ♂ blau ♀ grün

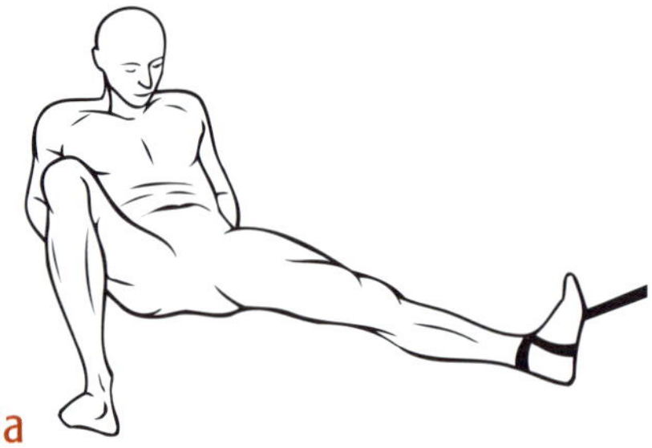

23a

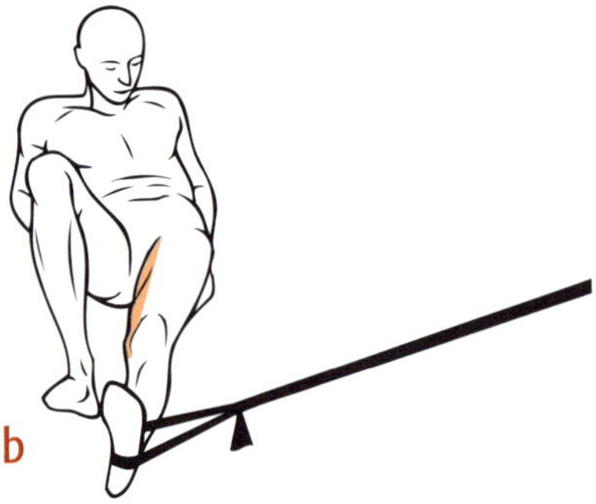

23b

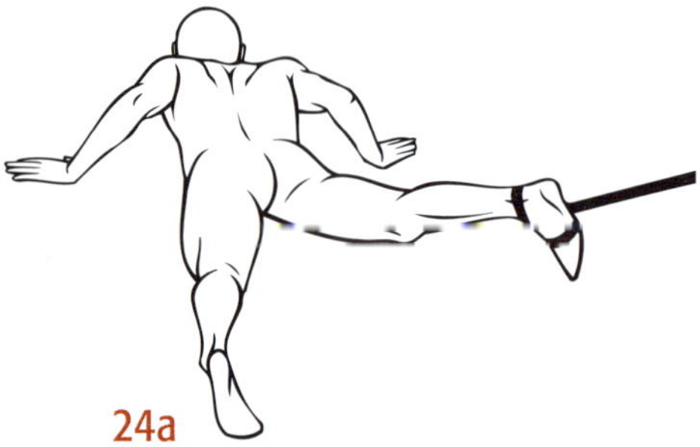

24a

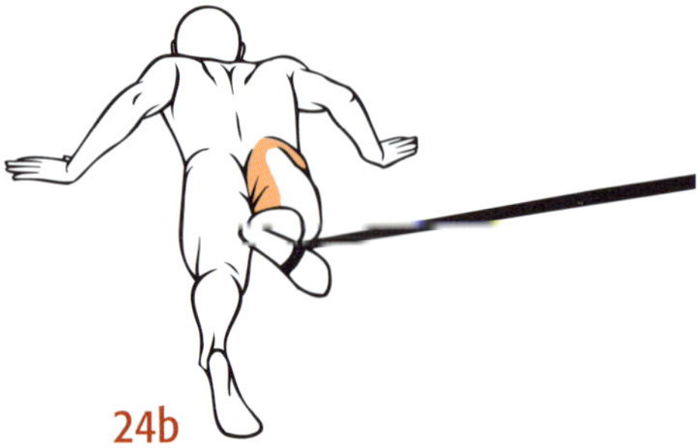

24b

25a+b Übung 25

Trainingsziel: Kräftigung der Gesäß- und hinteren Oberschenkelmuskulatur
Ausführung: Führen Sie den Fuß mit horizontal ausgerichteter Fußsohle möglichst vertikal nach oben, bis das Hüftgelenk maximal gestreckt ist.
Übungshinweise: Vermeiden Sie unbedingt eine Hohlkreuzstellung und ein Aufdrehen des Beckens.
Wiederholungen/Serien: 10–12/2–3
Bewegung: zügig nach oben in die Endstellung, 1 Sekunde halten und langsam wieder zurück in die Ausgangsstellung
Bandstärke: ♂ blau ♀ grün (blau)

26a+b Übung 26

Trainingsziel: Kräftigung der äußeren Wadenmuskulatur
Ausführung: Legen Sie die Thera-Band®-Schlaufe um den Vorfuß, und stellen Sie sich mit dem anderen Fuß auf das Band, sodass eine gute Vorspannung gegeben ist. Stellen Sie das Bein auf die Ferse, und bewegen Sie den Vorfuß nach außen.
Übungshinweise: Fixieren Sie das Knie mit den Händen, und lassen Sie die Ferse am Ort.
Wiederholungen/Serien: 10–15/2–3
Bewegung: langsam, Endstellung halten
Bandstärke: ♂ blau ♀ blau

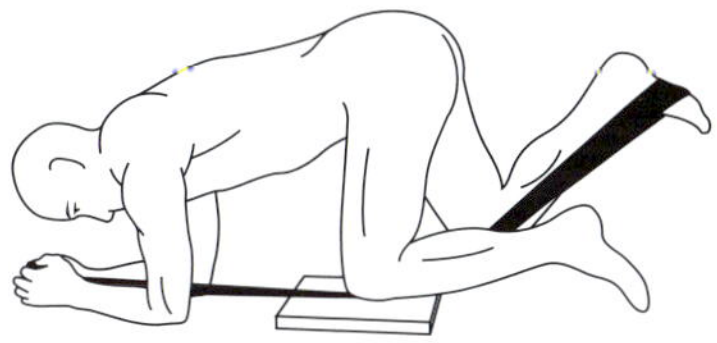

25a

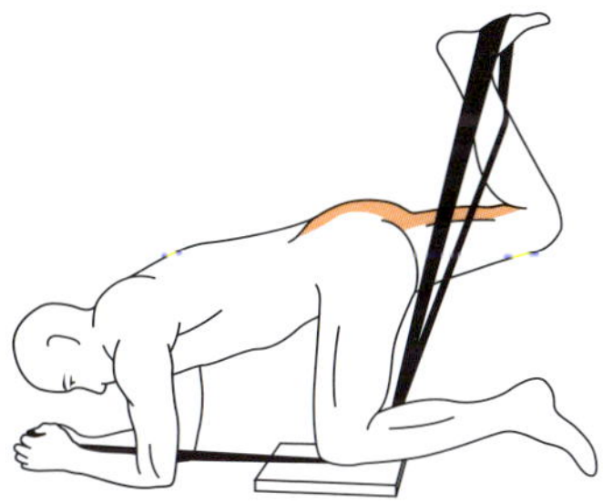

25b

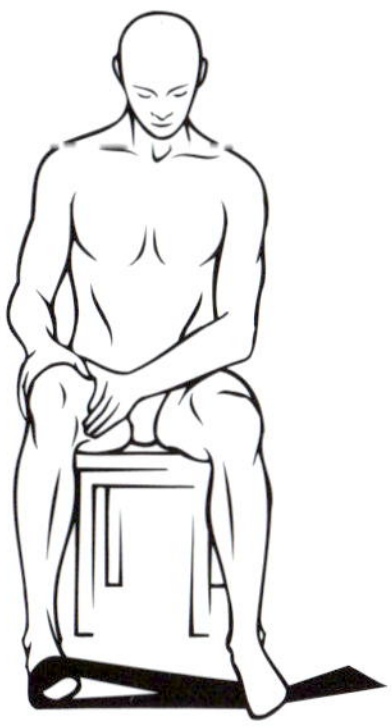

26a

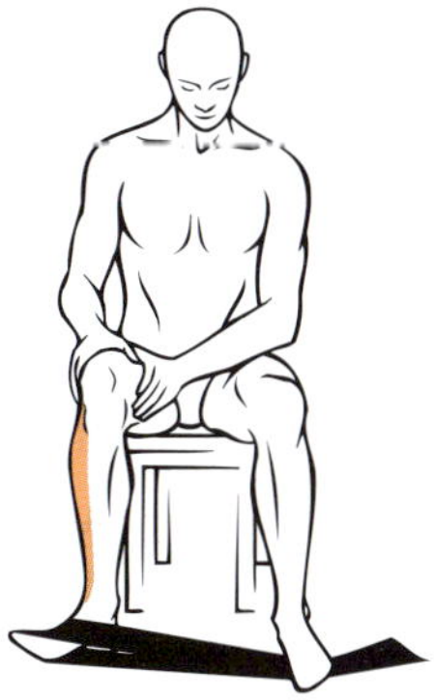

26b

27a+b Übung 27

Trainingsziel: Kräftigung der äußeren Wadenmuskulatur

Ausführung: Setzen Sie sich auf einen Stuhl, und bilden Sie mit dem Thera-Band® und dem Halteband eine Schlaufe, die Sie um den Vorfuß legen. Spreizen Sie die Beine so weit, bis Sie eine gute Vorspannung haben, und drehen Sie beide Vorfüße nach außen.

Übungshinweise: Achten Sie darauf, dass Ihre Hände beide Knie fixieren und die Fersen am Ort bleiben.

Wiederholungen/Serien: 10–15/2–3

Bewegung: langsam, Endstellung halten

Bandstärke: ♂ blau ♀ blau

28a+b Übung 28

Trainingsziel: Kräftigung der fußstabilisierenden Unterschenkelmuskulatur

Ausführung: Ziehen Sie den äußeren Fußrand aus der nach innen gedrehten Ausgangsstellung seitlich hoch.

Übungshinweise: Halten Sie während der Außendrehung des Fußes das Bein ruhig, sodass die Kniescheibe immer nach oben gerichtet bleibt.

Wiederholungen/Serien: 10–15/2

Bewegung: Fuß in zügigem Tempo nach außen drehen, 1 Sekunde halten und langsam wieder zurück in die Ausgangsstellung

Bandstärke: ♂ blau ♀ blau (grün)

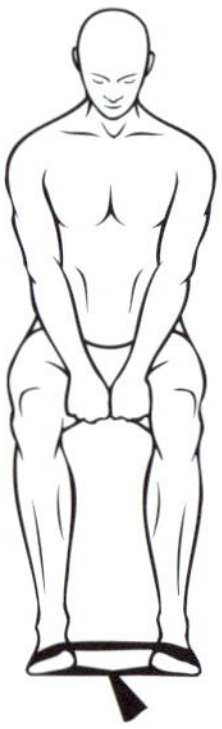
27a

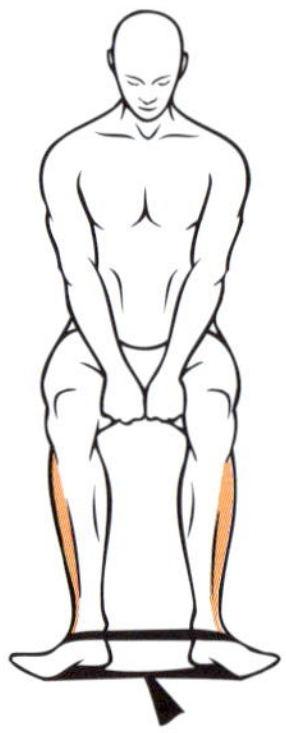
27b

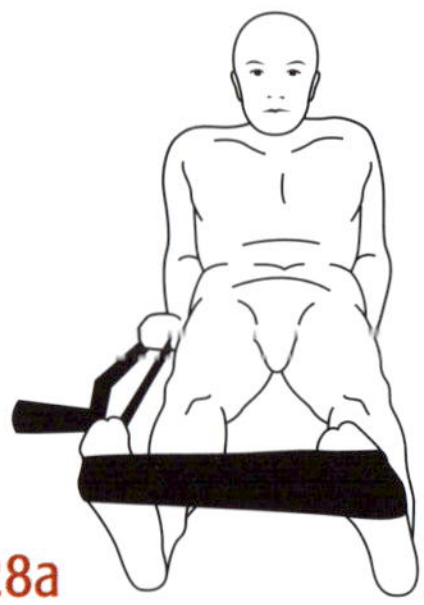
28a

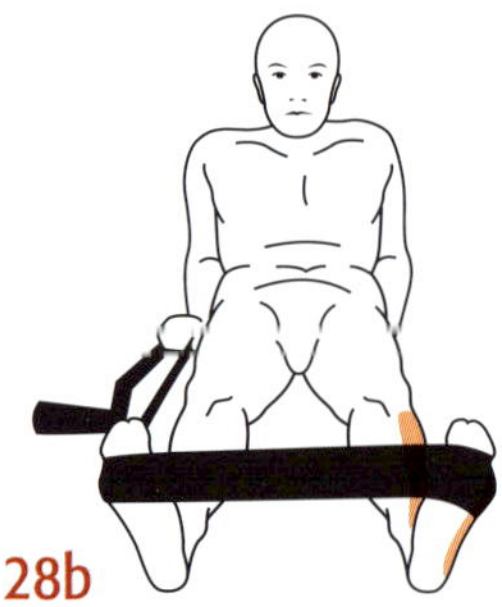
28b

29a+b Übung 29

Trainingsziel: Beweglichkeit des Knies in Rotation

Ausführung: Fixieren Sie das Thera-Band® mit der Halteschlaufe am Vorfuß, und stellen Sie das Bein auf die Ferse.

Bei idealer Bandvorspannung drehen Sie den Vorfuß nach innen.

Übungshinweise: Fixieren Sie mit der Hand Ihr Knie, und lassen Sie die Ferse am Ort.

Die Übung kann einmal ganz langsam und einmal sehr zügig ausgeführt werden.

Wiederholungen/Serien: 10–15/2–3

Bewegung: langsam, Endstellung halten

Bandstärke: ♂ blau ♀ blau

30a+b Übung 30

Trainingsziel: Kräftigung der Fußhebemuskulatur

Ausführung: Wickeln Sie das Thera-Band® um den Vorfuß, und legen Sie den Unterschenkel auf einen Stuhl. Wählen Sie Ihre ideale Bandvorspannung, und ziehen Sie den Vorfuß hoch.

Übungshinweise: Üben Sie in einem gleichmäßigen Rhythmus, ohne zu unterbrechen.

Zur Verbesserung der Gelenkbeweglichkeit kann der Fuß in der Streckposition für 10 Sekunden entspannt werden.

Wiederholungen/Serien: 15–20/2

Bewegung: langsam

Bandstärke: ♂ blau ♀ blau

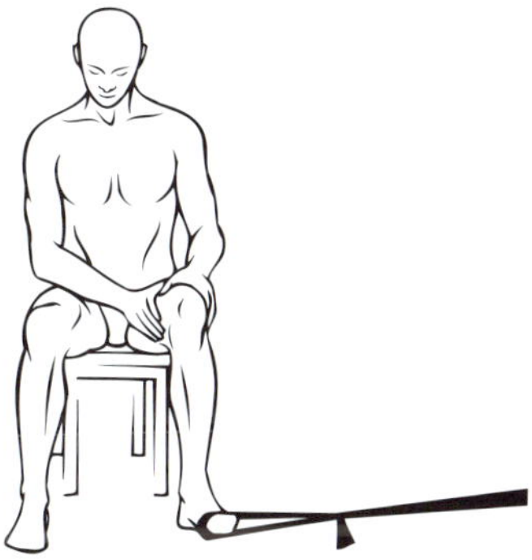

29a

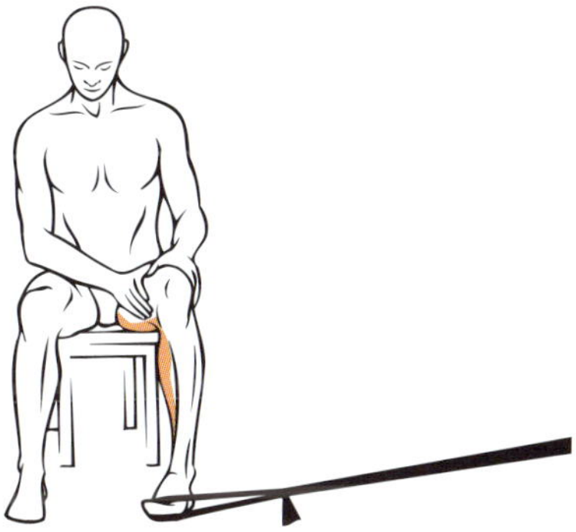

29b

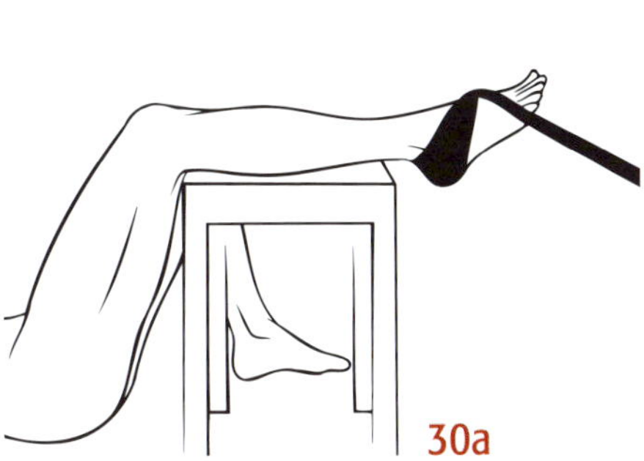

30a

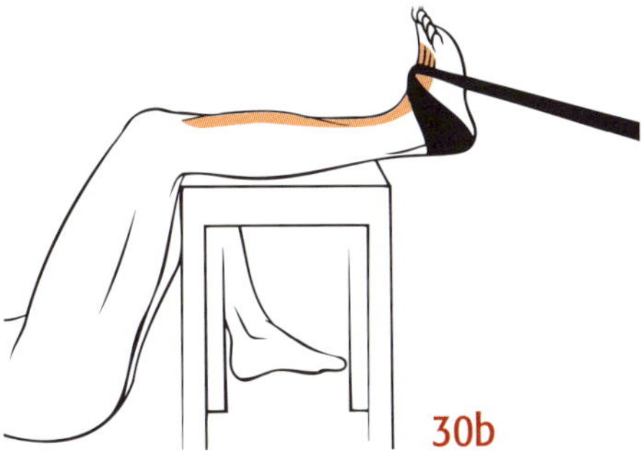

30b

31a+b Übung 31

Trainingsziel: Kräftigung der tiefen Wadenmuskulatur

Ausführung: Stellen Sie sich mit dem Vorfuß auf das Thera-Band®.

Halten Sie das Band mit der Hand am Knie fest, und drücken Sie die Ferse gegen den Widerstand nach oben. Weil die Wadenmuskulatur sehr stark ist, muss der Widerstand ebenfalls sehr stark sein (doppelte Bandführung).

Übungshinweise: Der Vorfuß bleibt am Ort, die Ferse darf den Boden nicht berühren.

Wiederholungen/Serien: 15–20/2–3

Bewegung: langsam

Bandstärke: ♂ schwarz ♀ blau

32a+b Übung 32

Trainingsziel: Bewegungskoordination von Hüft-, Knie- und Fußmuskulatur

Ausführung: Gehen Sie in eine leichte Hockstellung, und nehmen Sie das Thera-Band® um die Knie. Halten Sie es fest, und drücken Sie beide Knie gegen den Widerstand nach außen.

Übungshinweise: Die Zehen sollten während der ganzen Übung Bodenkontakt haben. Obwohl eine Druckverlagerung auf die Außenkante der Füße erfolgt, sollten Sie bewusst versuchen, die Großzehe gegen den Boden zu drücken.

Wiederholungen/Serien: 10–20/2–3

Bewegung: langsam, zur Variation schnell

Bandstärke: ♂ blau ♀ blau

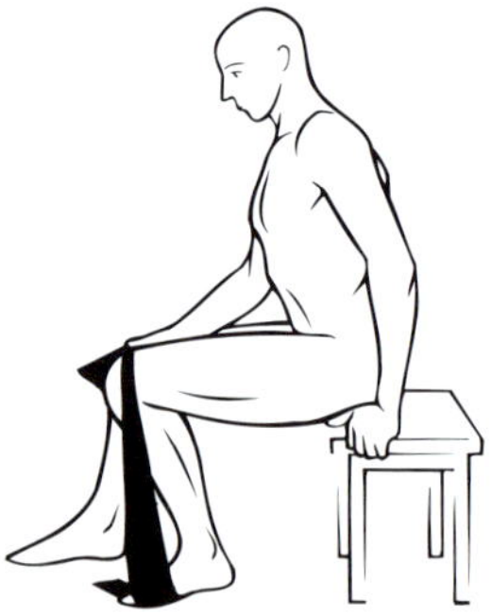

31a

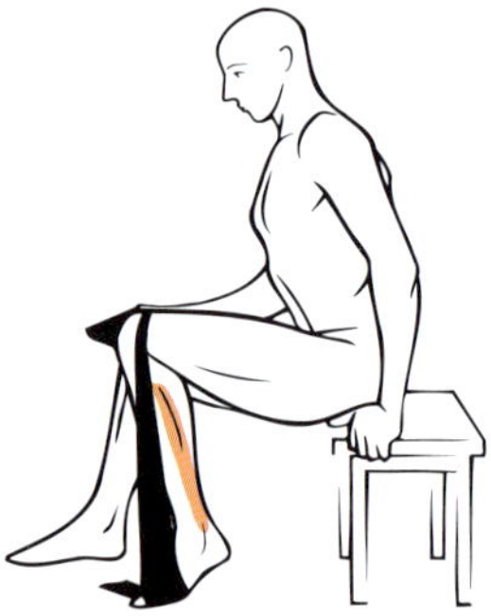

31b

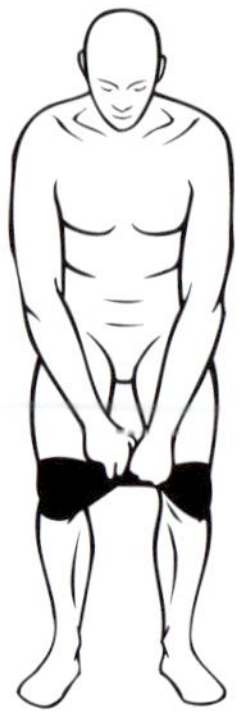

32a

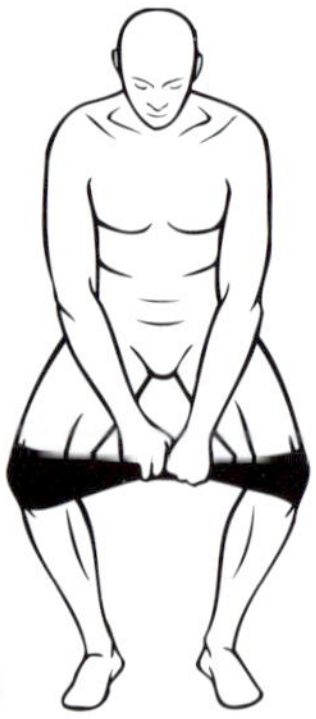

32b

33a+b Übung 33

Trainingsziel: Kräftigung der Wadenmuskeln
Ausführung: Drücken Sie den Fußballen nach oben, bis eine maximale »Spitzfußstellung« erreicht ist.
Übungshinweise: Halten Sie während der Fußgelenkbewegung das Bein ruhig und nach oben gestreckt.
Wiederholungen/Serien: 10–12/2–3
Bewegung: Fuß in zügigem Tempo strecken, 1 Sekunde halten und kontrolliert langsam wieder zurück; in der Ausgangsstellung entspannt nachgeben, bis ein Dehngefühl in der Wade spürbar wird
Bandstärke: ♂ schwarz ♀ blau (schwarz)

34a+b Übung 34

Trainingsziel: Kräftigung der Unterschenkel- und Oberschenkelmuskulatur
Ausführung: Legen Sie das Band ums Becken, und suchen Sie Ihre ideale Bandvorspannung. Auf einem Bein in den Zehenstand drücken. 3 Sekunden halten, langsam wieder zurück, ohne mit der Ferse den Boden zu berühren.
Übungshinweise: Halten Sie das Fußgelenk stabil. Zur Erleichterung können Sie sich am Anfang leicht an der Wand abstützen.
Wiederholungen/Serien: 15–20/3–4
Bewegung: langsam, zur Variation schnell, Endstellung halten
Bandstärke: ♂ schwarz ♀ blau

33a
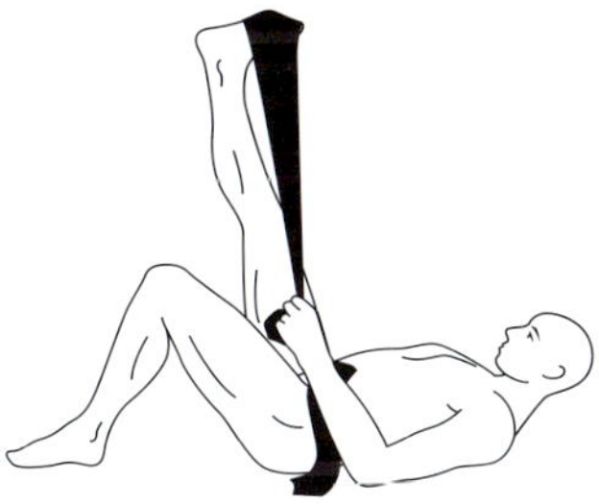

33b
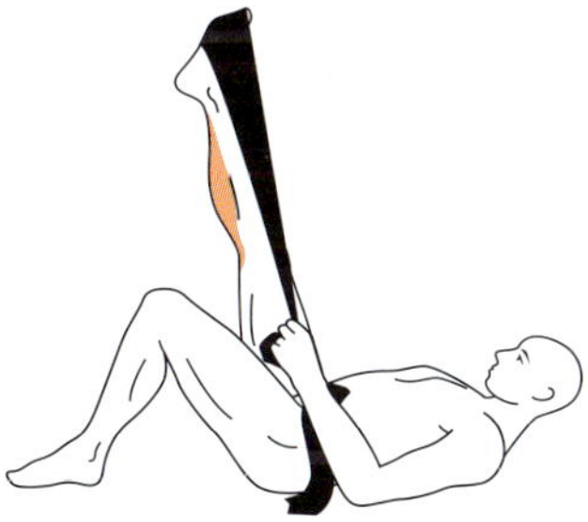

34a
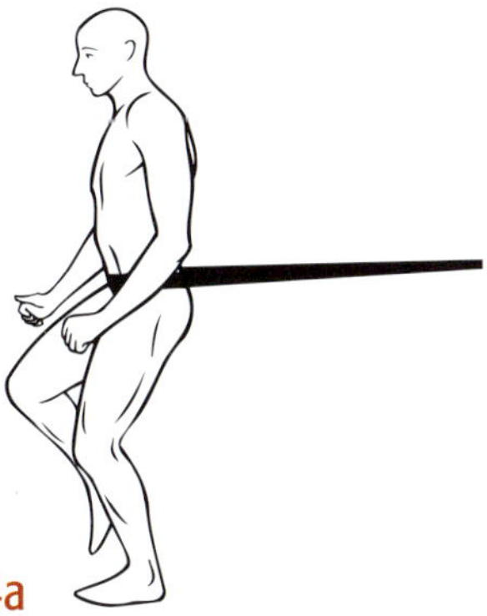

34b
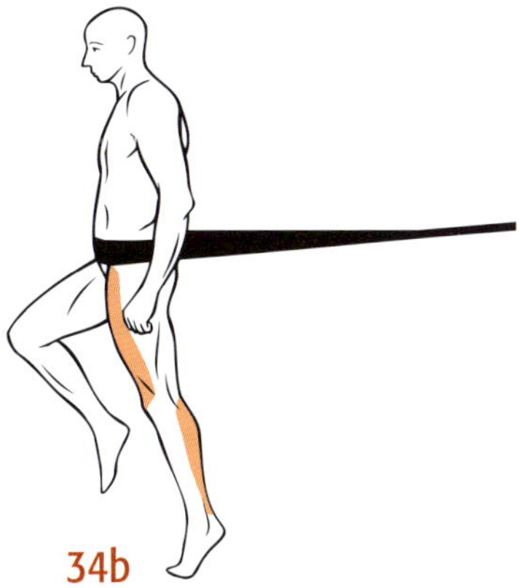

35a+b Übung 35

Trainingsziel: Kräftigung der Fußmuskulatur
Ausführung: Legen Sie das Thera-Band® flächig über die Zehen, und halten Sie beide Enden in den Händen. Bestimmen Sie Ihre ideale Vorspannung, und beugen Sie die Zehen gegen den Widerstand. Der Fuß bleibt dabei immer hochgezogen.
Übungshinweise: Sie können zur Abwechslung auch den ganzen Fuß bewegen, was aber nicht zu einer spezifischen Kräftigung der Fußgewölbemuskulatur führt.
Wiederholungen/Serien: 15–20/2–3
Bewegung: langsam
Bandstärke: ♂ schwarz ♀ blau

36a+b Übung 36

Trainingsziel: Kräftigung der äußeren Fußheber
Ausführung: Legen Sie das Thera-Band® gekreuzt um den Vorfuß, und ziehen Sie am inneren Ende etwas mehr, sodass eine gute Vorspannung entsteht. Ziehen Sie nun den äußeren Fußrand nach außen und oben.
Übungshinweise: Die Bewegung soll in beide Richtungen gut kontrolliert sein. Vermeiden Sie, dass der Fuß beim Zurückgehen nach innen schnappt. Trainieren Sie das Zurückführen des Fußes im Zeitlupentempo.
Wiederholungen/Serien: 10–20/2–3
Bewegung: langsam
Bandstärke: ♂ blau ♀ blau

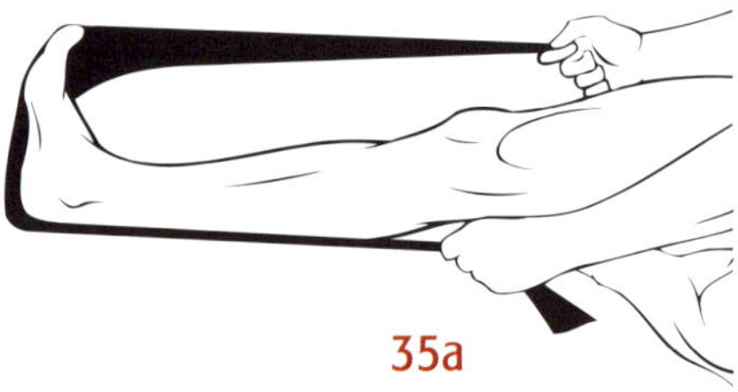

35a

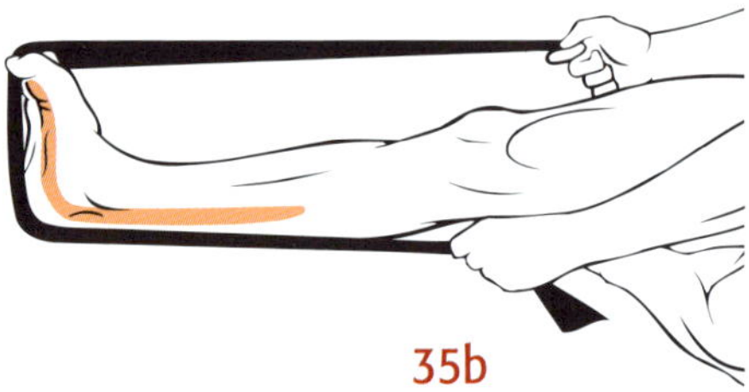

35b

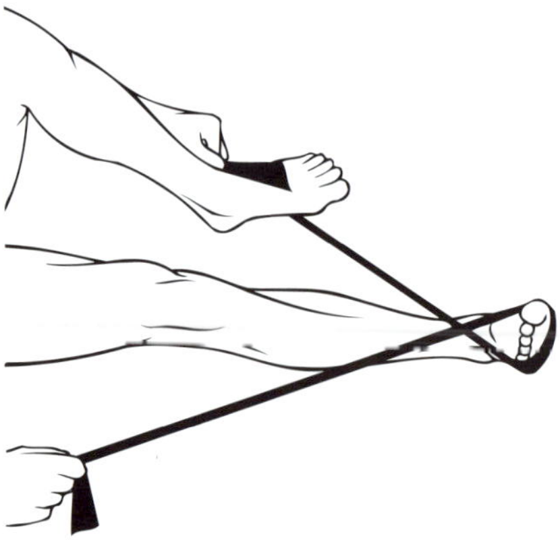

36a

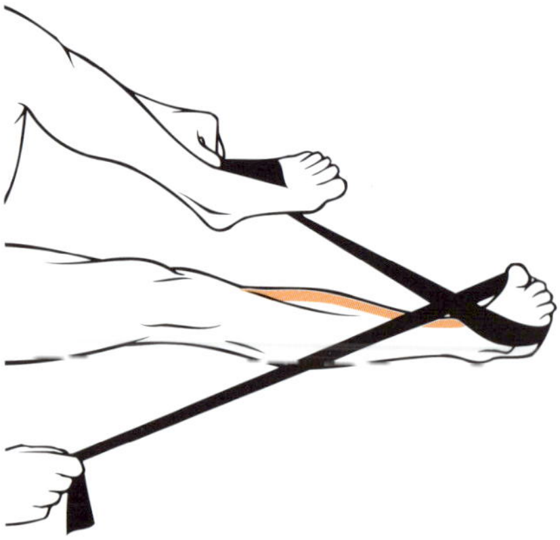

36b

Spezielle Übungsprogramme

Basisprogramm 1

Arme:

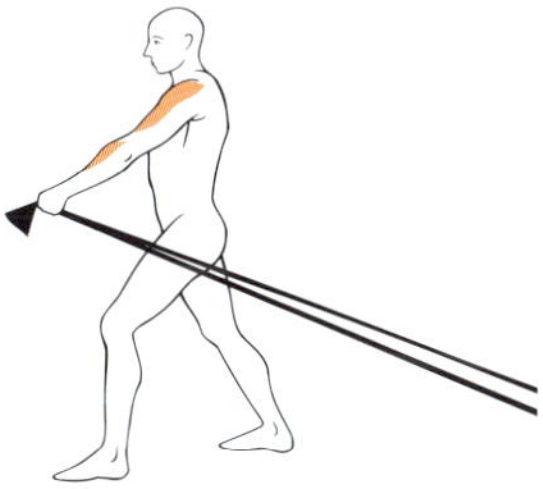

Übung 1
(S. 41 oben)

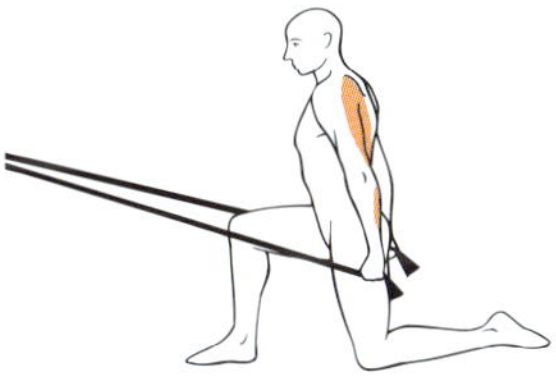

Übung 2
(S. 41 unten)

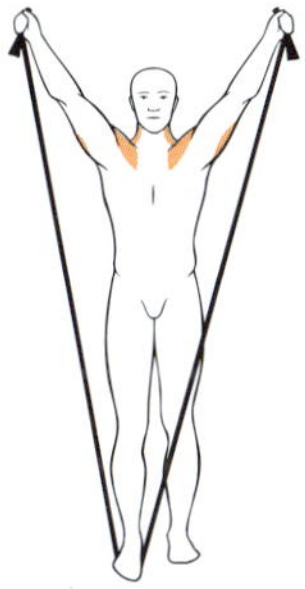

Übung 18
(S. 49 unten)

Rumpf:

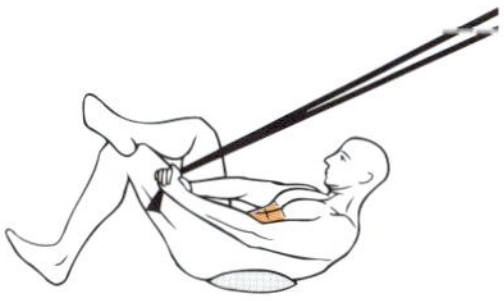

Übung 35
(S. 84 oben)

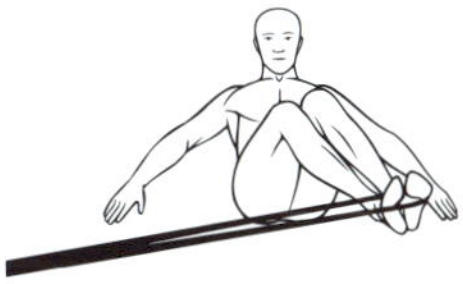

Übung 32
(S. 82 unten)

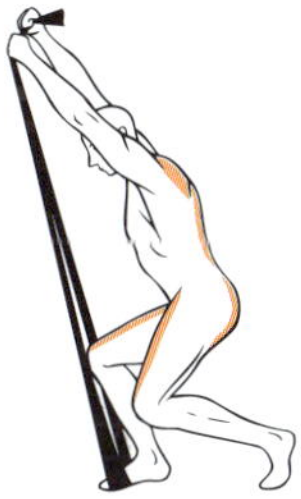

Übung 12
(S. 72 unten)

Beine:

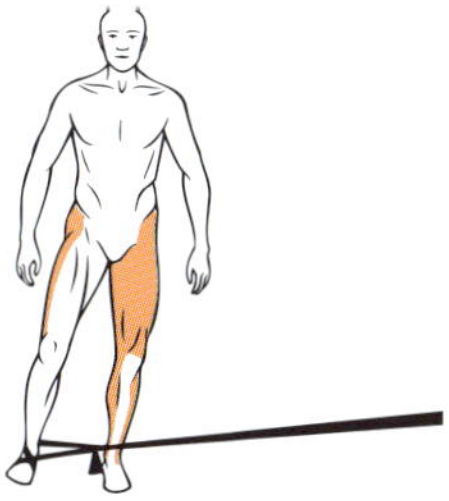

Übung 14
(S. 103 unten)

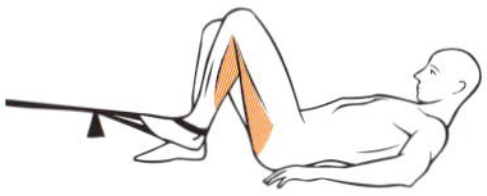

Übung 3
(S. 98 oben)

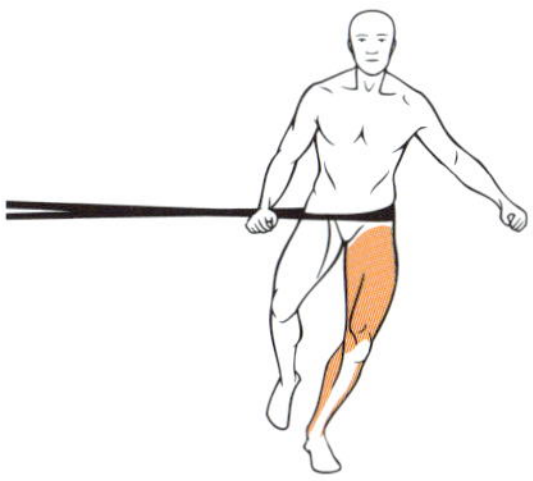

Übung 18
(S. 105 unten)

Basisprogramm 2

Arme:

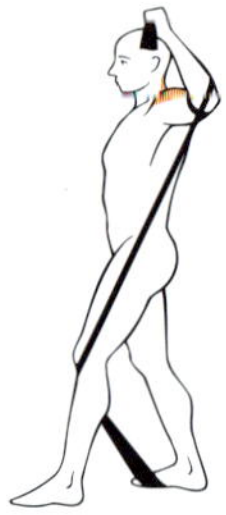

Übung 8
(S. 44 unten)

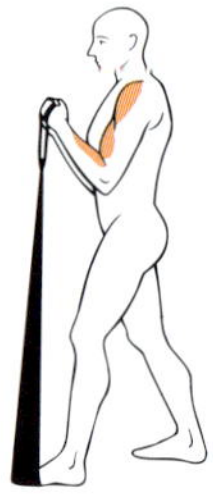

Übung 24
(S. 52 unten)

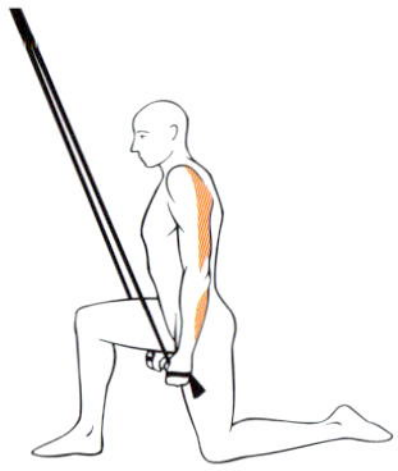

Übung 26
(S. 53 unten)

Rumpf:

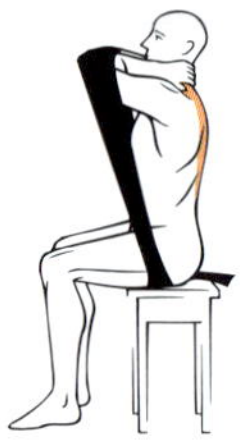

Übung 11
(S. 72 oben)

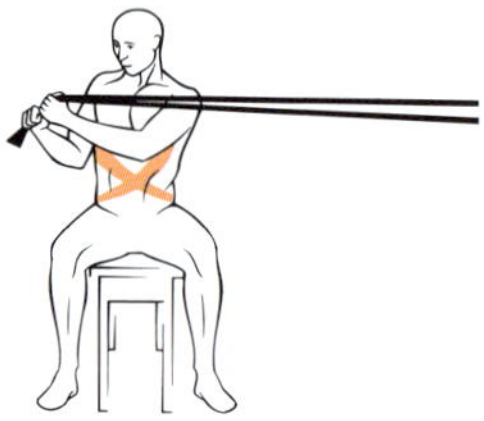

Übung 16
(S. 74 unten)

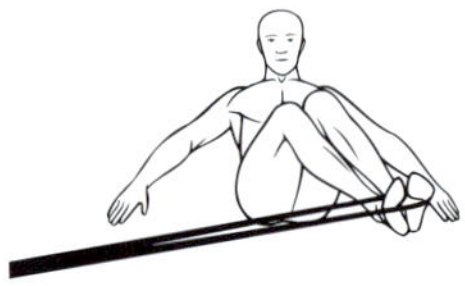

Übung 32
(S. 82 unten)

Beine:

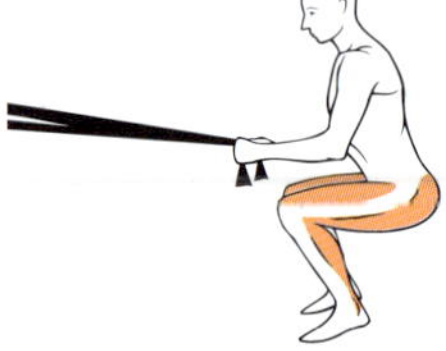

Übung 6
(S. 99 unten)

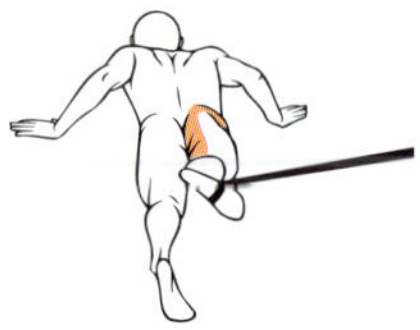

Übung 24
(S. 108 unten)

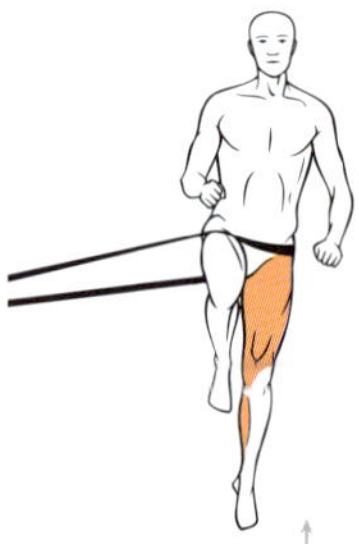

Übung 7
(S. 100 oben)

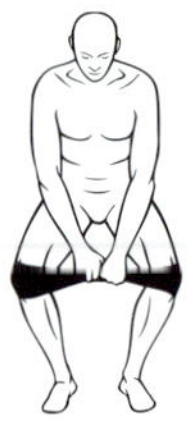

Übung 32
(S. 112 unten)

Büroprogramm Nacken

Arme:

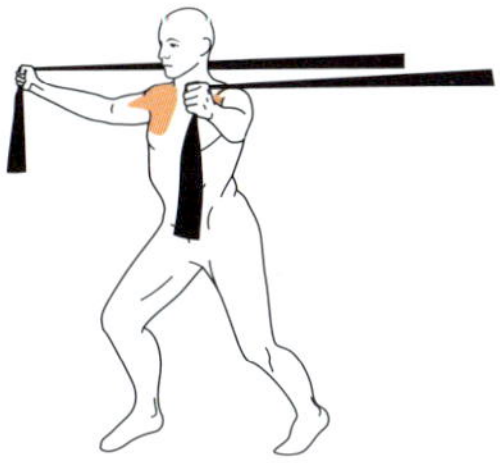

Übung 6
(S. 43 unten)

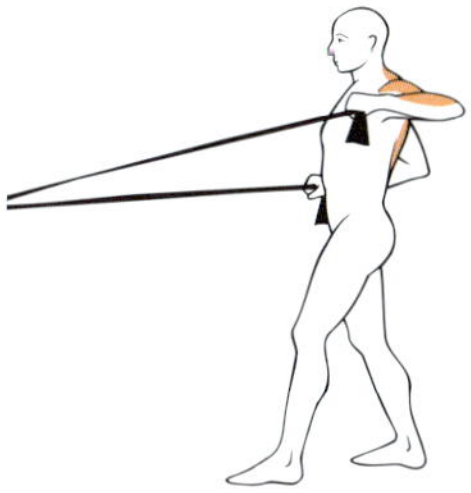

Übung 4
(S. 42 unten)

Rumpf:

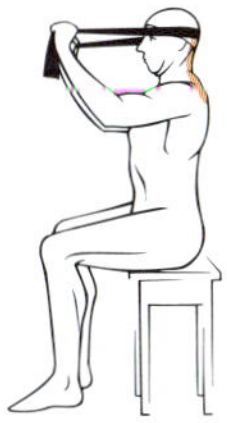

Übung 6
(S. 69 unten)

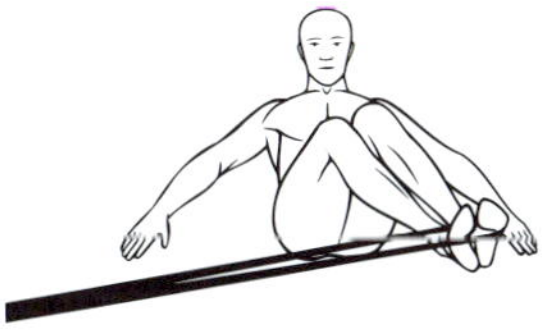

Übung 32
(S. 82 unten)

Büroprogramm Rücken

Rumpf:

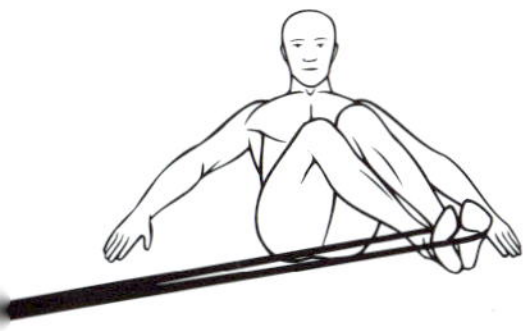

Übung 32
(S. 82 unten)

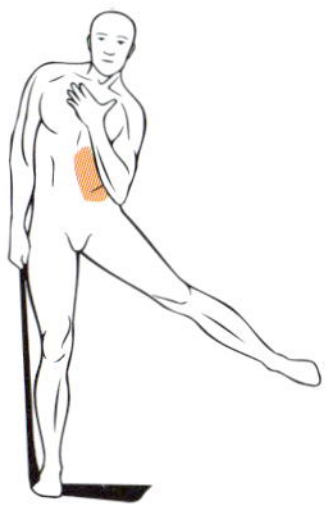

Übung 28
(S. 80 unten)

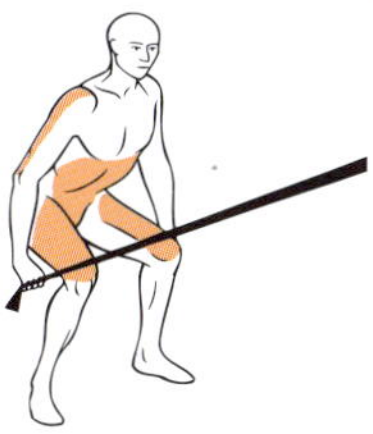

Übung 34
(S. 83 unten)

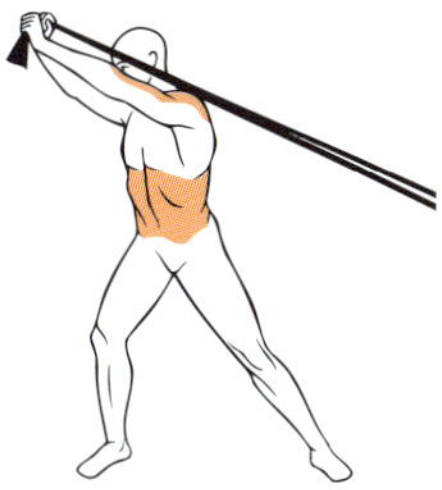

Übung 30
(S. 81 unten)

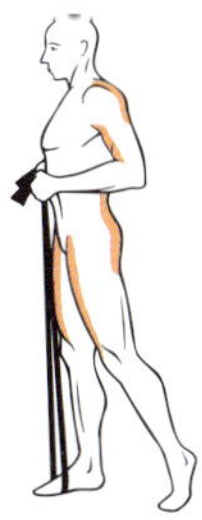

Übung 33
(S. 83 oben)

Rückenprophylaxe

Arme:

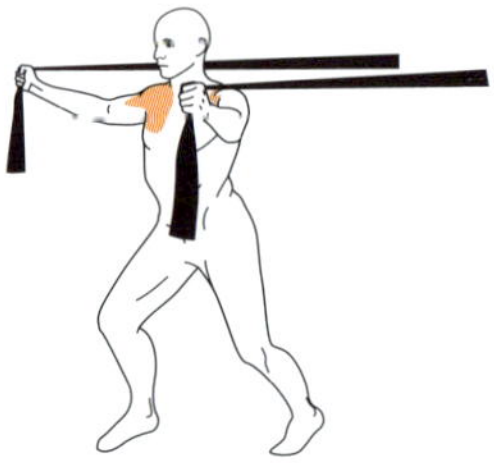

Übung 6
(S. 43 unten)

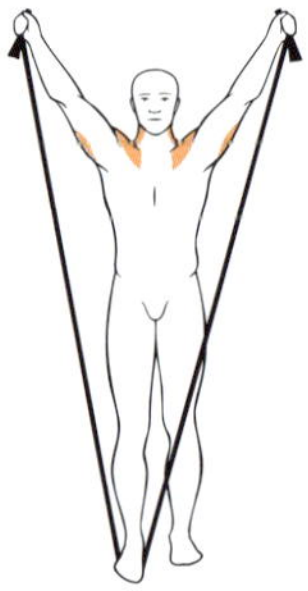

Übung 18
(S. 49 unten)

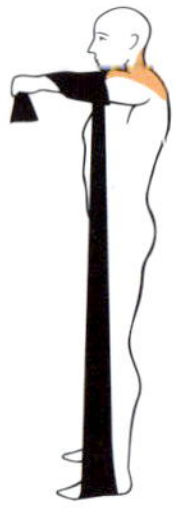

Übung 7
(S. 44 oben)

Rumpf:

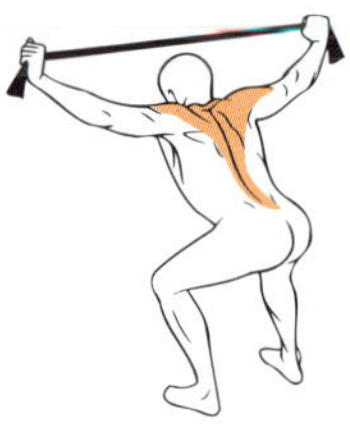

Übung 21
(S. 77 oben)

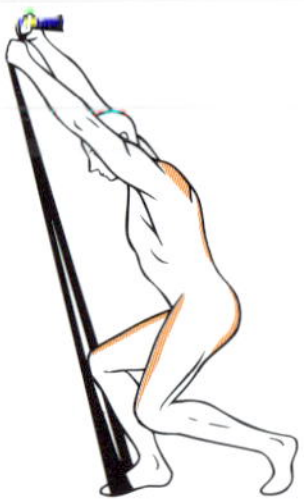

Übung 12
(S. 72 unten)

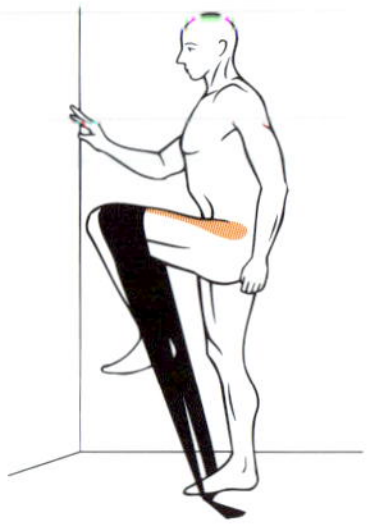

Übung 26
(S. 79 unten)

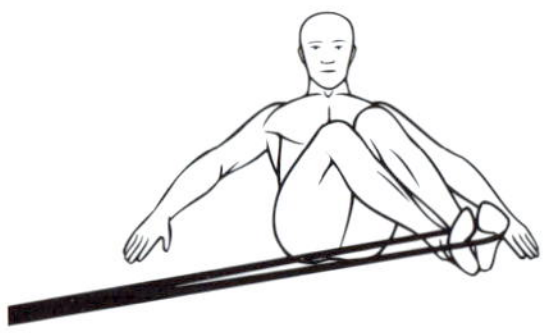

Übung 32
(S. 82 unten)

Beine:

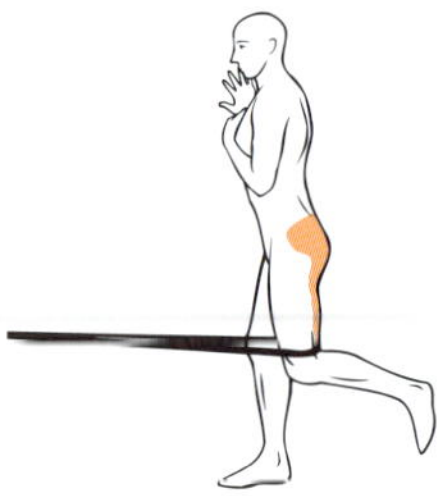

Übung 5
(S. 99 oben)

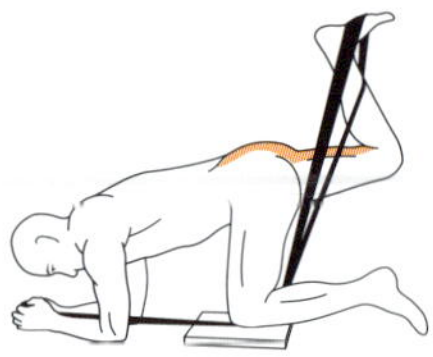

Übung 25
(S. 109 oben)

Knietraining

Beine:

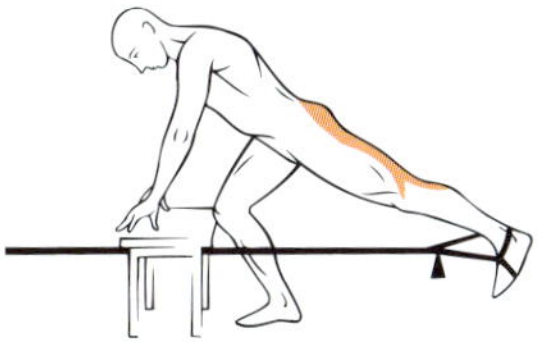

Übung 4
(S. 98 unten)

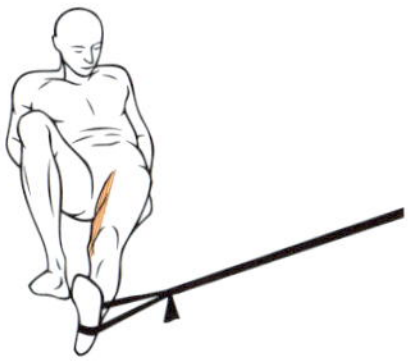

Übung 23
(S. 108 oben)

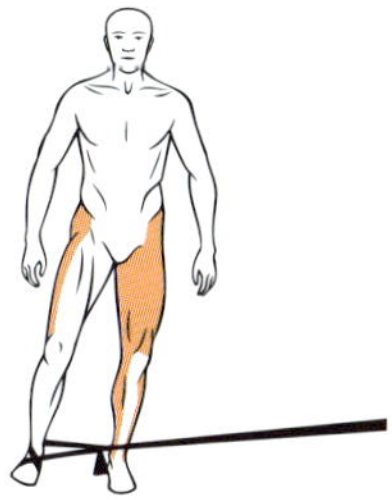

Übung 14
(S. 103 unten)

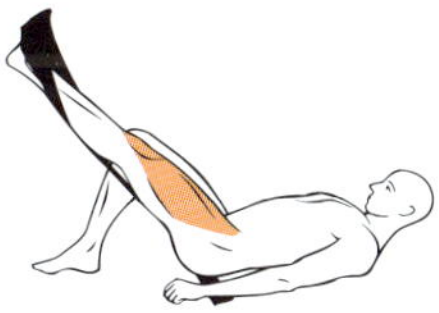

Übung 9
(S. 101 oben)

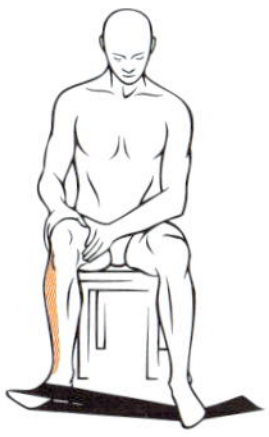

Übung 26
(S. 109 unten)

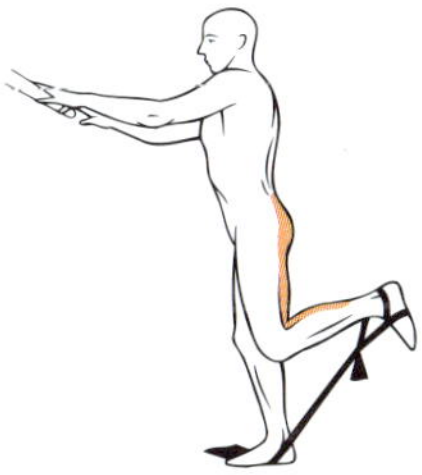

Übung 12
(S. 102 unten)

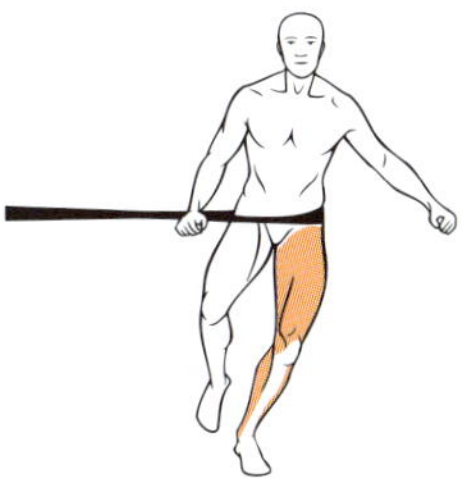

Übung 18
(S. 105 unten)

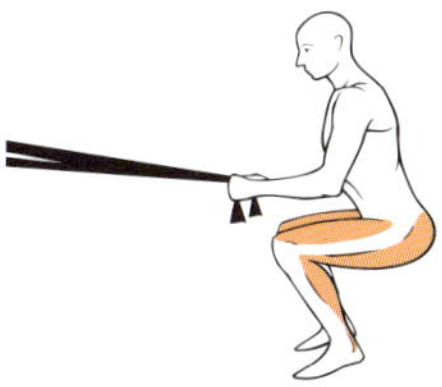

Übung 6
(S. 99 unten)

Fußmuskeltraining

Beine:

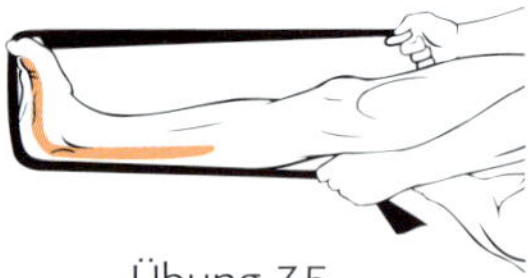

Übung 35
(S. 114 oben)

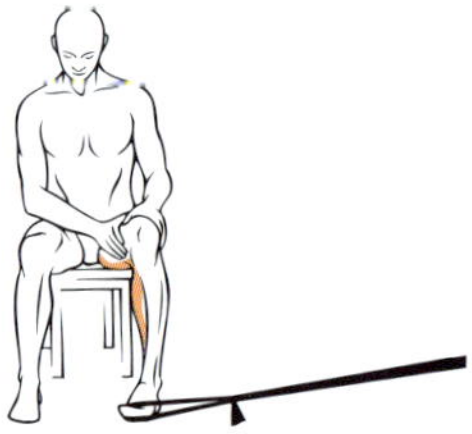

Übung 29
(S. 111 oben)

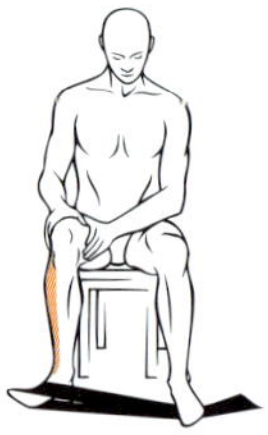

Übung 26
(S. 109 unten)

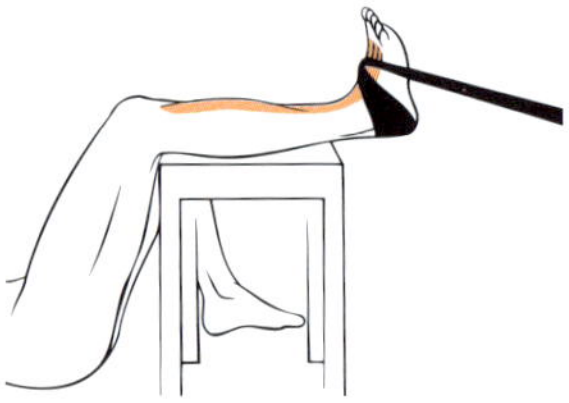

Übung 30
(S. 111 unten)

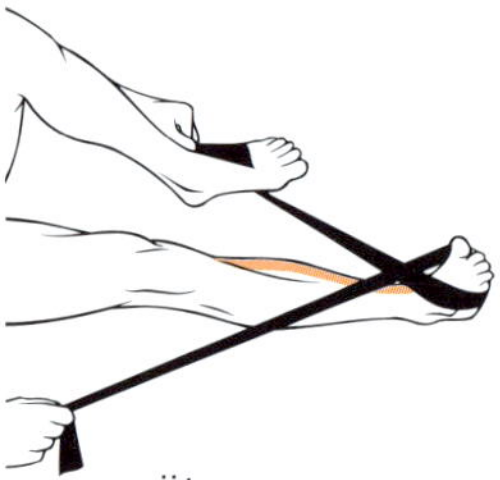

Übung 36
(S. 114 unten)

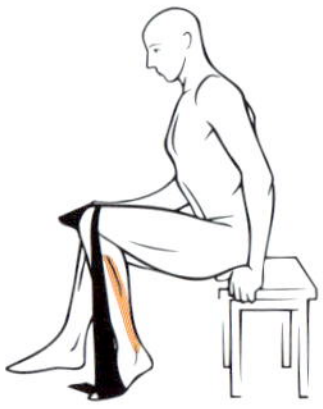

Übung 31
(S. 112 oben)

Schultertraining

Arme:

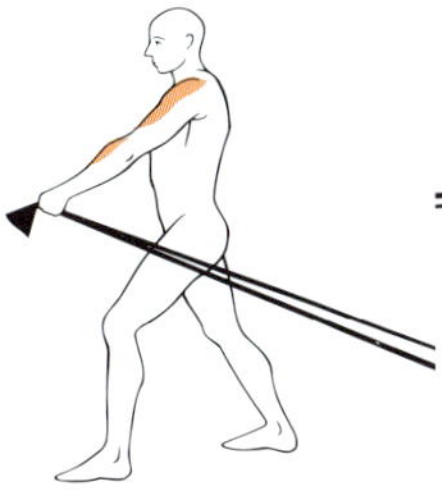

Übung 1
(S. 41 oben)

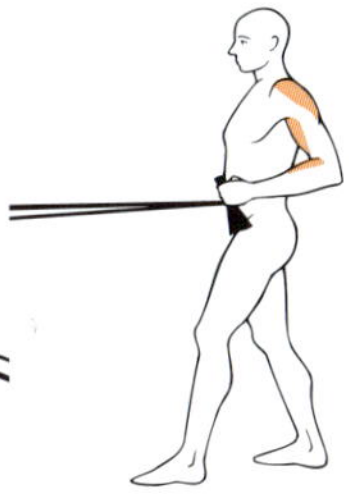

Übung 3
(S. 42 oben)

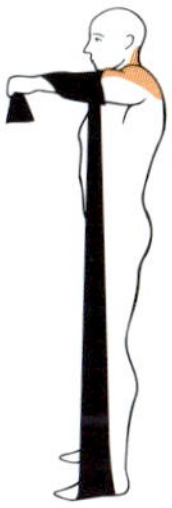

Übung 7
(S. 44 oben)

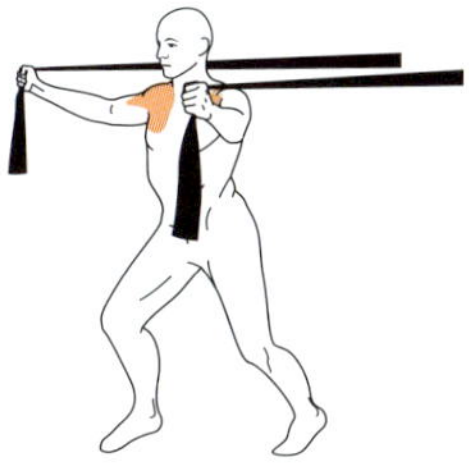

Übung 6
(S. 43 unten)

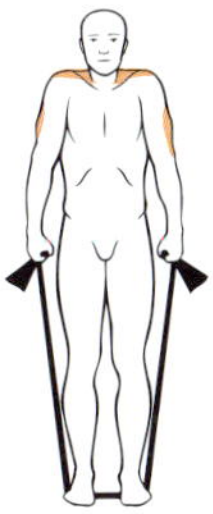

Übung 12
(S. 46 unten)

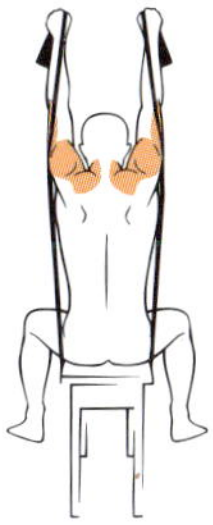

Übung 13
(S. 47 oben)

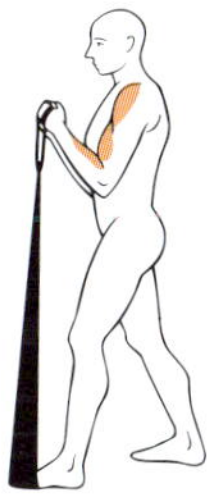

Übung 24
(S. 52 unten)

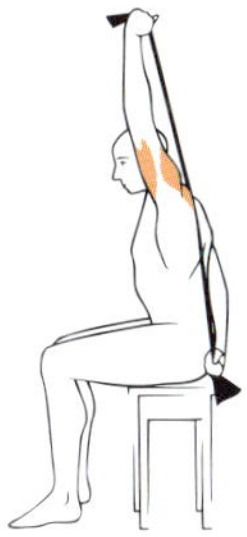

Übung 25
(S. 53 oben)

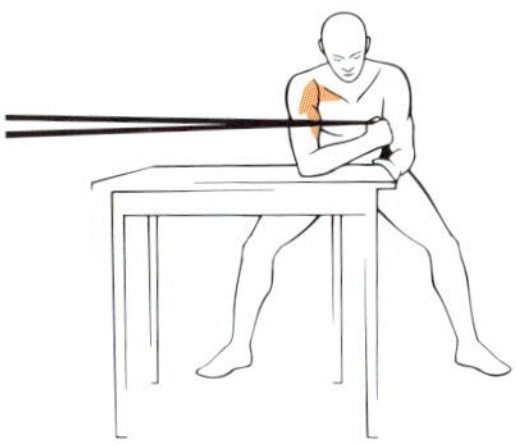

Übung 19
(S. 50 oben)

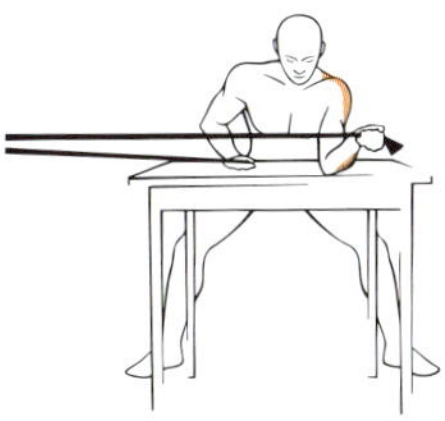

Übung 20
(S. 50 unten)

Fußballtraining

Arme:

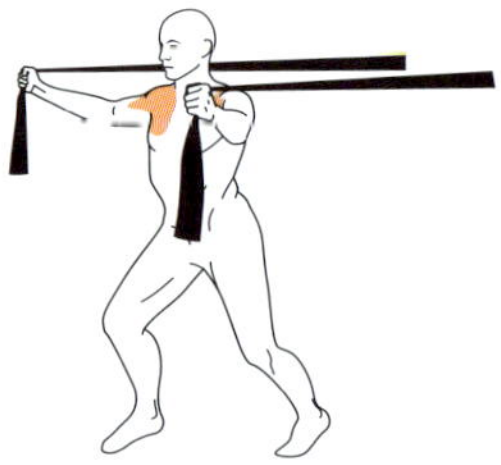

Übung 6
(S. 43 unten)

Rumpf:

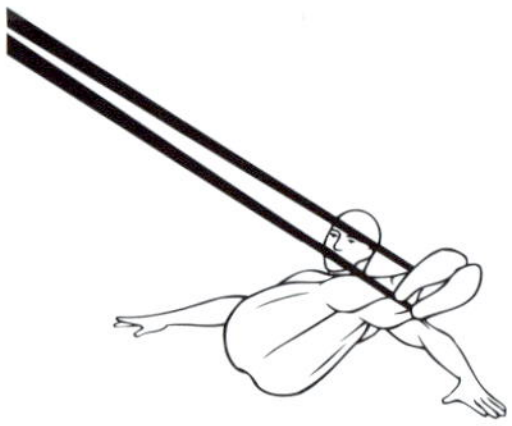

Übung 15
(S. 74 oben)

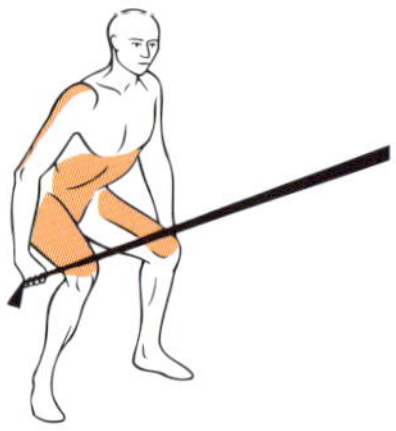

Übung 34
(S. 83 unten)

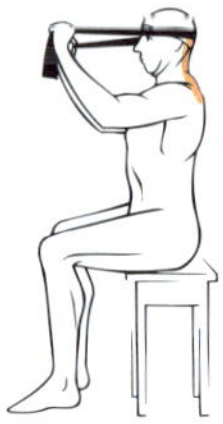

Übung 6
(S. 69 unten)

Beine:

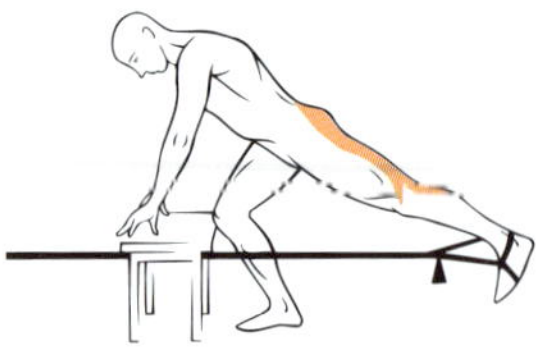

Übung 4
(S. 98 unten)

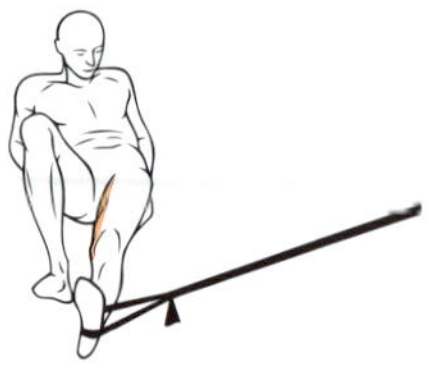

Übung 23
(S. 108 oben)

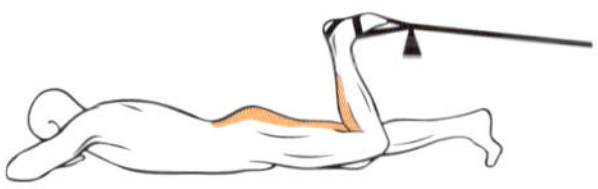

Übung 13
(S. 103 oben)

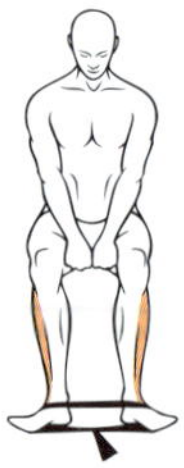

Übung 27
(S. 110 oben)

Tennistraining

Arme:

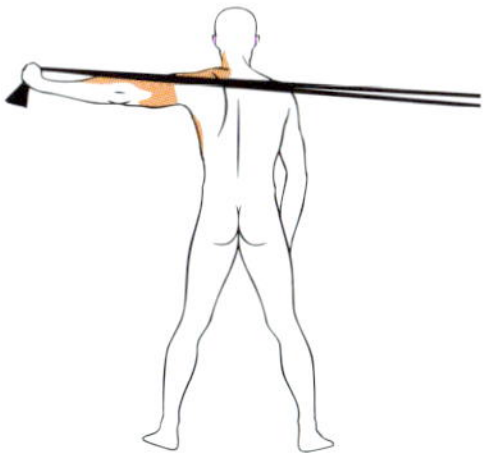

Übung 9
(S. 45 oben)

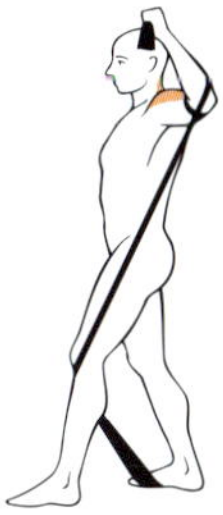

Übung 8
(S. 44 unten)

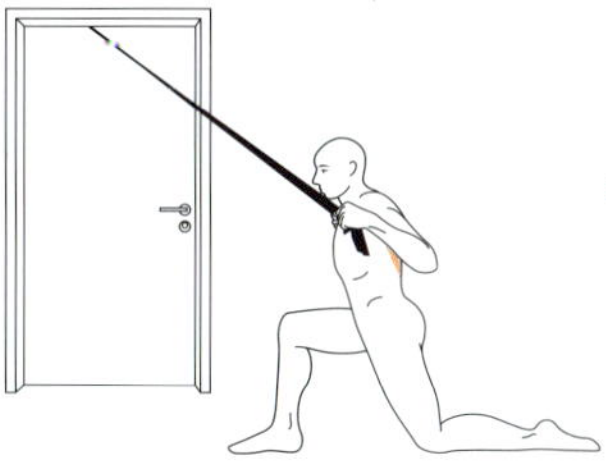

Übung 11
(S. 46 oben)

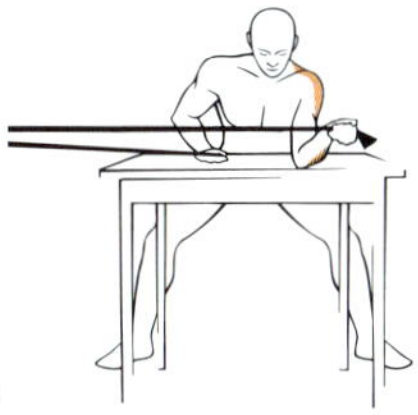

Übung 20
(S. 50 unten)

Rumpf:

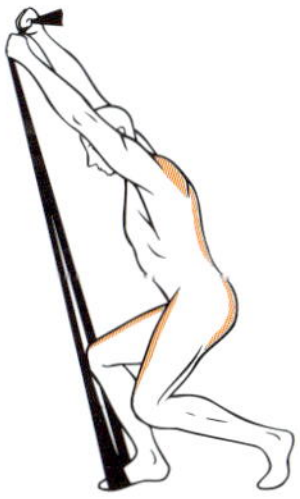

Übung 12
(S. 72 unten)

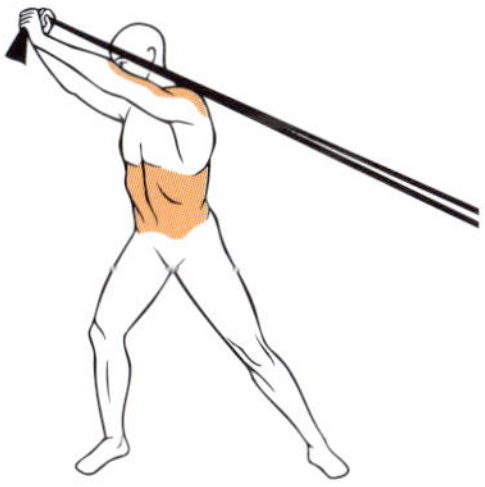

Übung 30
(S. 81 unten)

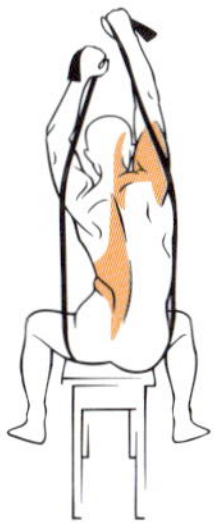

Übung 31
(S. 82 oben)

Beine:

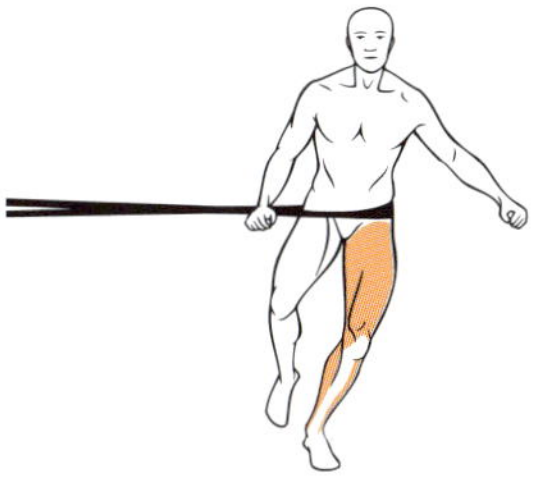

Übung 18
(S. 105 unten)

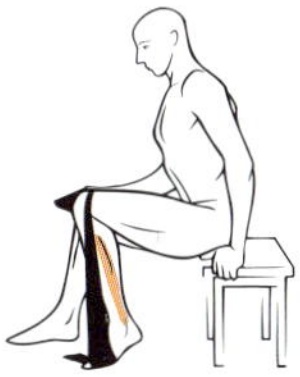

Übung 31
(S. 112 oben)

Skitraining

Beine:

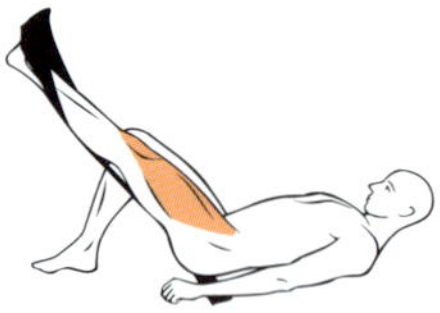

Übung 9
(S. 101 oben)

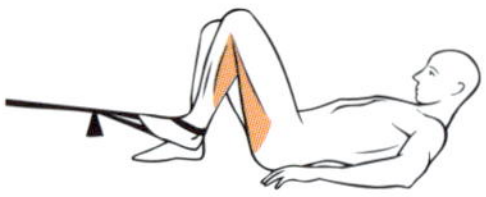

Übung 3
(S. 98 oben)

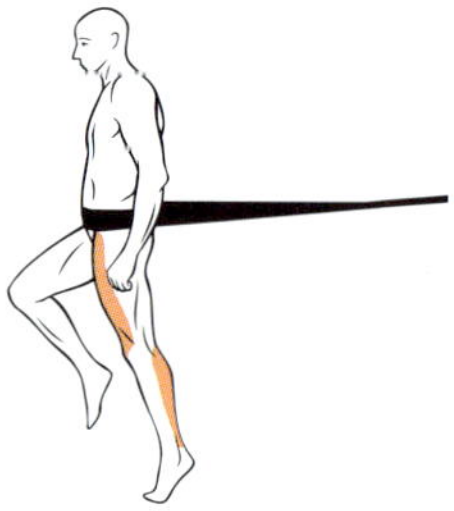

Übung 34
(S. 113 unten)

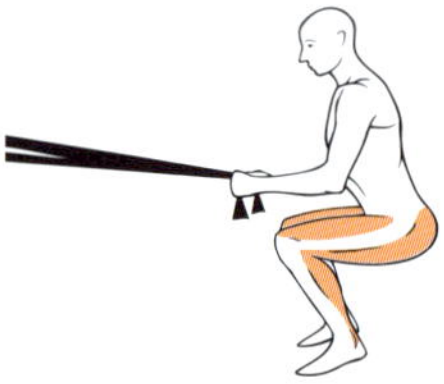

Übung 6
(S. 99 unten)

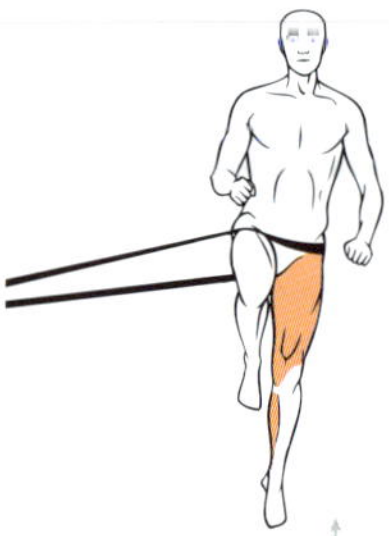

Übung 7
(S. 100 oben)

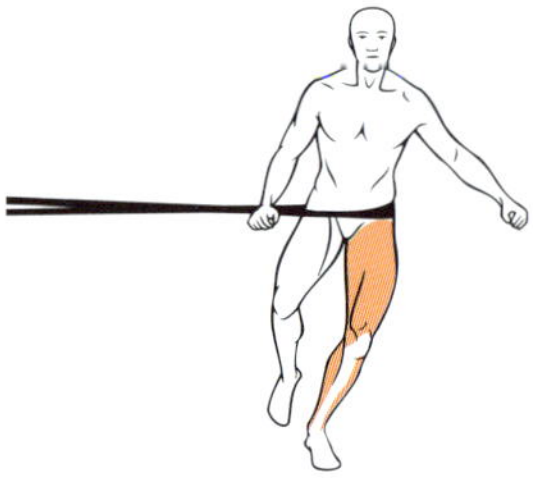

Übung 18
(S. 105 unten)

Rumpf:

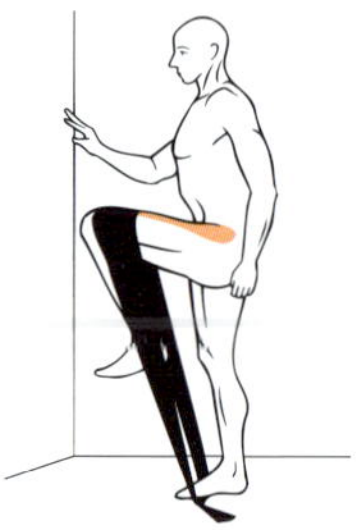

Übung 26
(S. 79 unten)

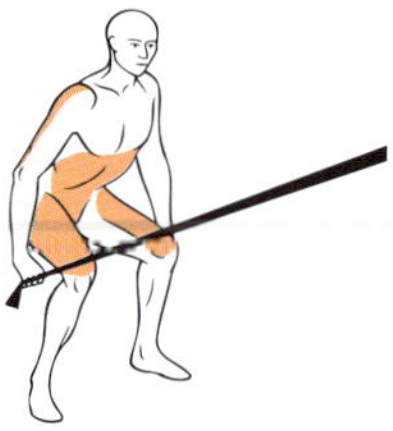

Übung 34
(S. 83 unten)

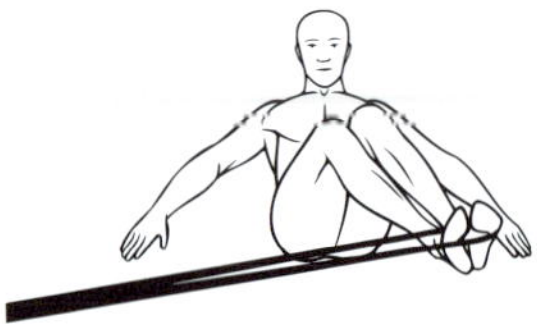

Übung 32
(S. 82 unten)

Golftraining

Rumpf:

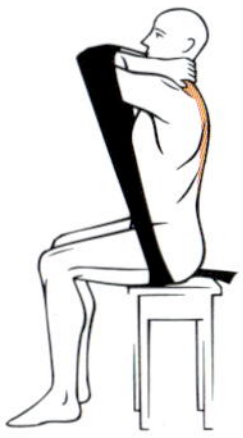

Übung 11
(S. 72 oben)

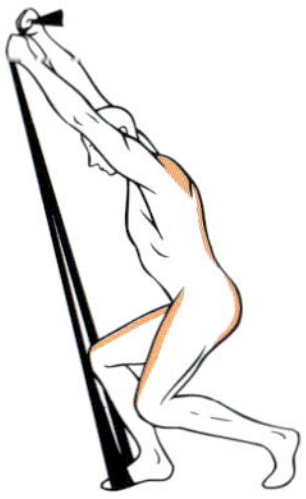

Übung 12
(S. 72 unten)

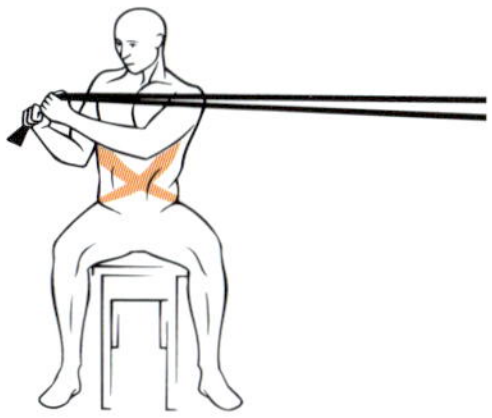

Übung 16
(S. 74 unten)

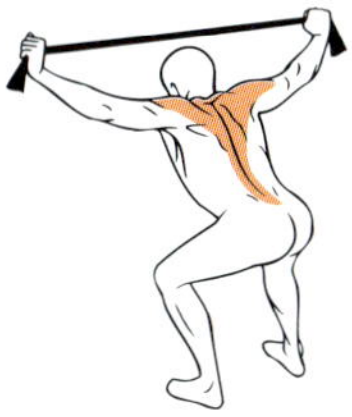

Übung 21
(S. 77 oben)

Arme:

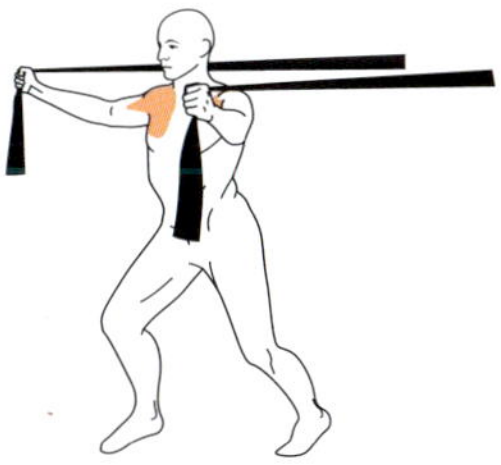

Übung 6
(S. 43 unten)

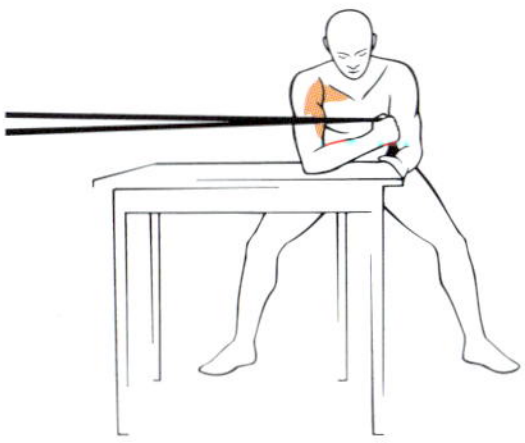

Übung 19
(S. 50 oben)

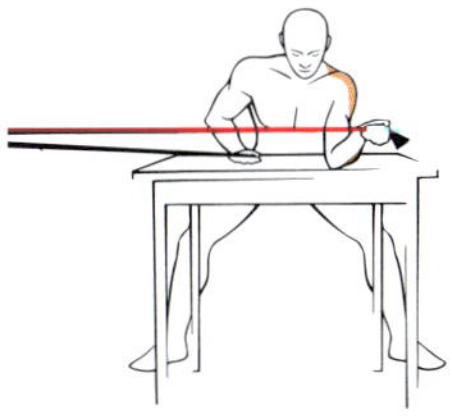

Übung 20
(S. 50 unten)

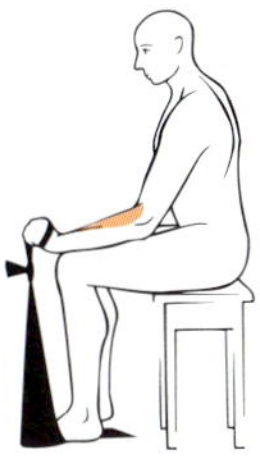

Übung 27
(S. 54 oben)

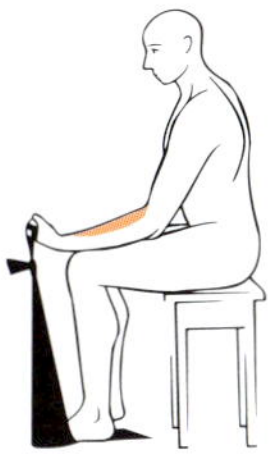

Übung 28
(S. 54 unten)

Stichwortverzeichnis

Bildnachweis

Grafiken

Jörg Mair (S. 7–33, 43u, 46o, 47u, 48o, 48u, 51u, 52o, 55–59, 73o, 75o, 76u, 78u, 79o, 81o, 84u, 85–89, 97u, 104u, 107u, 109o, 110u, 113o)

Alle anderen Grafiken: Sandra Hoffmann und Daniela Farnhammer

Über die Autoren

Urs Geiger,
ist Diplomphysiotherapeut und Instruktor für Funktionelle Bewegungslehre nach Dr. Klein-Vogelbach. Daneben ist er als Fachlehrer an der Gymnastik-Diplom-Schule Basel, als Referent an der Rückenschule Basel sowie als Kursleiter für Krafttraining und Physiotherapie tätig. Er engagiert sich als Vorstandsmitglied der Schweizerischen Gemeinschaft für erweiterte Physiotherapie (SGEP) und hat an Publikationen zum Thema Rehabilitationstraining mitgewirkt.

Caius Schmid,
ist selbstständiger Physiotherapeut. Seit 1997 ist er im ATP-Tennis tätig und betreut die Schweizer Davis-Cup-Mannschaft. Er war als Lehrer für Manuelle Therapie und Leiter von Tape-Seminaren tätig, bevor er in fünfjähriger Entwicklung eine eigene Seminarreihe zur Rehabilitation aufbaute und publizierte. In seiner Funktion als Präsident der Schweizerischen Gemeinschaft für erweiterte Physiotherapie (SGEP) setzt er sich v. a. für die Weiterbildung der Physiotherapeuten ein.

Impressum

Bibliografische Information der Deutschen Nationalbibliothek

Die Deutsche Nationalbibliothek verzeichnet diese Publikation in der Deutschen Nationalbibliografie; detaillierte bibliografische Daten sind im Internet über http://dnb.d-nb.de abrufbar.

6., neu bearbeitete Auflage, Neuausgabe

BLV Buchverlag GmbH & Co. KG

80797 München

Umschlaggestaltung: Kochan & Partner, München
Umschlagfotos:
Vorderseite: forster & martin/jump fotoagentur
Rückseite: Sandra Hoffmann, Daniela Farnhammer

Lektorat: Maritta Kremmler, Dr. Marion Ónodi
Herstellung: Angelika Tröger
Layoutkonzept Innenteil: Kochan & Partner, München
DTP: Uhl + Massopust GmbH, Aalen

Gedruckt auf chlorfrei gebleichtem Papier

Printed in Germany
ISBN 978-3-8354-0938-5

Hinweis
Das vorliegende Buch wurde sorgfältig erarbeitet. Dennoch erfolgen alle Angaben ohne Gewähr. Weder Autoren noch Verlag können für eventuelle Nachteile oder Schäden, die aus den im Buch vorgestellten Informationen resultieren, eine Haftung übernehmen.